C. W. Hufeland

neuere

vermischte Schriften.

Erster Band.

Berlin, 1828.

Gedruckt und verlegt

bei G. Reimer.

C. W. Hufeland

kleine

medizinische Schriften.

Vierter Band.

Berlin, 1828.
Gedruckt und verlegt
bei G. Reimer.

Seinem

alten verehrten Freunde

Herrn

Hofrath und Leibarzt

Stieglitz

zu Hannover

als Denkmal

der

innigsten Verehrung und Freundschaft

und

eines

geistig vereint durchlebten Lebens

gewidmet.

Inhalt.

I.

Anrede
an das Publikum
über den Begriff
der praktischen Medizin,
und deren Verschiedenheit von der spekulativen
in Beziehung auf die Lage der Heilkunde
während der medizinischen Revolutionszeit
zu Ende des vorigen und Anfang des
jetzigen Jahrhunderts.

(Aus der Vorrede zum dritten Decennium des Journals der praktischen Heilkunde.)

Es war kein geringer Vortheil des Journals der praktischen Heilkunde, daß es ein Sammlungs- und Vereinigungspunkt für ächt praktische Aerzte zur Aufrechterhaltung reiner Naturbeobachtung und auf Natur gegründeter Heilkunst wurde, während einer Revolution, die alles zu zerstören drohete, was tausendjährige Erfahrung gebaut hatte, und während der Angriffe sogenannter philosophischer Aerzte, die den sonderbaren Einfall hatten, eine empirische Kunst a priori zu deduciren, und zugleich die Anmaßung, alles zu verwerfen, was nicht in ihr selbstbeliebiges System paßte. — Ich sage nicht zu viel, wenn ich behaupte, daß dies Journal eines der kräftigsten Oppositionsmittel gewesen ist; denn Facta würken doch am Ende mehr als Raisonnements, und ruhige besonnene Prüfung mehr als das Toben der Leidenschaft, die sich eben dadurch selbst ihr Urtheil spricht.

Die Zeiten jenes literärischen Terrorismus sind nun vorüber, wo man jeden, der sich unterstand anders zu denken, literärisch und auch wohl moralisch todtschlug, und wo viele wackere, aber diese Behandlung fürchtende, Männer sich scheueten, im Publikum zu erscheinen. — Der Herausgeber wird sichs mit seinen Mitarbeitern ewig zur Ehre schätzen, daß sie sich dadurch nicht irre machen ließen, ihren Weg standhaft und ununterbrochen fortzusetzen, und ihre Meinung frei heraus zu sagen. — Jetzt haben sich die Sachen geändert. Kühleres Nachdenken und reifere Erfahrung haben den größern Theil der Parthei von dem Ungrunde ihrer anfänglichen Behauptungen überzeugt, und man kehrt allmählich zu den alten fest gegründeten Wahrheiten, sey es auch unter anderen Namen, zurück. Der Brownianismus, den man Anfangs so wüthend vertheidigte, ist schon aufgegeben; die Erregungstheorie, die man an seine Stelle setzte, hat sich auch schon in die ächte und unächte getheilt, man scheint eigentlich selbst nicht recht zu wissen, was man damit meint, und sie wird jetzt offenbar durch die Naturphilosophie verdrängt, in welcher der bessere Theil unserer speculativen Köpfe mit Recht ein weit erhabeneres und umfassenderes Feld für seine Forschungen findet, als in dem bisherigen dürftigen und beschränkten Spiel mit der Erregbarkeitsskale. — Die Schreier endlich, scheinen in eine unheilbare Heiserkeit, (die gewöhnliche Folge des zu starken Schreiens) verfallen zu seyn, und sich des Vergangenen zu schämen. Die Infallibilität ihrer Aussprüche ist durch ihre eigenen Widersprüche und Uneinigkeiten sattsam widerlegt worden. — Genug, die Meinung ist wieder frei, und die Despotie der medizinischen Scholastik ist vorüber.

Mit diesem frohen Gefühl setzen wir unsern Weg weiter fort. Immer soll uns der nämliche Geist beseelen; immer sollen uns folgende Grundsätze leiten:

„Nicht Formeln und scholastische Subtilitäten, sondern Thatsachen, sind es, welche die praktische Heilkunde weiter bringen."

„Die Kunst, die Natur zu beobachten, zu befragen, aber auch ihre Sprache (d. h. den Sinn ihrer Erscheinungen und Zeichen) zu verstehen, ist für den Arzt die erste und wichtigste. Darin muß er sich zu üben und zu vervollkommnen streben. Nur dadurch und durch reinen unbefangenen Sinn sind richtige Erfahrungen, und durch diese reelle Erweiterung und Vervollkommnung der Heilkunst möglich."

„Theorie und Speculation finden in der praktischen Medizin nur in so weit Statt, als sie von Erfahrung ausgehen, und sich nie über ihre Gränzen hinaus in das Gebiet der schwärmenden Phantasie verirren. Nie dürfen sie sich anmaßen, die Heilkunst a priori zu konstruiren, oder der Erfahrung Hohn zu sprechen. Ihre Bestimmung sey, die factische Wahrheit der Erfahrungen zu beurtheilen, die Erfahrungen unter allgemeine Gesichtspunkte zu bringen, zu ordnen, zu vergleichen und Schlüsse daraus zu ziehen, die auf die Erkenntniß neuer Wahrheiten und auf neue Versuche zu planmäßiger Befragung der Natur leiten können."

„Es ist daher sehr nothwendig, einen wesentlichen Unterschied unter praktischer und speculativer (oder transscendenteller) Medizin zu machen, da sie sowohl ihrem Ursprunge als ihrer Tendenz nach wesentlich verschieden sind."

„Der speculativen Medizin, die man eigentlich Poesie der Medizin nennen sollte, ist alles erlaubt, was in eines Menschen Kopf kommen kann, wenn es nur consequent in sich selbst gedacht ist; es mag übrigens mit der Erfahrung zusammen stimmen oder nicht; denn in jenen Regionen ist der menschliche Geist allerdings Herr und Meister. — Es können unstreitig auf diesem Wege neue Ansichten und Blicke erhalten werden, die auf neue Erfahrungen führen, und, durch Erfahrung bestätigt, der praktischen Medizin sehr nützlich werden können. Aber nur dann, wenn das letzte zutrifft, gehen sie in das Gebiet der praktischen Heilkunde über."

„Praktische Heilkunde hingegen ist die, welche blos das Heilgeschäft — worunter Erkenntniß und Behandlung zugleich zu verstehen ist —, zum Zwecke hat, aber nichts als wahr und brauchbar anerkennt, als was durch Erfahrung bestätigt ist."

Von jeher war diese praktische Medizin meine Welt und das Streben meiner Wirksamkeit, und ich bitte, aus diesem Gesichtspuncte alles, was ich geschrieben habe, und besonders meine Pathogenie und mein System der praktischen Heilkunde, zu betrachten. Ich überlasse es sehr gern andern, Systeme der Medizin aus höheren speculativen Principien zu bilden, und die höchste philosophische Einheit hineinzubringen. Ich verlange nichts weiter, und werde nie auf etwas anders Anspruch machen, als die Theorie und Ausübung dieser praktischen Medizin; denn auch sie hat ihre Theorie, ihr System, so gut wie die speculative; eine Theorie nämlich, die aus der Erfahrung entstanden ist, nie mit ihr im Widerspruche steht, und uns am Krankenbette sicher leitet. Ihr Charakter kann, und darf (für jetzt) nichts anders, als rationaler Empirismus seyn.

Diese praktische Medizin allein ist unser Zweck. Wir werden niemanden im Speculiren stören, aber eben diese Freiheit bitten wir uns auch in der praktischen Bearbeitung der Medizin aus. Wir respektiren die Speculation, als eine freie und höhere Kraftäußerung des menschlichen Geistes, aber wir verbitten uns, daß sie sich nicht in's Praktische einmische, oder gar anmaße, der praktischen Medizin Gesetze vorzuschreiben, da sie vielmehr selbst erst durch den Prüfstein der Erfahrung, mithin durch praktische Bearbeitung, Realität und Brauchbarkeit erhalten muß. — Blos diese unüberlegte Vermengung speculativer und praktischer Medizin ist es, die in den letzten Jahren so vieles Unheil in der Heilkunst gestiftet hat.

II.

Ueber den Wahnsinn, seine Erkenntniß, Ursachen, und Heilung.

(Journal der praktischen Heilkunde. XIX. Band. 3. Stück.)

Unter den tausendfachen Leiden, denen der Mensch unterliegt, gehören diejenigen gewiß zu den traurigsten, die nicht blos das Körperliche, sondern die höhere geistige Natur desselben zerrütten und zerstören. Wenn dem Menschen das einzige, was ihn zum Menschen macht, dieser Funke der Gottheit, geraubt ist, was giebt es wohl für ein unglücklicheres Geschöpf in der ganzen Natur? Er hat die Vorzüge der Menschheit verloren, ohne die Vortheile der thierischen Natur zu haben. Er ist nicht blos zum Thier, sondern unter das Thier herabgesunken, — ärmer und hülfloser, aber auch verworfener, rachgieriger, grausamer als ein Thier. — Und doch ist dies nicht das schrecklichste. Es giebt einen Grad der Gemüthskrankheit, gegen den die gänzliche Vernunftlosigkeit noch ein Glück ist, der nämlich, wo dem Armen gerade noch so viel Besonnenheit übrig geblieben ist, um zu wissen, daß er unvernünftig ist. —

Welcher gefühlvolle Mensch kann in den Aufenthalt dieser Unglücklichen treten, ohne mit tiefem Jammer erfüllt zu werden, und seinen Stolz, wenn er dessen zu viel haben sollte, tief gebeugt zu fühlen, wenn er seinen Bruder, das Meisterstück der Schöpfung, den Abglanz der Gottheit, so entstellt, so tief herabgesunken sieht!

Gewiß es verdient keine Menschenklasse so sehr unser Mitleid und unser Bestreben zur Hülfe, als diese. Und dennoch was war und was ist zum Theil noch das Schicksal dieser Elenden! Ich komme hier auf einen Punkt, der das Unglück derselben noch um ein Großes erhöht. Wie lange Zeit gehörte dazu, ehe man ihnen nur die Gerechtigkeit widerfahren ließ, sie für Kranke zu halten. Die Unwissenheit und der Aberglaube sahen in ihnen von Gott Verworfene, von Dämonen und Furien Geplagte, oder vom Teufel Besessene, und so überließ man sie ihrem Schicksale, floh vor ihnen, ja man peinigte und verbrannte sie wohl gar; denn die Tausende von Hexen und Behexten, die das Mittelalter den Flammen opferte, was waren sie anders als arme melancholische Kranke, deren verirrte Phantasie die Form des damals herrschenden Mönchs- und Pfaffen-Aberglaubens annahm?

Endlich, aber man kann sagen, erst zu Anfange des verflossenen Jahrhunderts, kam es dahin — Dank sey es den Bemühungen der Aerzte und besonders des vortrefflichen muthvollen Wierus, der auf die Gefahr selbst von der Kirche für einen Besessenen erklärt und verbrannt zu werden, die Menschenrechte dieser Unglücklichen geltend machte —, daß man sie als Kranke betrachtete, aber wie wenig war dadurch das Schicksal derselben gebessert! — Man betrachtete sie als unheilbare Kranke, war zufrieden, sie von der menschlichen Gesellschaft zu entfernen, in der sie noch allenfalls ihre Gesundheit hätten wieder erlangen können, schloß sie in scheußliche Irr- oder Tollhäuser ein, wo sie der Willkühr hartherziger Aufseher überlassen, oft in den fürchterlichsten Löchern ihr Leben zu verschmachten gezwungen waren. Wer von uns hat nicht noch solche Häuser betreten, wo er sich mit Schauer und Entsetzen an die Scenen des Grauens erinnern wird, die er da sah. Man glaubte die Behältnisse der strafbarsten Verbrecher zu besuchen, die man sinnreich quälen wollte, und es waren arme schuldlose Kranke, die auf unser Mitleiden und unseren Beistand den gerechtesten Anspruch machen. Genau betrachtet, waren solche Anstalten nichts anders als lebendige Gräber, sowohl in Absicht des Zwecks, als der Ausführung. Begraben, (d. h. aus dem Gesichtskreise und Umgange der Lebenden entfernt) sollten sie werden. Tödten durfte man sie nicht, man begrub sie also lebendig; denn man nahm im eigentlichsten Verstande eben so wenig Notiz von ihnen, als wenn sie würklich gestorben wären, (den einzigen Umstand ausgenommen, daß man ihnen aus Christenpflicht Brod reichte, um doch nicht den Namen zu haben, sie gemordet zu haben) und ich weiß Beispiele, wo solche Unglückliche 20 bis 30 Jahre in ihren Gräbern noch fortgelebt haben, ohne daß irgend jemand, ja selbst ihre nächsten Verwandten nicht, sich um sie bekümmerten. Wäre es nicht Wohlthat für diese armen Menschen und zugleich den damaligen Zeiten angemessen gewesen, sie lieber gleich abzuschlachten, und heißt das jemals beim Leben erhalten, wenn man durch erbärmliche Kost seinen Magen in nothdürftiger Thätigkeit erhält? Um sich nur einigermaßen einen Begriff von dem Geiste zu machen, der noch vor etwa 20 Jahren in solchen Häusern herrschte, will ich die Antwort eines Aufsehers in einer der berühmtesten, und zwar in einer der größten und aufgeklärtesten Städte Teutschlands, anführen, die er einem menschenfreundlichen Arzte gab, der einige Verbesserungen in der Lage dieser Menschen machen wollte: „Mein Herr, ich sehe wohl, Sie kennen dies Canaillenzeug noch nicht. Ihre Mühe ist vergebens. Denn der eine Theil ist vom Teufel besessen, und den werden sie doch wohl nicht kuriren wollen. Bei den anderen ist's bloße Bosheit, und da ist das einzige Mittel der Stock.“

Die Zeit ist endlich da, wo man dieser zahlreichen und unglücklichen Menschenklasse ihre lang verkannten Gerechtsame zuzugestehen und das wieder gut zu machen anfängt, was die Vorzeit an ihnen verschuldete. Man erkennt sie nun durchgängig als Kranke, und zwar als Kranke, die um so mehr Anspruch auf Mitleiden, Schutz und Unterstützung haben, je mehr sie durch den Verlust der Vernunft in den hülflosesten Zustand gerathen sind, dessen der Mensch fähig ist. Man ist überzeugt, daß diese Krankheit des Gemüths heilbar, ja oft, wie eine blos körperliche, durch körperliche Mittel heilbar ist. Man sieht ein, daß es Pflicht des Staats ist, als Vormund für diese unmündig gewordenen Mitglieder desselben einzutreten, um theils das gemeine Wesen für die Gefahren der Vernunftlosigkeit zu schützen, theils an Rettung der Unglücklichen zu arbeiten; daß es dazu heilsam und nothwendig sey, Verwahrungshäuser einzurichten, wo diese zwei Hauptzwecke auf's möglichst vollkommenste erreicht, und die Grundsätze der Menschlichkeit zur Richtschnur des Verfahrens genommen werden.

Schon giebt es hie und da Anstalten, die sich diesem Zwecke nähern, und auch hierin gebührt den Engländern der Ruhm, mit gutem Beispiele vorgegangen zu seyn, und diese menschenfreundliche Idee zuerst in Ausführung gebracht zu haben. Dem edlen, Menschenglück bezweckenden, Sinne unseres erhabenen Königs war es vorbehalten, auch bei uns das Loos dieser Unglücklichen zu verbessern. Schon ist viel geschehen, und noch mehr ist zu hoffen.

Mein Wunsch ist, auch das meinige zur Beförderung dieses hohen Zwecks beizutragen. Schon lange beschäftigte mich dieser Gegenstand als Arzt und Mensch, bis es mir meine gegenwärtige Lage selbst zur Pflicht gemacht, und mir die erwünschte Gelegenheit verschafft hat, durch zahlreiche Beobachtungen ihn vollständiger und gründlicher zu bearbeiten.

Mein Zweck ist, zuerst das, was wir Gemüthskrankheit nennen, richtig zu bestimmen, sodann ihre Ursachen aufzusuchen, und endlich die Grundsätze anzugeben, nach welchen die Heilung derselben unternommen, und die Mittel, durch welche sie angeführt werden kann.

Was ist Wahnsinn.

Die erste Frage ist: Was ist Wahnsinn, und woran erkennt man ihn? — Diese Frage interessirt nicht blos die wissenschaftliche Untersuchung des Gegenstandes, sondern auch gar sehr das individuelle Glück und die Entscheidung des Schicksals einzelner Menschen. Was kann schrecklicher seyn, als einen Menschen für wahnsinnig erklären zu sehen, der es nicht ist? Sein ganzes Glück, seine ganze Existenz ist mit diesem Worte vernichtet, und was das schlimmste ist, es kann dadurch der vermeinte Wahnsinn wirklich gemacht werden. Denn ich bin völlig davon überzeugt, daß man jeden Menschen um seine Vernunft bringen kann, wenn man ihn anhaltend wie einen Verrückten behandelt, und ihn, abgesondert von allem vernünftigen Umgange, blos mit Wahnsinnigen umgiebt. — Und daß wirklich solche Mißgriffe, theils aus Leichtsinn und Mangel an Kenntniß, theils aus entsetzlicher Bosheit schon geschehen sind, davon habe ich mich leider! durch Beispiele überzeugt, und dadurch wird es ein höchst wichtiger Gegenstand für den Staat und die gerichtliche Medizin.

Ich kann daher bei dieser Gelegenheit nicht genug warnen und aufmerksam machen, daß man doch ja die größte Vorsicht und die genaueste Untersuchung bei der Aufnahme angeblicher Wahnsinnigen in die Irrenhäuser anwende, und besonders dieselbe, nach dem weisen Gesetze des Preußischen Staats, nur nach dem gerichtlichen Zeugnisse zweier Aerzte veranstalte, es müßte denn wirkliche Raserei die augenblickliche Aufnahme zur Sicherstellung des Publikums nöthig machen, wo aber auch kein Zweifel übrig bleibt.

Es ist folglich ein Gegenstand von der äußersten Wichtigkeit, die Merkmale festzusetzen, wodurch man die wirklich Wahnsinnigen, d. h. die an einer Krankheit der Seele Leidenden, erkennen kann.

Aber hier stoßen wir auf den nicht ganz seltenen Fall, daß wir bei genauer Bestimmung da die größten Schwierigkeiten finden, worüber wir im gemeinen Leben äußerst leicht aburtheilen.

Wenn jemand nackend auf die Straße lauft, oder öffentlich andere Unanständigkeiten begeht, so zweifeln wir keinen Augenblick, daß er den Verstand verloren habe. Wenn aber ein Schriftsteller seine moralische Nudität eben so unanständig vor Augen stellt, fällt es uns nicht ein, jenen Schluß zu ziehen. Beide Handlungen beweisen nichts weiter, als einen großen Mangel des Gefühls für's Schickliche, der eine Seelenkrankheit voraussetzt, und die Frage ist noch, ob nicht zum letzten ein höherer Grad von Seelenkrankheit gehört, als zum ersten.

Es ist wohl kein Mensch, der nicht in seinem Leben vorübergehende Anfälle von Wahnsinn gehabt hätte und es giebt keine Art von Seelenkrankheit, die nicht im gewöhnlichen Leben vorkäme, ohne daß es uns deswegen einfiele, oder wir dadurch berechtigt würden, einen solchen Menschen wahnsinnig zu nennen.

Man sehe den heftig aufgebrachten, ergrimmten Menschen an, er wüthet und tobt; weder Vernunft, noch Menschlichkeit, noch Schicklichkeit haben den geringsten Einfluß auf ihn; er begeht die unvernünftigsten, verabscheuungswürdigsten Handlungen, ermordet sich und andere, und es ist unmöglich, einen solchen Menschen von einem wirklich rasenden zu unterscheiden.

Man sehe einen im höchsten Grade Verliebten an, gleichviel, ob der Gegenstand seiner Liebe wirklich oder idealisch ist. Er denkt und sieht nichts anders als seine Geliebte, dieser Gedanke verschlingt alle übrigen; er begeht darüber die ungereimtesten Handlungen, und wir müssen ihn mit eben dem Rechte verrückt nennen, mit welchem wir im Irrenhause so viele dafür halten.

Eine Menge anderer Affecten, Furcht, Schrecken, Angst, wenn sie einen hohen Grad erreichen, bieten uns die nämliche Erscheinung dar. Und was die Analogie beider Zustände noch deutlicher beweist, ist, daß der Leidenschafts-Wahnsinn in wahre Krankheit des Wahnsinns übergehen kann, oder welches eben das heißt, daß der transitorische Zustand der Verrücktheit ein permanenter werden kann. Beispiele genug existiren, daß der Affect des Zorns, der Liebe, des Ehrgeizes, in lebenslänglichen Wahnsinn übergegangen ist, und alle leidenschaftliche Menschen sind diesem mehr unterworfen, als andere.

Welche sonderbare Erscheinungen und Verwirrungen der Seele kann nicht die Phantasie, jene schöpferische und alles belebende, alles erweckende Kraft der Seele, hervorbringen, wenn sie zu lebhaft würkt, und die Herrschaft erhält. Die sonderbarsten Einbildungen und Handlungen entstanden daraus, und ich brauche nur an die tausendfältigen Verirrungen der Schwärmerei zu erinnern, um zu beweisen, wie nahe der Exceß der Phantasie an Wahnsinn gränzt.

Aber nicht blos der exaltirte oder der phantastische Zustand der Seele, sondern auch der höchste Grad von Abstraction und Meditation, kann uns das Bild des Wahnsinns darstellen. Man betrachte einen solchen Tiefdenker in dem Acte der Abstraction. Er sieht und hört nichts, was um ihn vorgeht, er antwortet auf unsere Fragen entweder gar nicht, oder verkehrt, und er vergißt sich wohl, wie einst Newton, mit dem Finger einer Dame seine Pfeife zu stopfen.

Ja wir brauchen blos an das gewöhnliche Phänomen der Trunkenheit zu denken, um zu sehen, wie nahe im Menschen Vernunft an Wahnsinn gränzt. Ein Paar Portionen Wein oder Brandwein zu viel, können das Licht der Vernunft auslöschen, und uns in einen Zustand versetzen, der alle Grade und Formen des Wahnsinns, von der lächerlichsten Faselei an, bis zur heftigsten Wuth, darstellt. Das nämliche kann jedes Fieber bewirken, sobald es das Blut heftig nach dem Kopfe treibt, oder die Nerven angreift.

Dies sei genug, zu beweisen, wie nahe der Wahnsinn der Vernunft ist, und daß die Anlagen dazu in jedem Menschen vorhanden sind; ja, daß die nämlichen Kräfte und Gesetze des Denkens, die uns zu vernünftigen Wesen machen, nur das Maaß oder das gegenseitige Verhältniß ihrer Thätigkeit zu überschreiten brauchen, um uns in den Zustand der Narrheit und Unvernunft zu versetzen. Zugleich aber erhellt daraus, was ich eigentlich dadurch beweisen wollte, wie schwer es ist, dem wirklichen Wahnsinn von dem nur scheinbaren und vorübergehenden zu unterscheiden.

Man wende nicht ein, daß der Unterschied eben dadurch sehr leicht bestimmt werden könne, daß die eine Art vorübergehend, die andere anhaltend sey. Denn es giebt auch Arten des wirklichen Wahnsinns, die nur periodische Aeußerungen haben, und wo der Mensch ganze Monate, ja ganze Jahre lang, vollkommen vernünftig seyn kann. Es sind gegenwärtig zwei solche Kranke in der Charité, wovon die eine den Sommer, die andere den Winter hindurch völlig vernünftig ist.

Eben so wenig kann man die Allgemeinheit der Verstandesverwirrung als ein charakteristisches Merkmal des Wahnsinns betrachten, da es Arten des Wahnsinns giebt, wo der Mensch in allen übrigen Punkten vernünftig denkt und urtheilt, einen einzigen Gegenstand ausgenommen, der gleichsam der Herrschaft seiner Vernunft entzogen zu seyn scheint.

Gewöhnlich entscheidet man die Frage kurz und gut so. Man sagt: Wahnsinn ist die Unvernunft, der Gegensatz des gesunden, vernünftigen Denkens und Handelns; oder nach der neuesten Terminologie, die aber das nämliche sagt: Die Abweichung der Denkfunction vom normalen Zustande. — Die Erkenntniß beruht also auf den aus dieser anomalischen Thätigkeit entstehenden und sie darstellenden Aeußerungen im Betragen, in Worten und Werken; so wie wir die Erkenntniß der Vernunft eines Menschen auf seine vernünftigen Aeußerungen bauen.

Aber hieraus würde zuerst folgen, daß die Thiere gar nicht toll werden könnten, was doch durch die Erfahrung hinlänglich widerlegt wird. — Und zweitens müßte man hierzu bestimmte Begriffe und Merkmale von dem haben, was wir Vernunft nennen, die ich aber vergebens suche. Ich habe die Aussprüche der größten Philosophen darüber nachgelesen, finde aber die größten Verschiedenheiten und Widersprüche. Die meisten kommen noch darin überein, daß Vernunft die Fähigkeit sey, Ideen consequent zu verbinden, und richtige Schlüsse daraus zu ziehen. Das Merkmal der Unvernunft oder des Wahnsinns wäre also, wenn uns die Worte und Handlungen eines Menschen zeigten, daß seine Ideen und Schlüsse im Widerspruche mit sich selbst ständen. Ich gebe zu, daß dies bei manchen Arten des vollkommenen Wahnsinns der Fall ist, und sie hinlänglich characterisirt. Aber es giebt andere Arten, wo blos der Vordersatz falsch ist, übrigens aber der Patient nach dieser Voraussetzung vollkommen consequent urtheilt und handelt. Dies sind die Narren, von denen Shakespear sehr richtig sagt: Es ist Methode, System in ihrer Narrheit. Wir können ihnen durchaus die Gesetze des vernünftigen Denkens in ihrer Narrheit nicht absprechen, und doch sind es Narren.

Ueberhaupt aber, wie kann man sich noch auf die gesunde Vernunft berufen, und sie zur Richtschnur brauchen wollen, da viele der neuesten Philosophen selbst nur mit Mitleid und Verachtung auf sie herabblicken, und einer derselben noch neulich erklärt hat, es existire nichts abgeschmackteres als diese belobte gesunde Vernunft. — Und wahr ist es, die gemeine Menschenvernunft begreift nichts von den Speculationen und Deductionen jener transcendentalen Vernunft. Ja die neueste Philosophie sagt es klar, es gehöre zu ihrer Hervorbringung nicht ein Lernen oder Wissen, sondern ein innerer Act der Seele selbst, wodurch sie in einen Zustand und auf einen Standpunkt gesetzt werde, der für die gewöhnlichen doch auch vernünftigen, Menschen gar nicht existirte. Hier haben wir also das Denken in einer höhern Sphäre oder Potenz, wir sehen wirklich zwei Vernünfte, die gemeine und die höher potentirte Vernunft, im offenbaren Widerspruche, und um die Herrschaft streiten.

Welche

Welche von beiden ist nun die wahre? Und kann man noch jemals des Wahnsinns beschuldigen, weil er die gewöhnliche gesunde Vernunft, d. h. die gewöhnliche Denkform und Ansicht der Dinge, nicht hat?

Man würde mich sehr unrecht verstehen, wenn man hierin einen Spott auf die neuere Philosophie finden wollte. Vielmehr bewundere ich den hohen Flug, den sie nimmt, und bin überzeugt, daß es der Mensch noch nie zu einer solchen Höhe im Denken gebracht hat, ob ich gleich eben so sehr überzeugt bin, daß es nur wenigen vergönnt ist, ihr in diese Regionen zu folgen. — Die Frage wünschte ich nur, als Arzt, von einem dieser Philosophen beantwortet: Wie verhält sich die transcendentale Vernunft zur gemeinen? Wie verhalten sich beide zum Wahnsinne, und welches sind die Gränzlinien und Merkmale der vernünftigen und der unvernünftigen Unbegreiflichkeit? — Auch lehrt uns ja die Geschichte, daß Philosophen und alle Männer von eminentem Geiste, die ihrem Zeitalter voran eilten, sehr häufig das Schicksal hatten, für wahnwitzig gehalten zu werden. Wir wissen, wie es dem Democritus in Abdera ging. Die Abderiten waren von der Verrücktheit dieses Philosophen völlig überzeugt, weil seine Vernunft zu hoch stand, um von der ihrigen begriffen zu werden; und dennoch waren beide vernünftige Wesen, sie in einer niedrigen, er in einer höhern Potenz. Warum sollte es nun nicht noch jetzt Männer geben, die sich vermöge ihrer Geisteshöhe zu dem größern Theil des Publikums eben so verhielten, wie Democrit zu den Abderiten? Würden da nicht ähnliche

Urtheile erfolgen, und zeigt uns das nicht, daß die gewöhnliche Beurtheilung der Vernünftigkeit größtentheils nur durch das Conventionelle und Relative bestimmt wird? —

III.

An die neuesten Vertheidiger des Branntweins.

(Journal der praktischen Heilkunde. XVIII Band. 4. Stück.)

Ich schrieb vor zwei Jahren einen kleinen Aufsatz gegen die Vergiftung mit Branntwein, d. h., was wohl eigentlich nicht zu erinnern nöthig seyn sollte, gegen den Mißbrauch desselben. Die Veranlassung dazu war sehr natürlich. Ich sah das unbeschreibliche Unglück, was er anrichtete, und wie es immer weiter um sich griff, sah ganze Dörfer in einem fortdauernden Branntweinrausch versunken, sah junge Leute von gebildeten Ständen schon sich daran gewöhnen, und in der süßen Täuschung ihr physisches und geistiges Wesen zu exaltiren, die Blüthe ihres Lebens dadurch vernichten. Diese traurigen Betrachtungen ergriffen mich; In solchen Fällen zu reden, laut und kräftig zu warnen, halte ich für heilige Pflicht, und dies allein, etwas Gutes zu wirken und Schaden zu verhüten, war meine reine Absicht. Eine andere konnte ich wohl haben; denn wer den Branntwein angreift, kann versichert seyn, daß er sich mehr Feinde als Freunde macht.

Der Branntwein hat, wie sich erwarten ließ, seine Vertheidiger gefunden. Aber ich muß diese Herrn versichern, daß ihre Gründe mich nicht überzeugt haben, und daß ich kein Wort von dem, was ich gesagt habe, zurückzunehmen Ursache finde. Ich brauche also mich nicht zu vertheidigen, sondern nur jenes zu wiederholen, denn das scheint man eben ganz mißverstanden zu haben. Es ist folgendes:

„Eine Sache, die schon in verhältnißmäßig kleinen Gaben, das Sensorium bis zur Betäubung angreift, verdient, wenn wir anders das Wort überhaupt gelten lassen wollen, den Namen eines narcotischen Gifts. Eine solche Sache kann blos ein Medicament, aber nie ein Nutriment werden, d. h. sie kann unter bedingten Umständen sehr heilsam, ja eine unschätzbare Wohlthat werden, (wofür ich den Branntwein allerdings, so gut wie das Opium halte), aber sie darf nicht, wegen ihrer gewaltsamen Einwirkung in den Organismus, zur Gewohnheit des Lebens werden, weil sie sonst nothwendig der Dauer und Integrität desselben schaden muß, wozu noch die große Abstumpfung und endliche Vernichtung der höhern intellectuellen Kräfte kommt, die dieses Agens, mehr als irgend ein anders, verursacht. Ob nun gleich also ein seltener Gebrauch nicht gleich schaden wird, so ist doch jedem, besonders jungen Leuten zu rathen, sich dafür zu hüten, weil er gar zu leicht Gewohnheit und Bedürfniß wird. Für das Volk ist in Weinländern der Wein und in andern ein gutes Bier gewiß weit heilsamer und zweckmäßiger als Branntwein, und die Regierungen würden demnach weit besser thun, für guten und wohlfeilen Wein und Bier zu sorgen, als die

Branntweinbrennereien und Boutiken zu vervielfältigen."

Dies sei genug. Mehr zu sagen, bedarf es nicht; die Sache spricht für sich selbst, sie mag und wird sich selbst vertheidigen.

Wer mir nicht glauben will, der höre doch was der unbefangene Naturmensch, der im vorigen Jahre als Redner der Nordamerikanischen Wilden, bei dem Congreß zu Philadelphia auftrat, dem Präsidenten darüber sagte:

„Wir bitten dich um Pflüge und andre Werkzeuge und um einen Schmidt, der selbige ausbessern könne. Aber, Vater, alles was wir vornehmen wird ohne Nutzen seyn, wenn nicht der jetzt versammelte große Rath der 16 Feuer (der 16 vereinigten Staaten) verordnet, daß kein Mensch Branntewein oder andere geistige Getränke an seine rothen Brüder verkaufe. Vater, die Einfuhr dieses Gifts ist in unsern Feldern verboten worden, aber nicht in unsern Städten, wo manche unsrer Jäger für dies Gift nicht nur Pelzwerk, sondern selbst ihre Schießgewehre und Lagerdecken verkaufen, und nackt zu ihren Familien zurückkehren. Es fehlt, Vater, deinen Kindern nicht an Fleiß; allein die Einfuhr dieses verderblichen Gifts macht, daß sie arm sind. Deine Kinder haben noch nicht die Herrschaft über sich, die ihr habt. Als unsre weißen Brüder zuerst in unser Land kamen, waren unsre Vorfahren zahlreich und glücklich; allein seit unserm Verkehr mit dem weißen Volke und seit der Einfuhr jenes verderblichen Gifts sind wir weniger zahlreich und glücklich geworden."

Der Präsident Jefferson ließ auf diesen Punkt, den die Wilden, als den wichtigsten ihrer Sendung, am weitläuftigsten erörtert hatten, durch den Kriegs-sekretair folgendes antworten: „Brüder, euer Vater, der Präsident, hat sich sehr über dasjenige gefreut, was ihr ihm über die starken Getränke gesagt habt. Es ist ihm lieb zu seh'en, daß ihr dieses Gift nicht weiter unter euch haben wollt. Er will mit dem großen Rath der 16 Staaten überlegen, wie ihr gegen dies große Uebel gesichert werden könnt.“

IV.

Bemerkungen über das Kindbettfieber, besonders in Beziehung auf die Meinungen der Herren Horn und Michaelis.

(Journal der praktischen Heilkunde. XX. Band. 1. Stück.)

Es sind nun 17 Jahre, daß ich eine Abhandlung über diese Krankheit bekannt machte *), die meine Erfahrungen und mein Urtheil über die Natur und Heilart derselben enthielt. Es wird nicht uninteressant seyn, wenn ich bei gegenwärtiger Discussion das Wesentliche derselben meinen Lesern aushebe, um theils zu bezeigen, was überhaupt die Medizin seit der Zeit durch die neuen Theorien für reelle Fortschritte in dieser Lehre gemacht hat, theils was ich für meine Person von meiner damaligen Meinung als wahr anerkenne, und welcher Meinung ich im gegenwärtigen Streite beipflichte.

*) S. Stark's Archiv der Geburtshülfe. 1. Band.

Zuerst mein damaliges Urtheil über die Natur und Construction dieser Krankheit, nebst der daraus folgenden Heilungsanzeige:

„Es kommt alles darauf an, die Gegenwart dieses Fiebers bald zu wissen. Die wesentlichen und von allen andern Fiebern auszeichnenden Symptomen desselben sind: Auftreibung des Unterleibes mit großer Empfindlichkeit beim Berühren, herumziehende Leibschmerzen, vorzüglich um und über dem Nabel, äußerst gereizter Puls, (oft gleich Anfangs so schnell, wie er es sonst nur im höchsten Grade eines Faulfiebers zu seyn pflegt), Verminderung und gänzliche Verschwindung der Milch in den Brüsten, Aufstoßen, Ueblichkeit, wirkliches Erbrechen grüner Galle, Geneigtheit zu wäßrichten, colliquativen Durchfällen, heftiger Durst, gänzliche Entkräftung gleich zu Anfange, schnell möglicher Tod, häufiger Uebergang der Krankheit in Metastasen oder wäßrigte Anhäufungen in den Extremitäten.“

„Ich glaube, man braucht nur diese Hauptsymptomen mit Aufmerksamkeit zu betrachten, und man wird finden, daß hier ein hoher Grad von Bösartigkeit herrsche, und daß ein Fieber, welches gleich mit Meteorosinus, großer Schwäche, und äußerster Celerität des Pulses eintritt, (Symptomen, die sonst nur das stärkste Faulfieber charakterisiren), einer ausnehmenden Corruptibilität in den Säften, und einen destruirend auf die Lebenskräfte wirkenden, mehr fauligten als inflammatorischen Reiz verrathe.“

„Aber worin liegt der Grund dieser so äußerst verderblichen Reizung? Da die Krankheit bloß Wöchnerinnen eigen ist, so muß er auch lediglich in der physischen Beschaffenheit dieses Zeitraums zu finden seyn. Und was ist das Auszeichnende desselben? Ueberhäufung des Unterleibes mit nahrhafter Lymphe, Sanguification für 2 Personen, so viele Monate lang anhaltender Druck auf alle Gefäße und Eingeweide des Unterleibes; die natürliche Folge dieser Umstände, Atonie aller Systeme der Gefäße und Nerven, selbst der untern Extremitäten, (wie die so gern dahin erfolgenden Metastasen beweisen), Stockung der Circulation, der Gallensecretion und der Excremente, also Congestion von Blut, Lymphe und gallichten Feuchtigkeiten. — Nun bei der Geburt plötzliche Entledigung des Drucks, der bisher noch das Gleichgewicht gehalten hatte, dadurch aufs äußerste vermehrte Atonie und Anhäufung, (wie ohngefähr nach der Abzapfung in Wassersuchten, schnelle Entbindung aller bisher eingesperrten Gallen- und Darmunreinigkeiten, durch Stockung scharfgewordene Reize, die nun mit einemmale wirksam und verderblich werden." —

„Genug, man sieht, es ist hier eine Concurrenz von Umständen, eine Periode, einzig in ihrer Art, und es läßt sich a priori vermuthen, daß hier auch ganz eigene Zufälle möglich werden müssen. Es ist ohnstreitig ein äußerst gefährlicher Zustand, in dem sich jede Wöchnerin befindet; Atonie mit dem heftigsten Grade von Reizung verbunden, Ueberhäufung reizender Schärfen ohne hinlängliche Reaction, besonders der einsaugenden Gefäße, welche bekanntlich durch anhaltenden Druck ihre Thätigkeit verlieren; was wäre hier natürlicher, als wirklicher Stillestand und Extravasat der überflüssigen Feuchtigkeiten, also gerade das, was wir im Kindbetterinnenfieber wahrnehmen? Aber wie kommts, daß dasselbe doch so selten ist, und daß manche Wöchnerin schon am dritten Tage gesund und wohl an ihre Arbeit gehen kann, ohne auch nur ihre Gefahr zu ahnden? Ohnstreitig muß die Natur sehr weise Anstalten getroffen haben, um dieselbe abzuleiten, und es ist für ihren Nachahmer wichtig, sie kennen zu lernen. Der Abfluß der Lochien, vorzüglich aber die durch eine kleine Fieberbewegung (denn ohne die scheint eine so beträchtliche Metastase unmöglich) bewirkte Ableitung der Lymphe nach den Brüsten, sind die gewöhnlichen natürlichen Hülfen, und wie viel Millionen Weiber brauchen keine andere, um aus diesem Labyrinth von Gefahren sich herauszuwickeln? Aber freilich sind dies Weiber von gesunder Constitution und thätiger Lebensart. — Nun denke man sich aber eine Frau, deren Unterleib durch Sitzen, warmes Getränk erschlafft, und zum Sammelplatz alles schadhaften Stoffs gemacht ist, deren Ton durch warmes Verhalten oder Hospitalluft destruirt wird, die der lauten Stimme der Natur entgegen, ihre Brüste durch Bleipflaster, Kampfer u. s. w. der zudringenden Milch verschließt, oder durch Erkältung, Schrecken, Alteration den ganzen Antrieb nach der Peripherie zurückweist und das Gleichgewicht der Systeme hindert, in deren Unterleib endlich die Galle prädominirt, welche durch ihren Reiz immer mehr Säfte herbeilockt und Entzündung erregt, durch krampfigte Verschließung der absorbirenden Gefäße alle Einsaugung hindert, und wohl gar durch symptomatische wäßrichte Durchfälle die Atonie immer vermehrt. Hier ist die Natur gezwungen, andere Wege zu öffnen, und glücklich kann man sich schätzen, wenn sie im Stande ist, durch

Schweiß, kritische Zufälle, Urin, Lochia, (welche dann weiß und milchigt sind), sich des Ueberflusses zu entledigen. Wird sie auch in diesen wohlthätigen Bewegungen gehindert, so hilft sie sich oft durch Metastasen am gewöhnlichsten in den Weichen oder Extremitäten, aber fehlt auch hierzu die Kraft und ist der Localreiz im Unterleibe zu stark, so ist Anhäufung und Extravasat in denselben und also wahres Kindbetterinnenfieber die unausbleibliche Folge. Daher ist dieses in den jetzigen Zeiten der Atonie in Städten, dem Sitze der Weiblichkeit, und in Hospitälern ungleich häufiger; daher kann es zu einer Zeit häufiger als zur andern vorkommen, (epidemisch möchte ichs deswegen nicht nennen), wenn die Witterung, Atonie und Anhäufungen im Unterleibe mehr begünstigt, wie es denn die Beobachter und ich auch meist im Winter, der Periode der heißen Stube und des Sitzens, wahrgenommen haben."

„Das Resultat also aller hier kurz angegebenen prädisponirenden und Gelegenheitsursachen: Anhäufung nahrhafter Lymphe im Unterleibe, verbunden mit Atonie, Reiz und großer Neigung zur faulichten Verderbniß, ist der wahre Grund des Kindbetterinnenfiebers, und muß das Hauptaugenmerk des Praktikers seyn und bleiben, es mögen auch Complicationen und Nebenumstände die Symptomen noch so sehr verändern. Daß bei einem solchen Zustande eine reine Entzündung fast unmöglich sey, ist jedem einleuchtend, und, es mögen sich also auch noch so viele Entzündungsspuren während der Krankheit und bei der Oeffnung finden, so wird es doch dem, der obige Idee recht gefaßt und sich gewöhnt hat, den allgemeinen Charakter der Krankheiten von ihrem Localzufalle zn unterscheiden, nicht irre machen, er wird einsehen, daß hier größtentheils nur eine rosenartige, faulichte Entzündung statt finde, ein Zustand, den man vielleicht gar nicht Entzündung nennen sollte, und der gewiß, als Localzufall betrachtet, eben so wenig Indication zur eigentlich entzündungswidrigen Behandlung enthält, als eine faulichte Peripneumonie oder Bräune."

„Die ganze Heilungsanzeige liegt nun schon in obiger Bestimmung des wesentlichen Charakters, und besteht bei dem reinen Kindbetterinnenfieber lediglich in folgendem: Man stelle den fehlenden Ton in den Eingeweiden des Unterleibes und besonders dem resorbirenden System wieder her, man entferne die Reize, die den Unterleib afficiren und das Resorptionsgeschäft stören, man öffne endlich der Natur die passenden Wege, sich des Ueberflusses zu entledigen."

Wenn man den Geist von den Worten zu unterscheiden weiß, so wird man finden, daß ich mir diese Krankheit in Absicht ihres dynamischen Charakters schon vor 17 Jahren eben so dachte, wie sie Herr Horn jetzt nach den Grundsätzen der Erregungstheorie construirt. — (Ein Beweis übrigens, daß man auch schon lange vor Browns Erscheinung richtige Ansicht von Krankheitsentstehung und Krankheitscharakter in Teutschland hatte, welches ich nicht ausdrücklich erinnern würde, wenn es nicht wirklich junge Aerzte gäbe, die sich einbilden, man habe erst seit 5 oder 6 Jahren darüber denken gelernt.)

Ich sage ausdrücklich, der dynamische Charakter des Kindbettfiebers ist und kann nichts anders seyn, als Schwäche (denn unter Atonie dachte ich mir dasselbe, was man jetzt Asthenie nennt), und zwar Atonie mit Reizbarkeit, irritable Schwäche (das, was Brown, aber nicht immer passend, directe Asthenie nennt). Ich beweise dies durch alle vorhergegangenen Ursachen, besonders den Einfluß der Schwangerschaft, und durch die gegenwärtigen Symptome. Ich zeige ferner, daß bei diesem allgemeinen Charakter der Schwäche auch der Localzustand, trotz der heftigsten Symptome der Reizung, den nehmlichen Charakter haben müsse, und daß, wenn auch hier ein entzündungsartiger Zufall entstehe, derselbe doch nicht als reine (jetzt sthenische) Entzündung betrachtet werden könne und dürfe. Der Grund, daß der Unterleib der hauptsächliche und eigenthümliche Sitz der Krankheit ist, liegt darin, weil eben im Unterleibe die Ursachen der Schwäche am meisten concentrirt sind.

Außer diesem dynamischen Charakter hat aber die Krankheit noch einen materiellen, nehmlich Anhäufung milchartiger Lymphe im Unterleibe, besonders dem Lymphsystem desselben, der den Grund der Eigenthümlichkeit dieses Fiebers enthält und den Schwächezustand desto gefährlicher macht, indem er leicht zu örtlichen Stockungen, Corruptionen und Extravasationen Gelegenheit giebt.

Ich gründe hierauf die Kuranzeige: „Man stelle den fehlenden Ton (Lebensthätigkeit, gehörigen Grad der Erregung) in den Eingeweiden des Unterleibes, und besonders dem resorbi=

renden System, wieder her; man entferne die Reize (schädlichen Potenzen), die den Unterleib afficiren und das Resorptionsgeschäft stören; man öffne endlich der Natur die passenden Wege, sich des Ueberflusses zu entledigen."

Die Mittel, die ich dazu empfehle, sind: Ipecacuanha, bis zum Erbrechen gegeben, (nicht als Ausleerungsmittel, sondern als eines der größten Beförderungsmittel der Resorption, besonders im Unterleibe); trockene Schröpfköpfe, öfteres Ansaugen und warme Umschläge auf die Brüste; reizende Salben, warme Umschläge, Vesicatorien auf den Unterleib, (in der Folge bei zunehmendem Meteorismus kalte Umschläge); gelinde Abführungsmittel, z. B. Manna und Tamarinden, aber nur mit der größten Vorsicht, und so, daß sie nur die nothwendige Oeffnung unterhalten; ölichte Emulsionen bei großen Schmerzen und Anspannungen; milde, krampfstillende Klystiere. Aderlaß nie, außer in seltenen individuellen Fällen, bei von Natur obwaltender inflammatorischer Diathesis, bei vollem harten Puls und kurzen Athem, bei plötzlicher Unterdrückung der Lochien und darauf erfolgender Verschlimmerung.

Diese Curmethode wird nun durch mehrere Krankengeschichten bestätigt und erläutert.

Dies ist kürzlich der Inhalt meiner damaligen Abhandlung. — Nun die Resultate meiner nachherigen Erfahrungen, und meine jetzige Ueberzeugung.

1. In der Hauptsache bin ich noch ganz derselben Meinung, die auch die Meinung der Herren Horn und Michaelis ist. Ich halte den Grund-

charakter der Krankheit für asthenisch, und die Affection des Unterleibes für asthenische Affection, die bei einem hohen Grade in asthenische Entzündungen übergeht. Mit diesem asthenischen Zustande ist aber (worin ich von Herrn Horn abweiche und Herrn Michaelis beistimme, und was ich für das Eigenthümliche dieses Fiebers halte), eine Congestion von lymphatischen oder wirklich milchigten Säften im Unterleibe verbunden, Säfte, die entweder zur Milch bestimmt und gehindert wurden, sich in den Brüsten abzusetzen (wie reich das Blut der Schwangern, besonders in den letzten Monaten, an solcher congulablen Lymphe ist, zeigt das Aderlaß, wobei sich gewöhnlich eine weißgraue Kurste, wie bei Inflammationen, nur weniger fest, obenauf bildet), oder schon in den Brüsten in Milch verwandelt wurden, aber von da wieder durch Absorption zurücktraten, und sich im Unterleibe ablagerten. Dies ist die Ursache der eigenthümlichen Gestalt dieses Fiebers, des schnell entstehenden Meteorismus, der schnellen Tödtlichkeit, des dabei in der Höhle des Unterleibes entstehenden Extravasats, und der eigenthümlichen Beschaffenheit desselben. Die Beweise dafür sind von Herrn Michaelis so gründlich und vollständig aufgestellt worden, daß ich nichts hinzusetzen kann.

2. Das Kindbettfieber ist demnach kein gewöhnlicher Typhus, sondern im Typhus durch diesen ganz eigenthümlichen materiellen Localzustande charakterisirt, und daher nur bei einer Wöchnerin, und zwar in den ersten 14 Tagen des Wochenbettes möglich. Selbst eine Wöchnerin kann einen gewöhnlichen Typhus bekommen, und zwar bis zur tödtlichen Heftig-

keit, ohne daß er Febris puerperarum wird, wenn ihm nemlich diese Localanhäufung fehlt. Es ist daher ein wesentlicher Unterschied zu machen unter febris in puerperis (eine Wöchnerin kann, wie ein andrer Mensch, jede Art von Fieber erhalten) und Febris puerperarum.

3. Die pathognomonischen Zeichen des wahren Kindbettfiebers sind: der äußerst schnelle und kleine Puls gleich vom Anfange an, die kurze Dauer (höchstens 5 bis 6 Tage, zuweilen nur 3 Tage); der Meteorismus mit großen Schmerzen im Unterleibe und der größten äußerlichen Empfindlichkeit desselben, Druck, Aufstoßen, Würgen, wirkliches Erbrechen grüner Galle, äußerste Entkraftung, Verschwinden der Milch in den Brüsten.

4. Der innere specifische Charakter dieses Fiebers besteht also in einer mangelnden oder anomalischen Thätigkeit des lymphatischen Systems des Unterleibes, und einem pathologischen Antagonismus desselben mit den Brüsten.

5. Auch in Absicht des Kurplans finde ich nichts in meiner ehemaligen Angabe abzuändern. Die Hauptidee bleibt dieselbe, die auch Herr Horn nach den neuesten Grundsätzen der Erregungstheorie aufstellt: Man stelle die geschwächte Lebensthätigkeit im Abdominalsysteme wieder her; nur weiche ich darin von Herrn Horn ab, und stimme mit Herrn Michaelis überein, daß dabei vorzüglich die Congestion und Extravasation der Säfte im Unterleibe zu berücksichtigen, dazu also auf Wiederherstellung der Thätigkeit des abdominalen Lymphsystems und des davon abhängenden Resorptionsgeschäfts zu sehen, und die

Milch=

Milchabsonderung zu reguliren sey; als welches ich für ein sehr wesentliches Heilungsobjekt und für den specifischen Theil der Cur halte, der die Behandlung dieses Fiebers von der eines gewöhnlichen Typhus unterscheidet.

6. Die specielle Behandlung fließt unmittelbar aus obigen Indicationen.

Die erste Indication: Man stelle die geschwächte Lebensthätigkeit im ganzen, vorzüglich aber dem abdominellen Systeme wieder her, gebietet den Gebrauch der reizend-stärkenden Methode. Hier gebe ich zu, daß in der Auswahl der Mittel und den bestimmten Regeln der Anwendung in Beziehung auf den verschiedenen Grad der Schwäche und Reizbarkeit wir seit 17 Jahren, und besonders durch den neuesten Bearbeitungen der medizinischen Theorie weiter gekommen sind, ohnerachtet ich mit Herrn Michaelis übereinstimme, daß es ein großer Fehler dieser neuesten Bearbeitungen ist, daß sie sogar nicht auf die qualitative Verschiedenheit der Reizmittel und ihr verschiedenes Verhalten zu den verschiedenen Formen der Krankheit sehen. Besonders ist bei dieser Krankheit nie zu vergessen, daß der hohe Grad von irritabler Schwäche, der hier durchaus, besonders aber im Darmkanal, herrschend ist, die Anwendung heftiger Reizmittel mehrentheils verbietet, wenigstens die größte Vorsicht dabei nöthig macht, und man nie vergessen darf, daß unter gewissen (freilich seltenen) Umständen ein sogar sthenischer Zustand vorhanden seyn kann, der selbst Aderlaß erfordert.

Die zweite Indication: Man vermindere die Anhäufung der lymphatischen Säfte im Unterleibe, und wende die Gefahr der Extravasation ab. Dies wird außer der allgemeinen Behandlung durch folgende Mittel bewirkt:

1. Mittel, welche specifisch das Lymphsystem in vermehrte Thätigkeit setzen.

Dazu empfahl ich damals vorzüglich die Ipecacuanha in größern und kleinern Gaben. Auch noch jetzt halte ich die Erregung des Brechens für eine zu diesem Zwecke sehr wirksame Hülfe, doch mit mehr Einschränkung, nehmlich im Anfange der Krankheit, wenn die Reizbarkeit des Magens noch nicht so groß ist, daß das Erbrechen von selbst schon häufig geschieht und einen inflammatorischen Charakter hat, desgleichen wenn offenbare Anzeigen gastrischer Anhäufungen im Magen da sind.

Außerdem aber halte ich gegenwärtig den Gebrauch des Calomels mit Opium oder Extr. Hyoscyami (nach den verschiedenen Graden von Reizbarkeit) zu diesem Zwecke für vorzüglich passend, und die Aufnahme dieses Mittels bei der Cur des Kindbettfiebers für eine sehr wesentliche Vervollkommnung seiner Cur; so wie ich überhaupt die öftere Benutzung des Mercurs bei acuten Krankheiten, besonders örtlichen Entzündungen, für einen der wesentlichsten Fortschritte halte, den unsere Kunst in neuern Zeiten gemacht hat. — Das Quecksilber ist hier vollkommen passend, theils wegen seiner großen Kraft die Absorption zu befördern, theils wegen seiner höchst wichtigen und ganz eigenthümlichen Eigenschaft, entzündliche Stockungen und Congestionen aller Art, die Aderlaß erfordern, zu zertheilen. — Das Beispiel, was Herr

Wolff im XVII. B. 2. St. dieses Journals davon mitgetheilt hat, ist sehr beweisend dafür.

2. Der Gebrauch örtlicher Reizmittel, resolvirende und narcotische (nicht aromatische, als zu stark reizend) Species nach den Umständen mit Milch oder Wein zum Umschlage gekocht auf den Unterleib, Einreibungen des Linimentum volatile camphoratum cum opio, Klystiere von Kamillen, Gersteschleim, Valeriana und ähnlichen gelindreizenden krampfstillenden Mitteln, auch der Vesicatorien auf den Unterleib, bei großer Atonie und Meteorismus kalte Umschläge, werden obigen Zweck, Vermehrung der Thätigkeit und der Absorption im Gefäßsystem des Unterleibes, trefflich unterstützen.

3. Gelinde Ausleerungsmittel des Darmkanals. Ich habe durchaus gefunden, daß Verstopfung des Stuhlgangs schädlich, und eine vorsichtige Beförderung desselben heilsam war. Selbst das Calomel wirkt dann am besten, wenn es mäßige Oeffnung macht; wie auch die von Herrn Wolff mitgetheilte Geschichte deutlich beweiset. Dies ist theils daher zu erklären, daß dadurch örtlich die Anhäufung der Säfte vermindert, die Absorption vermehrt, und, wenn sich Milch in den Darmkanal selbst ergossen hat, diese ausgeleert wird; theils daher, daß bei Wöchnerinnen mehrentheils von der Schwangerschaft her gastrische Unreinigkeiten angehäuft sind, die als Nebenreize hierbei sehr verderblich wirken, und deren Ausleerung unumgänglich nothwendig ist. — Doch ist bei der Anwendung selbst große Vorsicht nothwendig. Man wähle nur solche Mittel, die den Darmkanal nicht zu stark reizen; als Manna, Tamarinden, kleine Gaben

Sal. polychrest. oder Alcali citratum., bei großer Reizbarkeit noch mit öligten Emulsionen untermischt. Man sehe dabei immer als Richtschnur auf den Zustand der Kräfte und die Beschaffenheit der Ausleerungen. Je größer die Schwäche, desto weniger ist die Ausleerung passend. Je mehr die Ausleerungen feculent, übelriechend oder milchartig sind, je mehr sich die Kranke danach erleichtert fühlt, desto mehr sind sie passend; je mehr sie hingegen wäßrigt sind und das Befinden verschlimmern, desto weniger.

4. Erregung der antagonistischen Thätigkeit der Brüste. Da die Sympathie der Brüste mit dem Gebärmuttersystem so groß und es einer der entschiedensten Naturantagonismen ist, daß die unterdrückte Thätigkeit des einen vermehrte Thätigkeit des andern hervorbringt, auch die Erfahrung es hinlänglich bezeugt, daß gerade bei solchen Wöchnerinnen, die nicht selbst stillen, und wo die Milchabsonderung in den Brüsten gewaltsam gehemmt wird, am leichtesten dieses Fieber entsteht; so ist es gewiß eine schon der Natur des Organismus und dieser Krankheit angemessene Indication, die Thätigkeit der Milchabsondernden Organe zu erregen, um dadurch dem contrairen Antriebe der Säfte nach dem Unterleibe eine andere Richtung zu geben *). Mit dieser Idee trifft nun die Erfahrung vollkommen zusammen. Ist man so glücklich, Milchabsonderung in den Brüsten wieder herzustellen, so ist die Kranke gerettet **), und ich halte

*) Nie zeigen sich die Gesetze des Antagonismus so deutlich wie hier. Milchabscesse können alle innere Affectionen heben.

**) Ein merkwürdiges Beispiel davon findet sich in meinen Annalen der Französischen Arzneikunde und Wundarzneikunst 1. B.

es deshalb für höchst wichtig, durch öfteres Saugen an den Warzen (besonders durch ein lebendiges Wesen), durch Auflegen warmer, erweichend-reizender Umschläge, durch trockene Schröpfköpfe auf die Brüste, die Wiedererregung dieser Absonderung möglichst zu befördern.

7. Zu den Eigenthümlichkeiten dieses Fiebers gehört noch, daß es sehr häufig, ja ich möchte sagen gewöhnlich einen epidemischen Charakter hat. Ich habe schon 5, 6 Jahre vergehen sehen, ohne dasselbe zu beobachten (man muß nur Fieber im Kindbette vom Kindbettfieber wohl unterscheiden), und dann kamen mit einemmale viele derselben zugleich vor. So war es dieses Frühjahr. Nachdem ich einige Jahre dasselbe wenig beobachtet hatte, wurden in den Monaten März, April, Mai mehrere Wöchnerinnen damit befallen, und es erfolgten mehrere Todesfälle nach einander. Eine ähnliche Beschaffenheit hatte es in Berlin, als Selle davon schrieb, und in Weimar im Jahre 1788, als ich meine Bemerkungen machte. — Besonders scheint eine herrschende catarrhalisch-nervöse Constitution der Entstehung desselben günstig zu seyn.

8. Auch contagiös kann das Fieber werden. Der würdige Stein erzählte mir, daß es einst in dem Accouchirhause zu Kassel so einheimisch geworden sey, daß alle hineingebrachten Wöchnerinnen es bekamen, und daß es nicht eher nachließ als bis er die Wöchnerinnen auf einige Zeit in ein anderes Haus brachte, und durch Lüften und Abkratzen und Tünchen der Wände das Contagium zerstörte.

V.

Heilung einer fünf Wochen lang anhaltenden Lethargie durch den Galvanismus.

(Journal der praktischen Heilkunde. XX. Band. 4. Stück.)

Der Galvanismus erfährt das Schicksal aller neuen Erfindungen und Heilmethoden in der Medizin. Anfangs überrascht durch das Neue und Wunderbare des Mittels, übertrieb man den Gebrauch, und wollte Alles dadurch heilen. Nun, durch viele fehlgeschlagene Versuche — die natürlichen Folgen dieses Mißbrauchs — abgeschreckt, vergißt man ihn wieder zu sehr. — Ich freue mich daher, durch nachfolgende merkwürdige Krankengeschichte einen neuen Beweis zu geben, daß dies Mittel gewiß unter denen auf die Nerven wirkenden Reizmitteln eines der ersten ist, und daß es Fälle giebt, wo kein anderes Mittel das zu leisten vermag, was er thut.

Die Kranke, von der die Rede ist, war die Patientin eines andern Arztes. Ich wurde in der gefährlichsten Periode der Krankheit hinzugerufen, um meinen Beirath zu ertheilen, und ich ersuchte Herrn

Doktor Flies, dessen Geschicklichkeit und Genauigkeit in diesem Geschäfte ich kannte, die galvanische Behandlung zu besorgen. Er hat das Krankenjournal geführt, das ich hier mittheile, und ich kann bezeugen, daß die nachstehende Erzählung nichts als die treueste und genaueste Darstellung der Wahrheit ist.

Die achtzehnjährige Tochter eines wohlhabenden Bürgers, war zwar von Jugend auf gesund, thätig und fleißig in der Wirthschaft, doch war sie in ihrem ganzen Betragen weit ruhiger und stiller, als Mädchen in diesem Alter wohl zu seyn pflegen, so daß sie Stunden lang an einem Orte sitzen konnte, ohne ein Wort zu reden; dennoch war sie auch zuweilen in fröhlicher Gesellschaft ihrer Gespielinnen ausgelassen lustig.

Zu Anfange des Dezembers 1602 wurde sie stiller als gewöhnlich, und zuletzt ganz melancholisch, wobei eine psychische Ursache wirksam zu seyn schien. Ihr sonst guter Appetit nahm ab, und sie klagte am 23sten Dezember über Kopfschmerzen. Diese Zufälle, in Verbindung mit einer gewissen Muthlosigkeit und Unempfindlichkeit, bewogen den Vater, ihr einen Arzt rufen zu lassen. Als sie von diesem Vorsatze ihres Vaters hörte, äußerte sie, „daß kein Arzt ihr zu helfen im Stande wäre."

Auf Anrathen dieses Arztes wurden im Laufe des Monats Januar auflösende, Brech- und Purgirmittel, und nachher stärkende Arzeneien, ohne den mindesten Anschein von Besserung, gebraucht; die Eßlust nahm im Gegentheile täglich mehr ab, und endlich hörte die Patientin am 8ten Februar auf, Nahrungsmittel zu nehmen, nachdem vier Tage vorher die Menstruation zur gehörigen Zeit eingetreten war. Den 9ten Februar hörte die Reinigung zu fließen auf, und den 11ten verfiel sie in den folgenden Zustand, in welchem ich sie noch den 10ten Mai fand.

Sie lag auf dem Rücken mit ausgestreckten Gliedern, ohne Bewegung.

Die Augen waren geschlossen; zuweilen bemerkte man indessen ein geringes Blinzeln mit den Augenliedern. Der Mund war fest verschlossen. Die Gelenke nahmen willig jede Biegung an, die man ihnen gab, und blieben unverändert in der einmal gegebenen Lage. Die Respiration war etwas leiser und langsamer, als man sie bei Schlafenden antrifft, und die ausgeathmete Luft kühler, als im natürlichen Zustande. Der Puls schlug 75 bis 80mal in einer Minute. Der Unterleib war welk und sehr zusammengefallen, so daß man die Körper der Wirbelbeine ziemlich deutlich durchfühlen konnte.

Ihre ganze Nahrung bestand aus einer, höchstens zwei Tassen Hafergrützschleim, welche sie in 24 Stunden in kleinen wiederholten Gaben nahm. Alles übrige, Nahrungs- oder Arzeneimittel, war ihr nicht beizubringen. Suchte man den Mund mit Gewalt zu öffnen, und ihr etwas einzuflößen, so schluckte sie es nicht hinunter, sondern das Gegebene trat wieder als Schaum vor den Mund hervor. Wenn man ihr Eidotter oder Fleischbrühe mit der Hafergrütze vermischt gab, so schluckte sie es nicht hinunter, sondern gab es wieder auf die eben gedachte Weise von sich; die Hafergrütze mußte durchaus unvermischt seyn, wenn man wollte, daß sie sie bei sich behalten sollte.

Ohne ein Wort zu reden, ohne die Augen zu öffnen, blieb sie Tag und Nacht in demselben Zustande. Der Urin ging in kleinen Portionen ab; über den Stuhlgang war nichts gewisses zu erfahren; Ausleerung von festen Excrementen war bei diesen Umständen nicht zu erwarten, und flüssige Stoffe konnten leicht mit dem Urine vermischt abgehen.

Nach Aussage der Eltern sollte sie auch zuweilen Anfälle von Erstarrungen haben, so daß alle Muskeln Minuten lang tetanisch angespannt wären; es wurde aber von den Aerzten nichts davon bemerkt.

Der Geruch aus dem Munde war aashaft stinkend; die Zähne und das Zahnfleisch sahen schmutzigbraun aus, so wie es bei typhischen Kranken zu seyn pflegt.

Herr Doctor Flies stach sie an verschiedenen Stellen des Körpers mit Nadeln, ohne daß sie Zeichen des Schmerzes äußerte. (Eben dieses war der Fall gewesen, als ihr Vesikatorien gelegt wurden; sie hatte selbst beim Verbande nichts von schmerzhaftem Gefühle geäußert.) Clystiere von Fleischbrühe, Bäder, Einreibungen von geistigen Mitteln, Sinapismen, waren bisher theils als Nahrungs-, theils als erwekkende Reizmittel ohne den mindesten Erfolg angewandt worden.

Alles, was man in diesem Zustande thun konnte, lief wohl darauf hinaus, die Nerven durch die stärksten und eindringendsten Mittel zu reizen, und das schwache Leben durch schickliche Nahrungsmittel zu erhalten. Auf dem gewöhnlichen Wege konnte man weder Arzenei-, noch Nahrungsmittel beibringen, also kam alles auf die Anwendung äußerlicher Mittel an.

Die kräftigsten waren bisher ohne allen Nutzen versucht worden, und es war nichts anderes zu erwarten, als daß bei längerer Dauer dieses Zustandes das schon so schwache Leben entweder allmählig verlöschen, oder durch den plötzlichen Zutritt eines Nervenzufalles vernichtet werden würde. Hier schien mir der Galvanismus durch seine äußerst durchdringenden Reizkraft am meisten indicirt zu seyn. Ich rieth daher folgendes:

1) Den Galvanismus zu versuchen; und zwar sollte vorzüglich der plexus cardiacus gereizt werden, weil die krankhaften Erscheinungen sich da zuerst durch Mangel an Eßlust und nachheriger gänzlicher Enthaltung der Nahrungsmittel geäußert hatten, und dieser Theil des Nervensystems, nach dem Gehirne, als einer der wichtigsten Mittelpunkte seiner Sympathie zu betrachten ist, auf welchen und durch welchen angebrachte Reize die stärkste und allgemeinste Wirkung hervorbringen können.

2) Sollte die Kranke in ein warmes, aus aromatischen Kräutern bereitetes Bad gesetzt, und ihr dann kaltes Wasser auf den Kopf gegossen werden.

3) Mit den geistigen Einreibungen sollte fortgefahren, und

4) Die Salepwurzel mit der Hafergrütze vermischt gegeben werden.

Den 4ten März, Vormittags um 10 Uhr, war die Kranke in demselben Zustande als bisher. Sie hatte in 24 Stunden ohngefähr fünf Unzen Hafergrütze zu sich genommen. Als der Bettschirm von ihrem Bette weggenommen ward, und das Sonnenlicht ihr auf die Augen fiel, blinzelte sie sehr mit den

Augenliedern*); bei Eröffnung der Augenlieder aber, um den Zustand der Pupille zu untersuchen, fanden sich die Augen so nach der Höhe und Seite gekehrt, daß man nichts als die Sclerotica zu sehen bekam. Herr Doktor Flies construirte nun eine Batterie aus 35 Zink- und Kupferlagen, ließ den Zinkpol in ein Becken mit Wasser, und hierein die rechte Hand der Patientin legen; befeuchtete die Präcordien mittelst eines Schwammes, und brachte den Kupferpol in diese Gegend. Stärkeres Blinzeln der Augenlieder und einige rothe Flecke auf der Haut, waren die einzigen Zeichen von der Wirksamkeit der Säule; von einer Erschütterung war nichts zu merken. Er ließ hierauf die Patientin auf die Seite legen, hielt den Kupferpol und den Zinkpol auf das Rückgrat — keine Wirkung. Eben dies war der Fall bei der Anwendung des Kupferpols in der Cardia, und des Zinkpols in der Gegend des linken Auges. Nunmehr füllte er die Höhle des linken Ohres mit Wasser, brachte da den Zinkpol ein, und ließ den Kupferpol an seinem Orte. — Das Gesicht wurde nun röther, der Mund wurde in Bewegung gesetzt, sie winselte, bewegte die Nasenflügel zum Weinen; allmählich rührte sie mehrere Glieder, und sie fing an laut zu weinen. Nachdem dieser Versuch ungefähr fünf Minuten fortgesetzt worden war, wurde aufgehört, und die geistigen Einreibungen in das Rückgrat, ein Bad aus Herb. absyn-

*) Diese Erscheinung ist keinesweges immer ein Beweis des wirklichen Sehens, oder daß die Lichtstrahlen von der Retina selbst percipirt werden. Ich habe sie einigemale bei völliger Amaurosis bemerkt, wo sie also lediglich einer noch übrigen örtlichen Empfindlichkeit der Ciliarnerven zuzuschreiben war.

thii, majoran. thymi, flor. lavendul. et chamomillae, und die Salepwurzel sowohl unter der Hafergrütze als unter den Clystieren von Fleischbrühe verordnet.

Nachmittags um 4 Uhr fand sie sich in derselben Lage, als des Morgens. Es war ihr während der Zeit Schaum, mit Blut vermischt, aus dem Munde geflossen, und sie hatte nichts als ein wenig Hafergrütze zu sich genommen. Sie wurde in das warme Kräuterbad gebracht, und ihr kaltes Wasser, sowohl Tropfenweise als auch in größerer Menge, auf den Kopf gegossen. Jedesmal äußerte sich diese unangenehme Empfindung durch eine leichte Bewegung in den Gesichtsmuskeln. —

Den 17ten. Sie hatte gestern durchaus keine Nahrung weiter zu sich genommen. Abends wurden ihr zwei von den verordneten Clystieren aus Fleischbrühe mit Salep applicirt. Diesen Morgen um 8 Uhr hatte sie etwa vier Unzen Hafergrütze mit Salep genommen. Es fand sich heute mehr Röthe im Gesichte, die Wärme an den Extremitäten größer, und der Puls etwas lebhafter und voller. Herr Doctor Flies construirte die Voltaische Säule aus 40 Lagen, brachte den Kupferpol an die Cardia und den Zinkpol in das rechte Ohr. Allmählich fing sie an sich zu bewegen, sie winselt, richtet sich endlich auf und rief: „Vater! Vater!" — Dies war seit 5 Wochen das erste Wort, das man von ihr hörte.

Er mußte nun, da der Vater, durch den kläglichen Ton seiner Tochter sehr gerührt, glaubte, daß die Anwendung des Galvanismus ihr heftige Schmerzen verursache, sogleich mit dem weitern Galvanisiren aufhören. Da indessen die Bewegung in den Muskeln noch eine geraume Zeit, nachdem die Säule war weggenommen worden, fortdauerte, so schien dies den Vater von der großen Wirksamkeit des Mittels und des daraus zu hoffenden Nutzens zu überzeugen, und er gab die Einwilligung, Nachmittag wieder zu galvanisiren.

Herr Doktor Flies kam um 4 Uhr. Kurze Zeit vorher wurde die Patientin unruhig und wollte aus dem Bette; zwei Menschen mußten sie halten. Hierauf hatte sie mit vieler Anstrengung etwas Schleim weggebrochen. Er fand sie noch in der größten Unruhe, sehr beängstigt; sie wollte die Decke nicht auf sich leiden, und brach in seiner Gegenwart Schleim und etwas Galle weg. Es wurde ihr verschiedene male etwas zum Trinken gereicht, sie stieß es weg und sagte: „Nein." Die Augen waren während dieses ganzen Auftrittes, wie gewöhnlich, geschlossen. Heute hatte sie durchaus nichts zu sich genommen, der Puls war etwas kleiner, der Geruch aus dem Munde aber nicht so stinkend als gestern und vorgestern. Bei der gegenwärtigen Angst und Unruhe und dem wiederkehrenden Erbrechen, konnte nicht an Galvanismus gedacht werden; der galvanisirende Arzt beschloß daher, den Ausgang dieser Scene ruhig abzuwarten, und ließ bloß, zur Stillung des Brechens, Umschläge von warmem Weine auf die Herzgrube machen.

Um 6½ Uhr Abends war sie ruhiger, sie bewegte ihre Glieder nach Willkühr, und sagte in einem kläglichen Tone: „Vater, was ist mit mir vorgegangen? Ach, wenn mir nur zu helfen wäre!" In der Zwischenzeit hatte sie sich noch ein=

mal gebrochen, und bis jetzt keine Nahrungsmittel zu sich genommen; auch war ihr in Gegenwart des Arztes weder durch Zureden, noch durch Gewalt irgend etwas beizubringen. Der Puls war kleiner, aber nicht härter, die Wärme etwas vermindert. Es wurde verordnet, die verschriebenen aromatischen Badekräuter mit Wein infundirt, warm auf die Herzgrube zu legen, und Clystiere aus Fleischbrühe mit Salep alle 3 Stunden zu appliciren. Beim Weggehen sagte Herr Doktor Flies den Umstehenden laut: daß die Patientin Morgen nicht galvanisirt werden sollte, im Falle sie bis dahin Nahrungsmittel zu sich nehmen würde; sollte sie sich aber nicht dazu bequemen wollen, alsdann werde er sich genöthigt sehen, den Galvanismus noch weit stärker anzuwenden.

Den 18ten März. Sie hatte gestern Abend und die Nacht fortdauernd über Schmerzen in der Magengegend geklagt, die endlich den Einreibungen eines Liniments mit Opium gewichen waren. Sie hatte durchaus nichts zu sich nehmen wollen, bis um 5 Uhr des Morgens, wo ihr der Vater etwas Wein mit Wasser reichte; sie forderte hierauf noch Wasser zum Nachtrinken, und als ihr der Vater zum weitern Genusse von Nahrungsmitteln zuredete, sagte sie: „Alsdann wird man mich doch nicht mehr quälen.“ Um 7 Uhr gab man ihr eine Tasse Kaffee, die ihr wohl bekam; eine zweite, die man ihr um 9 Uhr gegeben hatte, brach sie weg.

Sie war früh ruhig, und ohne Schmerzen; der Puls war klein, aber nicht schnell; sie dankte sehr gerührt für die ihr geleistete Hülfe. Es wurden nun kleine oft wiederholte Gaben von Fleischbrühe mit Eyergelb, und abwechselnd Eyergelb mit Zimmtwasser und Zucker verordnet, und alle andere, vorzüglich feste Nahrungsmittel, verboten. So ging die Heilung allmählig von statten, bei der weiter nichts Bemerkenswerthes vorfiel, als daß sie um ihre Gesundheit äußerst besorgt war, und aus dem Grunde einigemale weniger Nahrungsmittel, als ihr erlaubt waren, zu sich nahm, weil sie befürchtete, sich durch eine Indigestion einen Rückfall zuzuziehen. Als sie die Flecke, welche die Spanischen Fliegen zurückgelassen hatten, bemerkte, so frug sie, was man denn mit ihr vorgenommen habe? und sagte: Es wäre besser gewesen, wenn man den Galvanismus damals angewandt hätte, als sie noch, ohne zu essen, im Hause herumging.

Der Gebrauch der ausgewähltesten Nahrungsmittel, in Verbindung eines reizenden Magenelixirs und eines Magenpflasters, stellten sie bis zu Ende des Monats ganz wieder her.

Im Monate April bekam sie, ohne merkliche Veranlassung, wiederum einen Anfall von ihrer Krankheit, in welchem sie drei Tage, ohne Genuß von Nahrungsmitteln, lag. Er ging aber, ohne Gebrauch von Arzeneimitteln, vorüber. Sie befand sich nachher vollkommen wohl, nur ungewöhnlich still.

Im Sommer hatte sie noch einige leichte Anfälle von Lethargie, die sich von selbst verloren.

Sie erhielt wegen Störung der Menstruation die herba Sabinae, wodurch dieselbe vollkommen in Ordnung gebracht wurde.

Die Krankheit war unstreitig ein hoher Grad von Lethargus; gänzliche Aufhebung der willkührlichen Bewegung, der Empfindung und der Seelenthätigkeit, also des Nervenlebens, mit ungestörter Fortdauer der Grundfunctionen des thierischen Lebens, Blutumlauf und Respiration, aber fast ganz aufgehobenen Functionen der Reproduction, Appetit und Verdauung; daher die verminderte Nutrition, Secretion, und die Neigung zur Putrescenz, die sich im Geruche der Ausdünstungen und der scorbutischen Beschaffenheit des Mundes zeigte.

Daß hier keine Verstellung oder Betrügerei obwaltete, beweisen die anerkannte Rechtlichkeit der ganzen Familie und der jungen Person, der bis an die Rückenwirbel eingefallene Unterleib, die faulichte Beschaffenheit der Ausdünstungen und des Mundes (die gewöhnliche Folge langer Entziehung der Nahrung), der Mangel aller Absicht (denn man suchte vielmehr von Seiten der Familie die Sache ganz zu verheimlichen), und die noch einigemale erfolgte Wiederkehr des Uebels in immer abnehmenden Grade.

Die Ursache des Zufalles schien mir mehr psychisch als physisch zu seyn. Wenigstens gaben das zur Stille und Melancholie geneigte Temperament des Mädchens, die vor dem Ausbruche der Krankheit vorhergegangene traurige und in sich zurückgezogene Stimmung derselben, die gänzliche Abwesenheit aller körperlichen Ursachen, dieser Vermuthung die größte Wahrscheinlichkeit, daß der Grund des Uebels erst Gemüthskrankheit war, die erst nachher jene auffallende und bedenkliche Störung des Organismus bewirkte.

Das

Das Ende des Zufalles würde wahrscheinlich Lähmung und endlich Asphyxie, oder vielleicht auch bei der schon eingetretenen Neigung zur Putrescenz ein faulichter Typhus, und in beiden Fällen tödtlich gewesen seyn.

Unleugbar ist der Galvanismus das einzige Reizmittel gewesen, welches zuerst den Organismus aus der Gefühllosigkeit erweckte, auf diese Weise diesen gefährlichen Zustand unterbrach, und den tödtlichen Ausgang verhütete. Bei dem fruchtlosen Gebrauche der kräftigsten äußern Reizmittel, bei der Unmöglichkeit, innere Mittel anzuwenden, kann man mit Rechte hinzusetzen: er war das einzige Mittel, welches diese Wirkung hervorbringen konnte.

Dies sey für jetzt genug. Der Zweck dieses Aufsatzes war, theils meinen Lesern eine merkwürdige pathologische Erscheinung mitzutheilen, theils zu beweisen, daß es Fälle gebe, wo der Galvanismus das größte und einzige Heilmittel ist; und beides glaube ich erreicht zu haben.

VI.

Ueber Aerzte und Routiniers.

(Journal der praktischen Heilkunde. XXI. Band. 1. Stück.)

Mein verehrter Freund, Herr Ober-Bergrath Reil, hat in seiner Schrift: „Ueber Pepinieren für ärztliche Routiniers" einen Gegenstand von neuem zur Sprache gebracht, und mit seinem gewohnten Scharfsinne bearbeitet, der die Aufmerksamkeit der medizinischen Staatsverwaltung im hohen Grade verdient, und sie auch schon lange beschäftiget hat. — Es ist mir angenehm, vom Herrn Reil selbst aufgefordert zu seyn, meine Ideen darüber öffentlich mitzutheilen, und ich lege dieselben ihm und den Publikum hier eben so freimüthig vor, wie er die seinigen; überzeugt, daß wenn wir auch in einigen Ansichten abweichen, doch unser Zweck einerlei ist, nämlich Beförderung des allgemeinen Gesundheitswohls und Vervollkommnung der Kunst.

So lange wahre Heilkunst existirt, hat es immer Routiniers und rationelle Aerzte gegeben, und so wird es ewig bleiben. Dies liegt in der Natur der Sache.

Die Heilkunst ist eine wissenschaftliche Kunst, daß heißt, sie begreift Wissen und Handeln; sie verlangt wissenschaftliche Geistesbildung, aber auch Kunstfertigkeit. Nur durch die Vereinigung beider entsteht der vollkommene Arzt oder Heilkünstler. Hat er blos das Wissen ohne die Kunstfertigkeit, so ist er ein medizinischer Gelehrter, aber kein Arzt, denn dazu gehört durchaus das Talent des Handelns. Hat er blos die Kunstfertigkeit ohne die Wissenschaft, so ist er ein Routinier. Das Unterscheidende eines vollkommenen Arztes liegt also darin, daß sein Geist mit den Grund- und Hülfswissenschaften der Naturkenntniß vertraut, und an philosophisches Denken gewöhnt, die Krankheitsentstehung und Erscheinung in ihren innern Quellen aufsucht, die Kur nicht auf die Erscheinungen, sondern auf die Ursache der Krankheit gründet, und sie sonach selbst erfindet (construirt), und nichts thut, ohne sich einen hinreichenden Grund dafür angeben zu können. Das Unterscheidende eines Routiniers hingegen besteht darin, daß er sich begnügt, das, was er gesehen, gehört oder gelesen hat, den ihm vorkommenden Krankheitserscheinungen anzupassen, und daß er nicht erfindet, sondern nur nachahmt oder nachmacht, daß also sein Kuriren nicht das Product einer gründlichen Erforschung der Krankheitsursachen und der Gesetze des Heilens (rationelles Verfahren), sondern das Product der äußerlichen Anschauung der Krankheit und einer eben so äußerlichen Kenntniß der Mittel und ihrer blos analogischen Anwendung (empirisches Verfahren) ist; wobei es denn allerdings möglich ist, daß er durch viele Uebung oder durch ein glückliches Künstlertalent die Gabe erhält, sehr glücklich nachzuahmen, oder, welches eben das heißt, mit den Krankheitserscheinungen recht passend die Heilmethoden zu verbinden, ohne sich eben darüber einen wissenschaftlichen Grund angeben zu können, oder ein klares Bewußtseyn von dem zu haben, was er thut. — Natürlicherweise aber ist diese Geschicklichkeit, da sie blos Sache des Gefühls und der Uebung ist, unsicher und trüglich, und es kann die geringste Störung in dieser mechanischen Ideen-Association zu Fehlgriffen verleiten; nicht gerechnet, daß neue Krankheitsformen vorkommen können, sie mögen nun entweder wirklich neu (durch neue epidemische und individuelle Combinationen entstanden) oder ihm nur noch nicht vorgekommen seyn; wo er entweder sich gar nicht zu helfen wissen oder unrichtig handeln wird, denn hier fehlt ihm das Vorbild und ohne dieses kann er nicht handeln.

Die Ursache, wodurch Routiniers entstehen, kann doppelt seyn; entweder Mangel an Geistesanlagen, oder Mangel an Gelegenheit zur wissenschaftlichen Bildung. Kommen beide Ursachen zusammen, so wird das Resultat desto vollkommner seyn.

Es kann demnach sowohl der Arzt als der Chirurgus ein Routinier seyn, nur daß es bei letzterm häufiger der Fall seyn wird, weil die letztere Ursache, Mangel an Gelegenheit zur Ausbildung, häufiger bei ihm eintritt.

Nach dieser Entwickelung des Gegenstandes kann wohl über die Frage: ob der Staat eigene Institute zur Bildung von Routiniers, und andere zur Bildung gelehrter Aerzte anlegen solle? kein Zweifel seyn.

Unmöglich kann der Staat eigene Institute zur Bildung des Unvollkommenen und Mangelhaften anlegen wollen, denn das hießen nach obigen Begriffen, Institute blos zur Bildung von Routiniers. Es würde außer dem in der Sache selbst liegenden Widerspruch, folgende unvermeidliche Inconvenienzen haben: einmal, daß dadurch der Stand des Routiniers gleichsam sanctionirt, also das Mangelhafte vom Staate als rechtmäßig anerkannt, und zum Ziel einer eigenen Bildung würde; wodurch nothwendig der Werth einer höhern wissenschaftlichen Ausbildung und das Streben darnach im Allgemeinen sehr verlieren müßte. Ferner würde es leicht geschehen, daß mancher talentvolle junge Mensch in eine solche Anstalt aufgenommen, eine bloße Routiniersbildung erhielte, da er doch in einer höhern Anstalt ein großer und vollkommener Mann hätte werden können. Und eben so gut könnte ein untauglicher Kopf in die höhere Anstalt kommen, und trotz aller Vortrefflichkeit der Anstalt ein Routinier werden; denn so viel ich weiß ist die Prüfung der Köpfe noch nicht so weit gediehen, um einem in der Jugend gleich anzusehen, was aus ihm werden könne.

Ich meine daher, der Staat müsse nur solche medizinische Bildungsanstalten haben, wo die Wissenschaft sowohl als die Kunst in ihrem ganzen Umfange erlernt werden und jeder Studirende die Entwickelung und Ausbildung seines Geistes ohne alle Beschränkung so weit treiben könne, als ihm seine Kräfte verstatten. — Die Routiniers werden sich schon selbst bilden, und es bedarf in der That dazu keine besondere Anstalten, denn wir sehen ihrer leider von den besten und vollkommensten Akademien hervorgehen.

Der einzige Unterschied, den ich unter Akademien kenne und der mir zu wenig beherzigt zu seyn scheint, ist der Unterschied unter Akademie der Wissenschaft und unter Akademie des Unterrichts oder der Bildung.

Eine Akademie der Wissenschaft hat lediglich die Vervollkommnung der Wissenschaft und die Entdeckung neuer Wahrheiten zum Zweck. Eine Akademie des Unterrichts hingegen, lediglich die Mittheilung der schon erkannten Wahrheiten zur Bildung junger Leute. Diese verschiedenen Bestimmungen müssen nothwendig beiden Instituten eine sehr wesentliche Verschiedenheit in der Form und in dem Material geben. Was für eine Akademie der Wissenschaften interessant und zweckmäßig seyn kann, ist es deswegen noch nicht für den Unterricht. Auf unsern Universitäten ist gewöhnlich beides vereiniget, und es erhöht den Werth dieser Institute und ihrer Vorsteher, daß sie für beides, sowohl für Unterricht als für Vervollkommnung der Wissenschaften, zugleich wirken. Nur wäre wohl zu wünschen, daß man in der Ausübung die Gränzlinie unter dem, was blos für die wissenschaftliche Erforschung, und dem, was für den Unterricht gehört, sorgfältiger beobachtete. Nicht jede neue Hypothese, nicht jede genialische Schwärmerei, sey sie auch systematisch genug dargestellt, nicht jedes rohe Experiment, gehört für den Anfänger. Es kann für den geübten Denker großes Interesse haben, aber das junge Gemüth wird dadurch irre geleitet, vom gründlichen Studium abgezogen, statt fleißigem Lernen an phantatisches Träumen gewöhnt, und statt solider nützlicher Kenntnisse mit luftigen Spekulationen angefüllt. Besonders soll aber eine medizinische Akademie des Unterrichts nie vergessen, daß der letzte Zweck alles medizinischen Studiums der Akt der Heilung, und seine Basis einzig und allein die Erfahrung sey; und daß sie nicht medizinische Gelehrte und Philosophen, sondern Heilkünstler bilden solle. Sie sollte wohl bedenken, daß der spekulative und transcendentelle Unterricht diesem Zweck keinesweges angemessen, sondern daß vielmehr Achtung für die Erfahrung, die Gewöhnung, an nichts Hypothetisches sondern lediglich an factische aus der Erfahrung abgezogene Wahrheiten zu glauben, und Cultur der Beobachtungskunst, d. h. die Kunst, die Natur richtig ins Auge zu fassen, sie zu befragen und ihre Sprache zu verstehen, — die Grundlage der medizinischen Bildung sey. Dies wird um so wichtiger, da es dem jugendlichen Gemüth und seiner lebhaften Phantasie weit angenehmer und bequemer ist, zu spekuliren, als fleißig und mechanisch zu lernen, (welches aber doch das einzige Mittel bleibt, die Ausbrüche der jugendlichen Phantasie zu zähmen und zu ordnen), und da so unendlich viel auf die erste Richtung ankommt, die der Geist bekömmt, und es, wie ich aus häufigen Erfahrungen weiß, äußerst schwer ist, daß ein junger Mann, der zuerst an das transcendentelle Räsonnement und Verachtung der Erfahrung gewöhnt ist, nachher den reinen Sinn für Naturbeobachtung, praktische Kunstfertigkeit, und Geschmack am empirischen Wissen erhalten sollte, welches allein doch den Arzt (im Gegensatz des medizinischen Gelehrten) constituirt. — Es möchte sonst leicht geschehen, daß der Staat, statt nützlicher Aerzte, nur medizinische Gelehrte oder wohl gar nur medizinische Schwärmer von seinen Akademien erhielte, und daß ihm am Ende wohl gar mit Routiniers mehr gedient wäre, als mit solchen Produkten, die alles wissen, nur nicht, was man im Krankenbette zu thun hat.

Die Frage wäre also nach meiner Meinung nicht, ob und wie man Routiniers bilden soll, sondern da es auch ohne dies ewig Routiniers geben wird, wie sie der Staat benutzen oder wenigstens unschädlich machen könne. Hier müssen wir Routiniers von der höhern und von der niedern Classe unterscheiden. Zu Routiniers von der höhern Classe rechne ich solche Aerzte und Wundärzte, die sich durch ein glückliches Künstlergenie, oder durch lange Erfahrung eine solche Geschicklichkeit erworben haben, daß sie richtig handeln; diese können in praktischer Hinsicht den vollkommenen Aerzten an die Seite gestellt werden; was jene an Wissenschaft voraus haben, ersetzt bei diesen die Kunst. Routiniers von der niedern Classe hingegen nenne ich diejenigen, die ohne Genie und ohne Künstlertalent sich nur fragmentarische Kenntnisse und einige mechanische Fertigkeit, oft nur in einzelnen Theilen der Kunst, erworben haben, die aber, wenn sie auch zuweilen glückt, bei weitem nicht zureicht, sie immer richtig zu leiten. Diese Classe kann allerdings für das Publikum sehr gefährlich werden, und sie wird es um so mehr, je mehr ein solcher Mensch Einbildung von sich selbst hat, oder je mehr er die Gabe besitzt dem Publikum zu imponiren und den Charlatan zu spielen. Unübersehbar ist das Unglück, was durch solche Halbärzte öffentlich und noch mehr im geheim verbreitet wird, vorzüglich in unsern Zeiten, wo sie durch den herrschenden Geist und durch nicht verdauete Brocken einseitiger Systeme noch das Einzige, was sie bisher zurückhielt, die Achtung für die Natur und die Furcht für gefährliche Mittel z. E. das Opium, verloren haben. Es bleibt ewig wahr, daß es besser ist die Krankheiten ganz der Natur zu überlassen, als solche Helfer anzuwenden, und besonders auf dem Lande wäre es gewiß oft weit besser, wenn die kräftigeren Naturen lieber gar nichts, als die zweckwidrigen Methoden solcher Pfuscher, brauchen.

Diese Classe darf demnach durchaus nicht sich selbst überlassen bleiben, sie muß immer unter Aufsicht vollkommener Aerzte stehen, und nur als Instrument, und Mittelsperson zwischen diesem und dem Kranken benutzt werden. Dies scheint mir der einzige Weg, wodurch sie unschädlich und sogar dem Staate noch nützlich gemacht werden, und ihren bestimmten Platz in demselben erhalten könne. Die Ausführung dieses Vorschlags würde folgendergestalt einzurichten seyn:

Der Staat stelle strenge und unpartheiische Prüfungen an, welche sorgfältig unterscheiden, ob der Candidat sich zu der Würde eines vollkommenen Arztes oder nur eines Halbarztes oder Routiniers qualificire.

Nur der Erste erhält freie Erlaubniß zu practiciren, der Zweite aber nicht, sondern er wird unter Surveillance gesetzt, und ihm zur Pflicht gemacht, keinen Kranken ohne Zuziehung eines erfahrnen Arztes zu übernehmen, sich aller heftig wirkenden Arz=

neimittel zu enthalten und sie wenigstens nur mit dem Beirathe eines solchen Arztes zu verordnen; dabei kann er als Mittelsperson zwischen dem Arzt und dem Kranken dienen, die nöthigen Berichte erstatten und die Ausführung der gemachten Verordnungen besorgen; auch, wenn er ein Chirurgus ist, die chirurgischen Dienstleistungen des Aderlassens, Schröpfens, Clystierens, Pflasterlegens u. s. w. übernehmen.

Auf diese Weise kann er sowohl in den Städten als auf dem Lande seinen Platz und sein Brod finden. Es wäre wohl etwas unbillig, blos den begüterten Stadtbewohnern den Vortheil vollkommener Aerzte zukommen zu lassen, und das arme Landvolk blos den Routiniers zu übergeben. — Nein. — Sowohl auf dem Lande als in der Stadt sey der Arzt der Dirigirende und der Routinier das Instrument, jener der Aufseher und dieser der Untergeordnete. Auf diese Weise wird es auch möglich, daß der Arzt, besonders auf dem Lande, eine weit größere Menge Kranke besorgen, und ihnen seine bessere Einsicht durch dieses Vehikel zukommen lassen kann, indem ihm jene Mittelspersonen eine Menge mechanischer Beschwerlichkeiten seines Geschäfts, weitläuftige Reisen und dergleichen abnehmen. So würde es z. B. hinreichend seyn, wenn auf dem Lande auf vier tausend Menschen ein Arzt gerechnet würde, ihm aber drei bis vier Routiniers als Gehülfen zugeordnet wären.

Ein gewiß sehr wichtiger Nebenvortheil dieser Einrichtung würde seyn, daß der Routinier durch diese fortgesetzte Uebung und unter der Aufsicht und Leitung eines rationellen Arztes, sich selbst mehr Kenntnisse und medizinische Ausbildung erwerben, und nach und nach, wenn es ihm nicht an Kopf und Fleiß gebricht, sich zu dem Range eines vollkommenen Arztes erheben könnte, so daß diese Einrichtung zugleich statt einer fortgesetzten Bildungsanstalt dienen könnte. Deswegen müßte es auch dem Routinier frei stehen, sich nach einer gewissen Zeit, wenn er weiter gekommen zu seyn glaubte, zu einer neuen Prüfung zu melden.

Daß es bei diesen Vorschlägen auf den gewöhnlichen Unterschied zwischen Arzt und Wundarzt nicht ankommen könne, sieht jeder Sachkundige leicht ein. Das Wort Arzt allein umfaßt den ganzen Begriff des Heilkünstlers, das heißt, eines Menschen, der die Grundsätze der Heilkunst überhaupt kennt und ihre Ausübung versteht.

Der Chirurg im eigentlichen Sinne des Worts ist blos Operateur, und alles, was in der gewöhnlichen Chirurgie nicht Manualgeschäft ist, ist Medizin. Ist also der Wundarzt nicht blos Operateur, sondern zugleich wahrer Heilkünstler, so ist er eigentlich Arzt, mit dem Vorzuge, daß er zugleich die Fertigkeit des Operirens besitzt. Ist er hingegen blos Operateur, so ist und bleibt er ewig nur ein Instrument, was immer noch einen Arzt nöthig hat, um mit Nutzen gebraucht zu werden. Solche Chirurgen müssen also, wie die Routiniers, immer in einem untergeordneten Zustand bleiben, da hingegen der vollkommene Wundarzt gleiche Würden und gleiche Vorzüge mit dem vollkommenen Arzte haben muß oder vielmehr mit ihm eins ist.

VII.

Erinnerung an die Surrogate der China beim Wechselfieber und bei dieser Gelegenheit überhaupt an wohlfeilere Arzneimittel.

(Journal der praktischen Heilkunde. XXI. Band. 3. Stück.)

Meine Absicht ist, bei der ungeheuren und noch immer mehr steigenden Theurung der China, meine Herrn Collegen, besonders die jüngern, auf einige Mittel aufmerksam zu machen, die einheimisch und wohlfeil sind, und die China in vielen Fällen völlig, in manchen wenigstens zum Theil, ersetzen können. Es ist dieß große Pflicht eines jeden, theils gegen den Staat, der jährlich durch den Verbrauch der China mehrere Millionen Thaler verliert, theils gegen den Armen, der es nicht bezahlen kann und auch dem Staate mit dieser Ausgabe zur Last fällt, noch mehr aber gegen den verschämten Armen, der zwar, so lange er gesund ist und arbeiten kann, sein Auskommen hat, aber, sobald Krankheit eintritt, wahren Mangel erleidet, und eben deswegen am meisten zu beklagen ist, weil er nicht öffentlich als Armer gekannt ist, noch dafür gekannt seyn will.

Die in diesem Jahre so allgemein herrschenden Wechselfieber veranlassen mich vorzüglich von den Mitteln, welche die China in dieser Krankheit ersetzen können, zu reden. Die Erfahrung hat von neuem den einige Zeit angefochtenen Satz entschieden, daß zur sicheren Heilung dieser Krankheit der Gebrauch der China in Substanz das größte und schnellste Heilmittel ist, und daß die flüchtigen Reizmittel sie durchaus nicht verdrängen können. Es kommt also alles darauf an die einheimischen, fixen (permanent reizenden) stärkenden Mittel aufzufinden, die ihr am nächsten kommen. Unter allen sind nach meinen Erfahrungen der Cort. Hippocastani und nach ihm der Cort. Salic. fragil. die ihrer Natur am nächsten kommenden. Man lasse den Cort. Hippocast. frisch und äußerst fein durchs Haarsieb pülvern, gebe ihn oft und in kleinen Gaben, z. E. alle Stunden 10 Gran mit 3 Gran Pulv. aromat. oder um es wohlfeiler zu machen Rad. Zingiber. und richte es so ein, daß der Kranke in der fieberfreien Zeit wenigstens eine halbe Unze verzehrt, so wird man in den meisten Fällen seinen Zweck das erste, oder wenigstens das zweitemal erreichen. Ist das Uebel hartnäckig, so vermehre man die Gabe des Mittels (mit verhältnißmäßiger Vermehrung des aromatischen Zusatzes) bis zu 1 Unze in der fieberfreien Zeit, und gebe eine Stunde vor dem Paroxysmus 1 Gran Opium, so wird man selbst sehr hartnäckige Fieber damit dämpfen können. Beschwert das Pulver den Magen, so setzt man zu jeder Dosis etwas Spiritus Vini oder

Essent. Absinth. oder bei Erbrechen und Purgiren zu jeder Dosis 1 Tropfen Laudanum liquidum. Wird das Fieber auch auf diese Weise noch nicht gehoben (vorausgesetzt, daß nicht etwa entfernte Ursachen, Cruditäten in den ersten Wegen, Würmer, Verstopfungen der Eingeweide, organische Fehler, oder allgemeine Krankheiten, z. E. Lustseuche, unterdrückte Hautausschläge, Gicht ꝛc. das Fieber unterhalten, worüber ich auf mein System der praktischen Heilkunde verweise) so kann man das Mittel durch ein ebenfalls einheimisches, die Flor. Sal. ammon. martial. außerordentlich verstärken, wenn man auf 1 Unze der Rinde ½ Drachme bis 2 Scrupel mischt. Ist auch dieß unzureichend, dann erhöhe man die Wirksamkeit durch einen Zusatz von dem 3ten Theile guter Chinarinde oder Angusturarinde oder Cort. regius, wobei man doch immer noch den Vortheil hat, zwei Drittheil zu ersparen.

Außer diesen verdienen auch noch Cort. Querc., Fraxin., Rad. et Flor. Arnic., Rad. Gentian. rub., Flor. Cham. rom. in Substanz Rad. Tormentill. et Bistort., Caryophyllat., Calam. arom., Helenii., Hb. et Extract. Trifol. fibr., Millefol., Absinth., Alaun, Vitriolsäure, Salmiak, Spiesglasschwefel, auch der Tischlerleim nach Gautieris Methode, alles einheimische und wohlfeile Mittel, die größte Empfehlung zur Kur der Wechselfieber. Sie werden in manchen Fällen helfen, wenn die erstgenannten nicht helfen, weil es auch bei dieser Krankheitsform qualitativ, d. h. specifische Verschiedenheiten giebt, die sich auf das Individuelle beziehen, und bewirken, daß das dem Grade nach schwächere Mittel mehr thut, als das stärkere, daher der Wechsel oder die Verbindung mehrerer mit einander bei hartnäckigen Fällen die Wirksamkeit ungemein erhöht.

Vorzüglich versäume man zur Verhütung der Recidive oder der Nachkrankheiten den Nachgebrauch dieser Mittel nicht, und die beste Regel bleibt hier immer: Je hartnäckiger das Uebel war, und je längere Zeit man nöthig hatte, um den Fieberanfall zu unterdrücken, desto länger müssen auch die nämlichen Mittel noch nachher fortgesetzt werden; demnach bei einem Fieber, was nur 8 Tage gedauert hatte, nur 8 Tage Nachgebrauch, bei 14tägiger Dauer auch 14 Tage Nachgebrauch, doch in allmählig abnehmender Gabe.

Ich füge noch einige Bemerkungen bei, die die wohlfeilere Einrichtung der Medizin überhaupt betreffen, ein Gegenstand, der für den Staat und für Erleichterung der armen Kranken von der äußersten Wichtigkeit ist, und den doch viele Aerzte nicht zu kennen oder nicht zu würdigen schienen. Ich glaube darüber ein Wort sagen zu dürfen, da ich zu Jena 8 Jahre gemeinschaftlich mit Herrn Geh. Rath Loder und Herrn Professor Succow das Clinicum dirigirte, wo wir mit 5 bis 600 Thaler jährlich die Arzneien für 5 bis 600 Kranke bestreiten mußten, und ich auf diese Erfahrungen gestützt, mit Gewißheit behaupten kann, daß man wenigstens in zwei Drittheilen aller Kranken die ausländischen Arzneimittel durch inländische vollkommen ersetzen kann. Die Kunst zu sparen bezieht sich theils auf das Materiale, theils auf die Form der Arzneimittel.

In Absicht der Materials wähle man immer,

wo nicht augenscheinliche große Gefahr die Anwendung des stärksten Hülfsmittels auf der Stelle fodert, statt der ausländischen Mittel; statt der China die oben genannten Surrogate, statt der Quassia, die Gentiana, das Absinthium, Trifol. fibr., statt der Columbo die nämlichen Mittel mit etwas Schleim versetzt, statt der Sassaparilla die Rad. Bardanae oder Lapathi ac. oder Caric. arenar., statt Serpentaria, Zimmt und anderen ausländischen Gewürzen, den Kampfer, (der wegen der geringen Dosis zu den wohlfeilen gerechnet werden kann), Valeriana, Ingwer, Kalmus, Aland, Senf, Fenchelsaamen, Pfeffermünze, Thymian, Marum verum, und wenn man ihre Reizkraft im stärksten Grade haben will, einige Tropfen des ätherischen Oels dieser Pflanzen. — Die beste Anleitung dazu findet man in Herrn Prof. Succow klinischer Pharmacopoee. Jena 1805.

In Absicht der Form, wähle man, wo er immer möglich ist die Pulverform, und bei Armen, deren Magen schwere Kost zu verdauen gewohnt und deren Gaumen nicht verwöhnt ist, ist dieß faßt immer, wenige Fälle der äußersten Magenschwäche ausgenommen, möglich. Man gewinnt dadurch außerordentlich viel für die Ersparung, einmal weil man nur etwa den vierten Theil der Substanz braucht, die man in Decoct nöthig hat, welches bei der China und ähnlichen theuren Mitteln schon viel sagen will; zweitens weil man die Kosten des Abkochens und des zur Aufbewahrung nöthigen Glases erspart. Ueberdieß gewinnt man unglaublich an der Wirksamkeit der Mittel, denn nur in Substanz hat man dasselbe ganz und in seiner vollen Kraft, wie sich dieß

am

am besten bei Wechselfiebern zeigt, wo sie in keiner Form das leistet, was sie in dem Pulver thut. Nur sorge man dafür, daß die Mittel frisch gepulvert und recht zu Staub verwandelt werden, und setze bei schwachen Magen etwas Gewürzhaftes oder Flüchtiges hinzu zur Verbesserung des Geschmacks, Zucker, Rad. Liquir. Sem. Foenic. — Bei Salzen hat die Pulverform noch weniger Anstoßendes, da sie sich sogleich im Wasser auflösen.

Statt der Decocte und Infusionen verschreibe man dem Kranken die geschnittenen Kräuter und Wurzeln selbst als Spezies, um sie selbst als Thee aufzubrühen oder zu kochen, und wenn Zusätze z. E. Liquor. anod. Laudanum, Kampher oder andere Pulver nöthig sind, so gebe man diese ihm besonders, um sie zu dem Thee bei jedesmaligem Gebrauch hinzuzutröpflen oder einzurühren.

Statt der immer kostbarern destillirten Wasser gebe man dem Kranken die Kräuter selbst um sich einen Thee davon zu bereiten. z. B. statt Aqu. Flor. Samb. Faenic. etc. die Flor. Samb. - Sem. Faenic. selbst. Statt der theuren Syrupe, die ohnedem bei Unterlassung der Decocte wegfallen, Syrup. commun. — Succ. Liquirit.

Die Pillenform, die theuerste von allen, muß möglichst ganz vermieden werden.

Selbst wenn, wie zuweilen, es unumgänglich nöthig ist, ausländische und theure Substanzen zu verordnen, kann man durch die Form der Anwendung viel Ersparung machen. Ich will die China zum Beispiel nehmen, die immer das oberste aller fixen Roborantien bleibt und also nie ganz zu entbehren seyn wird. Die erste Regel bleibt immer: Man gebe sie, wo es nur immer möglich ist, in frisch bereiteten recht in Staub verwandelten Pulvern, und öfterer aber sehr wenig (nur 6 bis 10 Gran) auf einmal mit etwas Gewürz. Da erspart man schon den vierten Theil gegen ein Infusum oder Dococtum. Oder man versetze sie mit der Hälfte oder $\frac{3}{4}$ eben so bereiteten Pulv. Cort. Hippocast. Salic. und ähnlichen Rinden. — Verträgt der Kranke sie auch so nicht, so lasse man ein Decoct von Cort. Hippocast. Arnic. Calam. ar. und dergl. bereiten, und setze zu 8 Unzen Colatur 1 oder $1\frac{1}{2}$ Drachme Chinapulver in Substanz, — nicht zum Infundiren, wobei man auch die Hälfte erspart.

Auf diese Weise wird man die medizinische Hülfe für den ärmern Theil der Menschen unendlich wohlfeiler und dadurch allgemeiner und wohlthätiger machen. Denn die Kosten der Kur in den Apotheken haben jetzt nicht blos durch die Theurung der Mittel, sondern noch mehr durch die Theurung der Verordnungen und Unachtsamkeit der Aerzte auf Ersparung eine so enorme Höhe erreicht, daß die Kur manchen Tag mehrere Thaler in der Apotheke kostet, und daß man von einer dreiwöchentlichen Krankheit eine Rechnung von 60, 100 Thaler erhalten kann, wovon dann die natürliche Folge ist, daß viele Menschen die Hülfe gar nicht benutzen, die ihnen doch so nahe liegt, und die ihnen bei der edlen Uneigennützigkeit vieler Aerzte von dieser Seite gar nichts kosten würde, ja daß mancher, indem er sein Leben erhält, die Mittel zu dessen Erhaltung auf langer Zeit verliert.

Man wende nicht ein, daß der Kranke durch die schnellere Kur, die ihm das theuere Mittel bewirkt, durch die Zeit das wieder gewinne, was ihn das Mittel mehr kostet. Denn erstens will ich beweisen, daß gewiß wenigstens bei der Hälfte der Kranken ein einheimisches Mittel eben so schnell geholfen haben würde, und zweitens ist es ja Pflicht des Staatsbürgers nicht blos auf den Vortheil des Einzelnen, sondern auf den des Ganzen zu sehen, der immer auch wieder dem einzelnen zu gute kommt. Dieß geschieht, wenn man die Geldsumme die für ausländische Waaren aus dem Lande gehen, dem Staate erhält, und da kann 1 Groschen Ersparung von einem Rezepte, wenn es täglich und bei Hunderttausenden geschieht, am Ende des Jahrs einen Gewinn von Millionen für den Staat geben.

Ich glaube daher, es sollte sichs jeder Arzt zum unverletzlichen Gesetz machen, wenn zwei Mittel, ein einheimisches und ein ausländisches, sich gleich in der Wirkung verhalten, allemal das einheimische zu wählen.

VIII.

Die Verhältnisse des Arztes.

(Journal der praktischen Heilkunde. XXIII. Band. 3. Stück.)

Der Trieb dem Leidenden zu helfen, war die erste Quelle der Heilkunst, und noch jetzt muß er es in jedem bleiben, wenn die Kunst rein und edel, für den Künstler, so wie für die Menschheit, wahrhaft beglückend seyn soll.

Leben für andere, nicht für sich, das ist das Wesen seines Berufs. Nicht allein Ruhe, Vortheile, Bequemlichkeiten und Annehmlichkeiten des Lebens, sondern Gesundheit und Leben selbst, ja, was mehr als dies alles ist, Ehre und Ruf, muß er dem höchsten Zwecke, Rettung des Lebens und der Gesundheit anderer, aufopfern.

Die Heilkunst ist demnach eine der erhabensten und göttlichsten, indem ihre Verpflichtungen mit den ersten und heiligsten Gesetzen der Religion und Menschenliebe genau zusammen fließen, und ihre Ausübung durchaus Selbstverläugnung und Erhebung des Gemüths über die gemeinen Rücksichten des Lebens erfordert, und darinne übt. Nur ein reiner moralischer

Mensch kann Arzt in wahrem Sinne des Worts seyn, und nur ein solcher Arzt kann sein Glück in seinem Berufe finden. Denn nur er fühlt einen höhern Zweck seines Daseyns in seiner Brust, der ihn über das Leben selbst, und über alle Freuden und Mühseligkeiten desselben, erhebt. — Seinen Geist zu veredeln, sich seiner höhern Bestimmung immer mehr zu nähern, und Gutes um sich her zu verbreiten, so viel er kann, dies ist das Ziel seines Daseyns; und wo kann er dies besser erreichen, als in einem Berufe, der ihm jeden Augenblick dazu Gelegenheit giebt, und der ohne Aufopferung des Egoismus und aller Anhänglichkeit an das Scheinbare und Irrdische unmöglich ist? Seine Berufsgeschäfte werden also immer in der schönsten Harmonie mit seinen innern Ueberzeugungen und Grundsätzen stehen, und gleichsam freiwillig daraus hervorgehen. Was er thun muß, wird er mit Freuden thun, und so wird das höchste Glück des Lebens, Uebereinstimmung des Aeußern mit dem Innern, die Folge seyn. — Wehe dem Arzte, der Ehr- oder Geldgeiz zum Ziel seines Strebens macht! Er wird im ewigen Widerspruche mit sich selbst und seinen Pflichten stehen; er wird seine Hoffnungen ewig getäuscht, und sein Streben nie befriedigt finden, und zuletzt einen Beruf verwünschen, der ihn nicht lohnt — weil er seinen wahren Lohn nicht kennt.

Diese einfache Ansicht umfaßt die ganze Moral und sogenannte Politik des Arztes, ein Wort, welches sehr unpassend ist, denn nirgends findet sichs so sehr als in der Heilkunst bestätigt, daß die beste und einzige Politik die ist, so zu handeln, wie ein ehrlicher und vernünftiger Mann überhaupt handeln muß. Die Regel, die daraus fließt, und die das Grundgesetz für alle Verhältnisse des Arztes bleiben muß, ist folgende: Richte alle deine Handlungen so ein, daß dadurch der höchste Zweck deines Berufs, Erhaltung des Lebens, Wiederherstellung der Gesundheit, und Milderung der Leiden anderer, aufs möglichste erreicht werde. — Diese Regel muß uns immer lebendig vorschweben, sie wird uns immer auf den rechten Punkt führen, und in allen, auch den verwickeltsten, Fällen sicher leiten. — Betrachten und ordnen wir nun die Verhältnisse des Arztes nach diesem Gesichtspunkte. Sie sind dreifach, gegen den Kranken, gegen das Publikum, und gegen seine Kollegen.

1. Verhältniß zu den Kranken.

Der Arzt muß in der Ausübung seiner Kunst blos den Menschen sehen, und keinen Unterschied unter Armen und Reichen, Großen oder Niedrigen machen. Der am meisten leidende, der in der größten Gefahr schwebende, hat den Vorrang vor allen übrigen, er sey übrigens wer er wolle. Ich beklage die Aerzte, die den Werth ihrer Kranken nach ihrem Stande oder Vermögen abmessen. Sie kennen den schönsten Lohn des Arztes noch nicht. Was ist eine Hand voll Gold gegen die Thränen des Danks in den Augen des Armen, der eben dadurch, daß er uns nichts sagen, nichts geben kann, uns sein ganzen Wesen hingiebt, und sich als ewiger Schuldner bekennt; während der Reiche sich durch seine Gaben losgekauft, und oft aller Dankverbindlichkeit entledigt zu haben glaubt; ohne zu ahnden, daß seine Gabe erst durch ein tieferes Gefühl ihren Werth erhält, und ohne dasselbe die geleistete Hülfe nur in die Klasse gewöhnlicher Dienstleistungen und Handwerksarbeiten versetzt. Wie oft ist der Arzt der einzige Freund, der dem Armen in solcher Noth übrig bleibt. Wie ein Engel des Trostes erscheint er ihm, er hebt durch seine Theilnahme seine schwindenden Hoffnungen, und gießt durch seine Kunst neue Kräfte in seine Adern.

Sollte vielleicht jemand, besonders unter den jüngern Aerzten, so unglücklich seyn, in diesen höhern Gefühlen nicht Belohnung genug zu finden, oder wenigstens glauben, die Armenpraxis bringe in den äußern Verhältnissen nicht weiter, so wisse er: daß die Stimme des geretteten Armen weit lauter und eindringender spricht, als die des Reichen, der vielmehr durch seine Abfindung mit dem Arzte sich oft das Recht erkauft zu haben glaubt, undankbar gegen ihn zu seyn, und seine geleisteten Dienste herabzusetzen.

In seinem medizinischen Handeln wende der Arzt die größte Aufmerksamkeit, Genauigkeit, und Gewissenhaftigkeit an. Nichts behandele er oberflächlich, sondern alles gründlich und nach seiner besten Einsicht. Nie betrachte er den Kranken als Mittel, sondern immer als Zweck; nie als bloßen Gegenstand eines Naturexperiments, oder der Kunst, sondern als Menschen, als höchsten Zweck der Natur selbst. — Zwar ist es selten möglich, daß die Fehler des Arztes von einem Tribunal gerichtet oder bestraft werden könnten, da alles auf die genaueste Bestimmung des Falls ankommt, die hinterher fast nie auszumitteln ist. Aber desto gewisser, und desto furchtbarer, wartet sein ein inneres Tribunal, das Gewissen, wo ihn keine Ausflucht, keine Bemäntelung, kein mangelnder Kläger schützt, wo ihn nichts frei spricht, als eine reine schuldlose Seele, und die Ueberzeugung, nach seinen besten Kräften und Einsichten alles zur Rettung des Kranken gethan zu haben. Mag er auch in der Folge durch vollkommnere Einsichten und bessere Erfahrung einsehen lernen, daß er mehr und etwas besseres hätte thun können; es wird ihm leid thun, aber keine Gewissensbisse erregen, denn er hatte das Beste gethan, was ihm damals möglich war. Nur hüte er sich, daß nicht Leichtsinn, Bequemlichkeit, Ansehn der Person, oder, was auch dem Bessern geschehen kann, Vorliebe für ein System und Experimentirsucht, ihn verleiten seine Pflichten zu vernachlässigen, oder anders zu handeln, als er hätte handeln sollen; denn da schweigt der innere Richter nicht, und solche Fälle finden über lang oder kurz ihre Strafe in diesen innern und desto peinigendern Vorwürfen.

Aber Geschicklichkeit und Kunst sind nicht allein hinreichend. Auch auf das Benehmen kommt bei dem Arzte unendlich viel an. Dadurch vorzüglich empfiehlt er sich dem Publikum und verschaft sich Eingang und Zutrauen, denn über das erstere kann dasselbe nie richtig urtheilen, und es ist daher natürlich und billig, daß es seinen Maßstab aus dem letztern nimmt. Durch die Gewalt des Benehmens allein, kann ein Arzt bei sehr mäßigen Talenten ein großes Glück machen, und ohne dasselbe der geschickteste Arzt unbemerkt oder verkannt bleiben. Sein Aeußerliches darf ihm daher nicht gleichgültig, sondern es muß der Würde seines Berufs und den wichtigen

Beziehungen desselben entsprechend seyn. — Der Hauptcharakter seines Betragens sey, Zutrauen einflößend, freundlich mit Würde, anständig ohne Affectation, heiter ohne ein Spaßmacher zu seyn, und ernsthaft, wo es darauf ankömmt, dem Gegenstande und seinen Worten Gewicht zu geben, gefällig und nachgiebig in allen außerwesentlichen Dingen, aber unerschütterlich fest in Ausübung wichtiger Maßregeln und Aufrechterhaltung des gethanen Ausspruchs; theilnehmend und herzlich, mit reinem Sinn und Achtung für Religion und ihre Tröstungen, weder einsilbig noch schwatzhaft, noch weniger ein Neuigkeitsträger, sondern seine ganze Aufmerksamkeit dem Kranken widmend, jeden Umstand bemerkend, alles sorgfältig ausfragend, und selbst die Umgebungen des Kranken gehörig beachtend; weder überspannt noch gemein, weder ein Stutzer noch ein Pedant, sondern in allen das Mittel haltend; vorzüglich nicht leidenschaftlich und aufbrausend, sondern ruhig und besonnen, denn nur ein ruhiger, bedächtlicher Sinn gebiert Zutrauen. — Es ist ein großer und gewöhnlicher Fehler jüngerer Aerzte, besonders neurer Zeit, daß sie alles nur darauf anlegen, Aufsehen zu erregen, sey es nun durch die neuesten Moden in Kleidungen und in Wissenschaften, oder durch Paradoxien und Singularitäten, oder auch wohl durch Charlatanerieen.

Aber es ist ein großer Unterschied, unter Sensation machen, und unter Zutrauen erregen; ja das erstere hindert das letztere, und nur durch das letztere wird ein dauerhaftes Glück gegründet. Die Erregung des Aufsehens kann allerdings bewirken, daß der Arzt einige Zeit lang der Gegenstand aller Gespräche wird, auch wohl großen Zulauf erhält, aber bald hört der Reiz der Neuheit auf, und damit hat der Meteor ein Ende; da hingegen das stille, redlich und unermüdet fortwirkende, Verdienst zwar eine Zeit lang unbemerkt bleiben kann, aber eben weil es sich dadurch allmählich in der Liebe und dem Zutrauen der Bessern festsetzt, für die Zukunft ein desto dauerhaftes und schöneres Glück gründet.

Nicht blos heilen, sondern auch bei unheilbaren Krankheiten das Leben erhalten und Leiden erleichtern, ist die Pflicht und ein großes Verdienst des Arztes. Wie sehr fehlen daher diejenigen, welche bei mangelnder Aussicht zur Heilung verdrüßlich oder unthätig werden, und ihre Kranken vernachläßigen oder verlassen! Es ist wahr, das Interesse des Künstlers kann sich dabei verlieren, aber das weit höhere des Menschen muß bleiben, ja noch steigen. Gewiß der Hoffnungslose, der ohne Aussicht auf Rettung an peinlichen Schmerzen und Drangsalen leidende, hat noch größern Anspruch auf unser Mitleid, als der, dem die Aussicht auf Rettung alle Leiden ertragen hilft; und in solchen Fällen das Leben erträglich machen, die schwache Hoffnung, die selbst der Elendeste so gern ergreift, nähren, und, wenn nicht Helfer, doch Tröster seyn, ist ein schönes, dem fühlenden Herzen wohlthuendes Geschäft. Ueberdies sind wir ja viel zu kurzsichtig, um immer mit Gewißheit entscheiden zu können, daß keine Hülfe mehr möglich sey. Es können noch im Verlaufe der Krankheit günstige innere Revolutionen oder Einflüsse eintreten, die der Sache eine andere Wendung geben, oder der Kunst Gelegenheit verschaffen, noch mit Succeß einzugreifen. — Selbst im Tode soll der Arzt den Kranken nicht verlassen; noch da kann er sein großer Wohlthäter werden, und, wenn er ihn nicht retten kann, wenigstens das Sterben erleichtern.

Das Leben der Menschen zu erhalten, und wo möglich zu verlängern, ist das höchste Ziel der Heilkunst, und jeder Arzt hat geschworen, nichts zu thun, wodurch das Leben eines Menschen verkürzt werden könne. — Dieser Punkt ist von großem Gewichte, und gehört zu denen, von welchem nicht eine Linie breit abgewichen werden darf, ohne die Gefahr unabsehbaren Unglücks hervorzubringen. Aber wird er auch immer mit gehöriger Gewissenhaftigkeit und Schärfe erwogen? — Wenn ein Kranker von unheilbaren Uebeln gepeinigt wird, wenn er sich selbst den Tod wünscht, wenn Schwangerschaft Krankheit und Lebensgefahr erzeugt, wie leicht kann da, selbst in der Seele des Bessern, der Gedanke aufsteigen: Sollte es nicht erlaubt, ja sogar Pflicht seyn, jenen Elenden etwas früher von seiner Bürde zu befreien, oder das Leben der Frucht dem Wohle der Mutter aufzuopfern? So viel scheinbares ein solches Räsonnement vor sich hat, so sehr es selbst durch die Stimme des Herzens unterstützt werden kann, so ist es doch falsch, und eine darauf gegründete Handlungsweise würde im höchsten Grade unrecht und strafbar seyn. Sie hebt geradezu das Wesen des Arztes auf. Er soll und darf nichts anders thun, als Leben erhalten; ob es ein Glück oder Unglück sey, ob es Werth habe oder nicht, dies geht ihn nichts an, und maßt er sich einmal an, diese Rücksicht in sein Geschäft mit aufzunehmen, so sind die Folgen unabsehbar, und der Arzt wird der gefährlichste Mensch im Staate; denn, ist einmal die Linie überschritten, glaubt sich der Arzt einmal berechtigt, über die Nothwendigkeit eines Lebens zu entscheiden, so braucht es nur stufenweise Progressionen, um den Unwerth, und folglich die Unnöthigkeit, eines Menschenlebens auch auf andere Fälle anzuwenden.

Aber nicht blos durch Handlungen, sondern auch durch Worte und Aeußerungen kann das Leben eines Kranken verkürzt werden, und ohne die mindeste böse Absicht kann der Arzt dazu Veranlassung geben. Darüber sorgfältig zu wachen und alles zu vermeiden, was den Kranken niederschlagen oder muthlos machen könnte, ist seine heilige Pflicht. Er vergesse daher nie, daß nichts, gar nichts von ihm ausgehen dürfe, was nachtheilig oder Leben verkürzend auf den Kranken wirke; jedes Wort, jede Aeußerung, sein ganzes Betragen, muß belebend seyn. Er bedenke wohl, daß der Kranke in ihm den Richter über Tod und Leben erblickt, und daß er ängstlich in dem Blicke seiner Augen, in der heitern oder finstern Miene seines Gesichts, nach seinem Urtheile forscht. Ist es nicht entschieden, daß Furcht, besonders des Todes, Angst und Schrecken, die gefährlichsten Gifte sind, und die Lebenskraft unmittelbar lähmen; Hoffnung und Muth hingegen die größten Belebungsmittel, die oft alle Arzeneien an Kraft übertreffen, und ohne welche die besten Mittel ihre Kraft verlieren. Der Arzt muß sich also vor allen Dingen angelegen seyn lassen, Hoffnung und Muth beim Kranken zu erhalten, lieber die Sache leicht machen, alle Gefahr verbergen, und, je mehr sie zunimmt, desto mehr Heiterkeit und frohen Muth auf der Stirn tragen; am allerwenigsten aber ihn Ungewißheit oder Unentschlossenheit merken lassen, wenn sie auch da wäre. Vor dem Verdachte, die Sache zu leicht genommen, oder verkannt zu haben, kann er sich dadurch schützen, daß er den Angehörigen die wahre Lage schildert, und zwar, im Fall des Leichtsinns und der Nachlässigkeit, bedenklicher, als zu unbedeutend. — Man sieht hieraus, wie höchst tadelnswerth das Betragen derer Aerzte ist, welche kein Bedenken tragen, dem Kranken die Gefahr, ja wohl den Tod anzukündigen, und wie unrecht die Angehörigen handeln, die den Arzt dazu auffordern. Niemand ist befugt, dem Arzte einen solchen Auftrag zu geben, und nie braucht ein Arzt sich ihn geben zu lassen. Den Tod verkündigen, heißt, den Tod geben, und das kann, das darf nie ein Geschäft dessen seyn, der blos da ist, um Leben zu verbreiten.

Aber nicht blos sein Leben, sondern was noch mehr ist, Ehre und Ruf, muß der Arzt daran wagen können, wenn das Leben seines Kranken auf der Spitze steht, und wir stoßen hier auf einen Fall, der unstreitig zu den schwierigsten in der ganzen Heilkunde gehört, wo falsches Ehrgefühl so leicht blenden, und nur die Rücksicht auf das höchste und wahre Princip richtig leiten kann. Der Arzt sieht ein, daß der Kranke nur durch ein Mittel gerettet werden kann, aber das Mittel ist zweideutig, und der Versuch gefährlich, und es ist nichts gewisser, als daß im unglücklichen Falle das Publikum ihm alle Schuld beimessen werde. Der falsche Politiker wird diese Rücksicht allen andern vorziehen; er wird denken, es ist besser daß der Kranke stirbt, als daß du ihn getödtet zu haben scheinst, und er wird den Versuch zur Rettung unterlassen. Der rechtschaffene Arzt aber kennt keine andere Rücksicht, als das Wohl seines Kranken. Er sieht ein, daß, wenn er seine Reputation höher anschlüge, als das Leben des Kranken, er als bloßer Egoist und ganz der Natur des Heilgeschäfts entgegen handeln würde; er bedenkt, daß nicht der Erfolg, sondern die Absicht unsere Handlungen bestimmen, und daß nur Pflicht und Gewissen dabei zu Rathe gezogen werden dürfen, ohne sich um den Ausgang zu bekümmern; er nimmt daher keinen Anstand auch dies letzte Mittel zur Rettung seines Kranken anzuwenden, und genießt entweder den Triumph, sein redliches Bestreben durch einen glücklichen Erfolg gekrönt zu sehen, oder den noch größern, seiner Pflicht das theuerste Opfer gebracht zu haben, und, je mehr ihn die Welt verkennt, desto höher in seinem Innern sich über alle Urtheile der Menschen erhoben, und dadurch göttlicher belohnt zu fühlen, als Ehre und Ruhm je lohnen können. — Ueberhaupt muß es sich der Arzt bei jeder Kur zum Gesetz machen, zugleich mit dem Kranken auch alle schiefe und ungerechte Urtheile des Publikums mit zu übernehmen. Der Erfolg und die nothwendig darauf allein sich gründenden Beurtheilungen, stehen nicht in unserer Gewalt, und müssen uns daher völlig gleichgültig seyn. Fragt die besten Aerzte, und sie werden euch sagen, daß sie bei ihren unglücklich ausgefallenen Kuren oft weit mehr Kunst und Mühe angewendet, und also mehr inneres Verdienst erworben hatten, als bei den glücklichen. — Das einzige, was bei der Kur in unserer Gewalt steht, ist die

Ueberzeugung, redlich unsere Pflicht erfüllt zu haben. Und dies ist genug. Diesen Lohn kann uns niemand rauben, und er setzt uns eben so hoch über jene äußeren Ungerechtigkeiten hinweg, als das innere Leben über das äußere erhaben ist.

2. Verhältniß zu dem Publikum.

Für niemand ist die öffentliche Meinung so wichtig, als für den Arzt. Er ist im eigentlichen Sinne des Worts der Mann des Volks, und die Stimme des Volks entscheidet über ihn. Es muß also sein angelegentlichstes Geschäft seyn, sich diese zu verschaffen, und er darf die Mittel nicht verachten, die dazu führen. Es ist ein eitler und sehr übel angebrachter Stolz, wenn junge Aerzte darin ihre Größe suchen, sich über die Meinung des Publikums hinwegzusetzen, und sie für nichts zu achten. Der wahre Stolz des Weisen ist, seinen Zweck auf das vollkommenste zu erreichen; wer aber den Zweck will, muß auch die Mittel wollen. Der Hauptzweck des Arztes ist Heilung; je mehr er Gelegenheit bekommen kann sie auszuüben, desto vollkommener erreicht er diesen Zweck, ein Wohlthäter der Menschheit zu werden. Nun ist aber die allgemeine gute Meinung eine Hauptbedingung dazu, und folglich gehört das Bestreben sich diese zu erwerben und sich darinnen festzusetzen, allerdings auch zu den Verpflichtungen eines vernünftigen Arztes.

Es ist wahr, überwiegende Talente, oder ein auffallendes Glück, können die öffentliche Meinung gleichsam erzwingen, ja einen Arzt, selbst gegen die allgemeine Stimme, heben. Aber dies sind seltene

Ausnahmen. Der gewöhnliche Fall ist, daß der junge Arzt bei dem Publikum allmählig eine Stimmung erregen muß, die ihm günstig ist, und die demselben den Muth und die Lust giebt, ihm das beste was es hat, Leben und Gesundheit, anzuvertrauen.

Die Hauptmittel dazu sind, außer der treuen und gewissenhaften Besorgung seiner Kranken, unerschütterliche Rechtschaffenheit, eine ordentliche Lebensart, Mäßigkeit, das oben geschilderte verständige und gesetzte Betragen, Bescheidenheit, Klugheit und Besonnenheit in seinen Aeußerungen und Urtheilen, Vorsicht in der Wahl der Gesellschaften, Aufmerksamkeit, nicht allein auf das Wesentliche, sondern auch auf den Schein. — Der Arzt, besonders der jüngere, vergesse nie, daß er mehr als ein anderer Mensch beobachtet wird. Er gehört dem Ganzen an; jeder hat ein gewisses Interesse dabei, den, dem er einst vielleicht sein Leben anvertrauen könnte, genauer kennen zu lernen, und jeder maßt sich auch das Recht an, ihn zu beurtheilen.

Der Arzt gehört keiner Parthei, sondern dem Ganzen an. Popularität ist sein Element, und Freiheit des Geistes und der politischen Verhältnisse sein edelstes Prärogatif. — Er hüte sich also sorgfältig, Parthei zu nehmen, oder sich in Verbindungen einzulassen, die ihn dazu nöthigen. Vielmehr kann er sich glücklich schätzen, daß ihm sein Beruf erlaubt, ja sogar verpflichtet, von Partheien und äußern Verhältnissen der Menschen keine Notiz zu nehmen, und immer nur den Menschen zu sehen.

Sehr empfehlend und Nutzen bringend wird es seyn, wenn er durch Gespräche oder auch Schriften

mehr

mehr Aufklärung über Erhaltung der Gesundheit, und vernünftige Behandlung der Krankheiten zu verbreiten, Vorurtheile zu bekämpfen, und Einrichtungen zur Verbesserung des allgemeinen Gesundheitszustandes zu Stande zu bringen sucht. Es ist gewiß einer der sichersten und rühmlichsten Wege, wodurch ein junger Arzt Nutzen stiften, seinen Namen zur Kenntniß des Publikums bringen, und sich Ruf und Zutrauen erwerben kann. — Nur gehe er mit Vorsicht und Klugheit zu Werke, wenn er eingewurzelte Vorurtheile oder Lieblingsgewohnheiten seines Publikums angreifen will, denn leicht kann er es durch eine stürmische oder beißende Behandlung des Gegenstandes verderben, und blos bewürken, daß er sich verhaßt macht, ohne die Sache zu bessern.

Ueberhaupt ist Witz und Hang zur Satyre eine sehr gefährliche Eigenschaft eines jungen Arztes. Bei keinem Menschen ist sie so nachtheilig, und mit dem Wesen seiner Bestimmung so unvereinbar, als bei dem, dem man sich in seiner ganzen Blöße zeigen, und dem man Schwächen und Geheimnisse entdecken soll, die sonst niemand erfährt, und gewiß ist es, daß der größte Theil des Publikums sich lieber einem beschränkten Kopfe, als einem Spötter oder Witzlinge anvertrauet. — Wie mancher hat sich nicht durch einen witzigen Einfall unversöhnliche Feinde zugezogen! Die Menschen vergeben leichter eine reelle Beleidigung, als eine Spötterei!

Verschwiegenheit ist eine der ersten und unentbehrlichsten Eigenschaften des Arztes, denn sein Beruf bringt es mit sich, daß er die verborgensten Geheimnisse erfährt, und die Stelle des Beichtvaters vertritt. Das Glück nicht blos einzelner Menschen, sondern ganzer Familien, liegt dadurch in seiner Hand, und es würde die höchste Niederträchtigkeit seyn, ein solches Zutrauen zu verrathen, oder gar einen absichtlichen Mißbrauch davon zu machen. Aber nicht blos die Sache, sondern auch den Schein muß er vermeiden, daher so wenig als möglich von andern Kranken sprechen, die darüber an ihn geschehenden Fragen kurz und unbestimmt beantworten, am allerwenigsten aber sich in Partikularitäten und Erzählungen aus ihrem häuslichen Leben einlassen.

Vor allen Dingen hüte sich der Arzt vor dem Rufe eines Spielers, Trinkers oder Wollüstlings, denn diese Eigenschaften stehen in geradem Widerspruche mit seinem Geschäfte, und rauben unausbleiblich das Zutrauen des Publikums. Die erste nimmt ihm das Interesse an den Kranken, die zweite den Kopf, und die dritte die Reinheit und Sicherheit des Charakters, die in den ärztlichen Verhältnissen ganz unentbehrlich ist.

Es ist daher sehr vortheilhaft, wenn der Arzt verheirathet ist, und ein gutes häusliches Leben führt. Er wird dadurch nicht allein mehr Zutrauen besonders bei dem weiblichen Theile des Publikums erhalten, sondern auch manchem Verdacht, auch wohl mancher Zumuthung, am besten ausweichen.

Jeder Schein von Gewinnsucht muß vermieden werden. Sie erniedrigt den Arzt, und die Kunst, schreckt den unbemittelten Kranken zurück, und raubt das, was mehr werth ist als aller Reichthum — den guten Namen.

3. Verhältniß zu den Kollegen.

Es ist zweifach, theils allgemein, theils in Beziehung auf den Kranken.

Was das Erste betrifft, so sollte gegenseitige Achtung, und wenn diese auch nicht möglich wäre, wenigstens Duldung das erste Gesetz seyn. Nichts ist schwerer, als andere Menschen zu richten, aber nirgends ist es schwerer als in der Heilkunst. Es ist daher schon unverzeihlich genug, wenn das Publikum sich darüber abzusprechen anmaßt, aber empörend ist es, wenn Aerzte, die die Schwierigkeiten der Kunst und ihrer Beurtheilung kennen, ihre Kollegen mit Härte, Lieblosigkeit oder Geringschätzung beurtheilen, ihre Fehler aufdecken und sich dadurch zu heben suchen, daß sie andere herabsetzen.

Könnte ich doch die Wahrheit jedem meiner Mitbrüder so lebendig in die Seele rufen, als ich davon durchdrungen bin: Wer seinen Kollegen herabsezt, der sezt die Kunst und sich selbst herab! — Denn einmal, je mehr Fehler das Publikum an den Aerzten kennen lernt, je mehr Aerzte verächtlich oder verdächtig gemacht werden, desto mehr muß es ja das Zutrauen zur Kunst überhaupt verlieren, und durch dieses verminderte Zutrauen aufs Ganze wird jedem Einzelnen, und somit dem Tadler auch, sein Theil entzogen. Gewiß, das Publikum würde weniger anmaßend und tadelsüchtig über die Aerzte herfallen, die Fehler derselben würden nicht das Lieblingsgespräch in Gesellschaften seyn, wenn diese nicht selbst den Ton dazu angäben, und mit schlechtem Beispiele vorgingen. Es setzt den kurzsichtigsten Egoismus und Mangel alles Gemeingeistes voraus, wenn ein Arzt so handeln kann, und sich im Ernste in dem Verhältnisse zu heben glaubt, als er andere erniedrigt. — Ferner widerstreitet ein solches Verfahren den ersten Grundsätzen der Moral und Religion, die uns gebieten die Fehler anderer nicht aufzudecken, sondern zu übersehen und zu entschuldigen, und so wird also ein solcher Arzt bei jedem Wohldenkenden mehr verlieren, als der, den er herunter zu setzen suchte; denn jener verliert nur als Künstler, er aber als Mensch, und eine schlechte Handlung ist mehr, als eine schlechte Kur. — Endlich sollten sie doch daran denken: „Mit welchem Maaße ihr meßt, wird euch wieder gemessen." Wer andere hart und hochfahrend, behandelt, der kann sich darauf verlassen, daß es ihm eben so ergehen werde, und das von Rechtswegen. — Bescheidenheit im Betragen und im Urtheilen ziert einen jungen Arzt am meisten, wird ihm Freunde bei seinen Collegen, und Gelegenheit zu Belehrungen verschaffen, und ihm folglich sowohl in seinen äußern Verhältnissen, als in seiner innern Vervollkommnung weiter bringen.

Noch ist die Heilkunst bei weitem nicht zu dem Grade von Vollkommenheit und Bestimmtheit gelangt, um über alle Heilmethoden absprechend urtheilen zu können; noch besitzen wir keinen Codex, der gesetzmäßig und allgemein gültig wäre; noch steht es jedem frei, sich seine eigenen Ansichten des Organismus und seiner Behandlung zu bilden, wenn sie nur der Vernunft und der Erfahrung nicht widerstreiten. Niemand wird läugnen, daß man in dem Heilungsgeschäfte auf verschiedenen Wegen seinen Zweck erreichen kann, und daß die scheinbaren Widersprüche in der Behandlung sich durch die mannigfaltigen Gegenwirkungen des Organismus in Einheit auflösen können. Wahrlich, die organische Natur ist nicht so eng beschränkt, wie unsere Systeme, sonst würde nicht eins nach dem andern haben geltend gemacht und mit Glück angewendet werden können. — Am Ende bleibt doch Erfahrung, und ihre richtig abgeleiteten Resultate, das einzige Wahre und Beständige in der Medicin, und je länger und verständiger ein Arzt das Verhalten des lebenden Körpers gegen die Einwirkung der Außenwelt und besonders der Heilmittel beobachtet hat, je mehr er die Kräfte der letztern hat würdigen, und mit Gewandtheit benutzen lernen, desto vollkommener ist er als Heilkünstler. — Mag also jeder sein System, seine eigene Ansicht der Dinge haben, mag besonders der jüngere Arzt sich glücklich fühlen, in den Besitz der neuesten und vollendetsten Ansicht gekommen zu seyn, und alles schulgerecht deduciren zu können; nur glaube keiner, daß er allein in dem Besitze der Wahrheit sey, er habe Achtung für der Meinung anderer, und besonders älterer durch Erfahrung gereifter Aerzte, und er denke recht oft daran, daß, wer alles zu wissen glaubt, nur auf der ersten Stufe der Kunst steht, und daß der Anfang des Zweifelns, und die Erkenntniß dessen, was man nicht weiß, das sichere Kennzeichen und zugleich das einzige Mittel des Fortschreitens ist. — Ueberdies ist es ja eine ausgemachte Wahrheit, daß in der Medicin der kleinste Umstand die Lage der Sachen und ihre Bedeutung ändert, und daß es schlechterdings unmöglich ist, über das Heilverfahren eines andern zu urtheilen, wenn man nicht selbst dabei gegenwärtig war, und sich von allen Umständen genau unterrichtete.

Es bleibt also dabei, daß es immer entweder Mangel an Verstand, oder an Kenntniß, oder an gutem Herzen, oder wohl gar ein böses Gewissen, anzeigt, wenn ein Arzt nachtheilig über seine Kollegen urtheilt, und es ziemt den rechtlichen Arzt, auch dann, wenn er dazu aufgefordert wird, entweder sich damit zu entschuldigen, daß man in der Medicin, ohne die genaueste Kenntniß des Falls, gar nicht urtheilen könne; oder, wenn dies nicht möglich ist, alles zum Besten seines Mitbruders zu erklären, welches nicht schwer ist. So wird er jeder Zeit sich und die Kunst ehren.

Was den zweiten Punkt, das Verhältniß der Kollegen zu den Kranken betrifft, so kommt hier zuerst die gemeinschaftliche Consultation in Betracht.

Im ganzen genommen ist der Nutzen derselben, besonders wenn sie zahlreich sind, sehr problematisch. Sind die Meinungen gleich, so hat die Vereinigung mehrerer keinen Nutzen; sind sie reell verschieden, so entsteht gar zu leicht Verwirrung und Halbheit in der Behandlung; nur gar zu leicht mischen sich Leidenschaften und Persönlichkeiten ein, und, was das schlimmste ist, das Interesse an dem Kranken und an der Kur wird leicht, auch bei dem bessern Arzte, durch die Einmischung mehrerer getheilt und vermindert, Doch kann es Fälle geben, wo sie nützlich, ja unvermeidlich sind: wenn die Krankheit sehr verwickelt und hartnäckig ist, und der Arzt ungewiß zu werden anfängt; wenn der Kranke wankend wird und das Zutrauen verliert; wenn große Verantwortlichkeit mit der Kur verbunden ist, oder wenn das Herz dabei sehr interessirt ist, wobei man sich nicht trauen darf.

Soll nun aber eine Consultation wahren Nutzen für den Kranken haben, so muß sie folgende Eigenschaften besitzen:

Sie sey nicht zahlreich; zwei, höchstens drei Aerzte sind hinreichend; sie werde aus solchen Aerzten zusammen gesetzt, die nicht entschiedene Feinde sind, die nicht starrsinnig, nicht Partisans einer Sekte a priori, sondern durch reife Erfahrung gebildet sind, und die das Talent haben zu verstehen, und in die Gedanken anderer einzugehen.

Sie beschäftige sich hauptsächlich mit der Diagnostik, der Bestimmung der Ursachen und des Charakters der Krankheit, und dann mit Festsetzung des Heilplans. Die Ausführung und Leitung der Kur muß aber durchaus nicht einer Commission, sondern nur einem, dem ordinirenden Arzte, überlassen werden.

Der höchste Grundsatz für jeden consultirenden Arzt muß aber immer bleiben, nichts als das Wohl des Kranken vor Augen zu haben, und seine Individualität in der Vereinigung mehrerer Kräfte zu diesem gemeinschaftlichen Zwecke ganz aufgehen zu lassen. Wären die Aerzte bei Consultationen nur von diesem einfachen Gefühle recht lebendig durchdrungen, so würde es nie Zänkereien, skandalöse Auftritte, und Mißverständnisse geben, und die Consultation würde immer eine Wohlthat für den Kranken seyn, statt daß die Aerzte oft blos deswegen zusammen zu kommen scheinen, um sich gegenseitig geltend zu machen, den gewöhnlichen Arzt und sein Verfahren in ein zweideutiges Licht zu stellen, und, statt sich einan=

der zu assimiliren, hartnäckig ihre Meinung durchzusetzen. — Das erste muß also seyn, daß der Kranke nie ein Zeuge der Consultation sey, sondern erst nach geendigten Unterhandlungen das gemeinschaftliche Resultat, so weit er es wissen darf, erfährt. Es würde im höchsten Grade unedel, und zugleich grausam gegen den Kranken seyn, wenn der zu Rathe gezogene Arzt sich gegen ihn merken ließe, daß er das bisherige Verfahren für fehlerhaft halte. — Bei der Verhandlung setze jeder seine Meinung bescheiden und gründlich aus einander, und, sind die Meinungen verschieden, so suche man sich gegenseitig zu verständigen, ohne Eigensinn und Rechthaberei, sich deutlicher zu machen, und in den Ideengang des andern einzugehen, um sich entweder demselben anzuschließen oder im entgegengesetzten Falle ihn desto überzeugender nach seiner eignen Ansicht umzustimmen. Denn oft liegt, besonders jetzt, die Ursache des ganzen Zwistes blos in der verschiedenen Ansicht und Sprache, und man braucht nur seine Meinung in die Sprache des andern zu übersetzen, um alle Differenz aufzuheben. — Hat dieser aber eine Lieblingsidee, oder ein Lieblingsmittel, so gebe man ihm gerne darin nach, wenn nichts nachtheiliges für den Kranken darin liegt; desto mehr wird man beweisen, daß man nicht durch Eigensinn geleitet werde, und desto mehr Willfährichkeit wird man in der Hauptsache erwarten können. — Sollte aber der Fall eintreten, daß durchaus keine Vereinigung der Meinungen und des Kurplans möglich wäre, dann bleibt kein anderer Ausweg übrig, als die Entscheidung des Kranken. Dieser muß sich erklären, zu welchem Arzte er das meiste Zutrauen hat, und dessen Heilplan muß befolgt werden.

Nichts ist übler, als die Gewohnheit mancher Kranken, außer dem gewöhnlichen noch andere Aerzte insgeheim zu consultiren, und nichts tadelnswerther, als die Gewohnheit mancher Aerzte, solchen Zumuthungen nachzugeben, ja sie oft dazu zu benutzen, Mißtrauen gegen den gewöhnlichen Arzt zu erregen, und sich Eingang zu verschaffen. — Kein rechtlicher Arzt kann so handeln; er wird solche Anfragen abweisen, und ihren Urhebern das Indiscrete ihrer Zumuthung und die Unmöglichkeit fühlbar machen, ohne Zuziehung des gewöhnlichen Arztes, und ohne Kenntniß seines Plans, urtheilen und rathen zu können. Er glaube ja nicht, daß es gleichgültig sey, im Allgemeinen seine Meinung über die Krankheit und die Kur hinzuwerfen. Es können dadurch, auch ohne die mindeste böse Absicht, Zweifel und Mißtrauen in der Seele des Kranken, und Schwierigkeiten und unangenehme Verhältnisse für den ordinirenden Arzt, entstehen. — Sollte er aber wirklich einsehen, daß der Kranke falsch behandelt würde, so tritt freilich der höchste Zweck der Heilkunst, Rettung des Kranken, ein, dem alle politischen und collegialischen Rücksichten nachstehen müssen. Dieser muß erfüllt werden, und, ist also dringende Lebensgefahr vorhanden, so muß er ohne weitere Rücksprache sogleich thun, was ihm sein Gewissen und Pflicht rathen. Dies kann kein Arzt, wenn er billig denkt, übel nehmen. Ist hingegen der Fall nicht dringend, so muß er entweder eine Consultation vorschlagen, oder, wenn dieß der Kranke aus besondern Ursachen durchaus nicht will, so muß er, ohne dem Kranken das mindeste merken zu lassen, insgeheim dem Arzte seine Meinung über eine bessere

Behandlung mittheilen. So kann er die Pflichten gegen den Kranken und gegen den Collegen vereinigen, und jenen helfen ohne diesem zu schaden. Hat aber der Kranke das Zutrauen zu seinem Arzte ganz verloren, und ist entschlossen, sich allein der Sorge eines andern zu überlassen, so kann und darf es dieser eben so wenig versagen, als jener es übel aufnehmen, da das Zutrauen der Menschen frei und achtungswerth ist. Nur handele man dabei von allen Seiten offen, schonend, und wie es gebildeten und gesitteten Menschen geziemt. — Geht ein Kranker von einem Arzte zum andern über, so ist es sehr gewöhnlich, daß er, eben um diesen Schritt zu entschuldigen, dem vorigen recht viel Böses, mit Recht oder Unrecht, nachsagt, und leider bringt es die Politik gemeiner Aerzte mit sich, dem beizupflichten, und das bisherige Verfahren sehr tadelhaft zu finden. Aber nicht so der rechtschaffene Arzt. Er fühlt, daß ein solches Betragen unedel gegen seine Collegen, und selbst grausam gegen den Kranken wäre, dem es nothwendig doppelten Kummer machen muß, wenn er überzeugt wird, nicht allein Zeit und Mühe verloren, sondern auch wohl seine Krankheit verschlimmert und unheilbar gemacht zu haben. Es ist unbegreiflich, wie es einem fühlenden Menschen möglich ist, einem Leidenden durch solche Erklärungen oft noch die letzten Tage des Lebens zu verbittern. Auch hier wird er also, wenigstens aus Liebe zum Kranken, wenn nicht aus collegialischer Humanität, das bisherige Verfahren des Arztes gut heißen, die Zweifel des Kranken darüber beruhigen, und den mangelnden Succeß auf Rechnung anderer Ursachen zu schreiben suchen.

IX.

Einfache Methode den Brustkrebs in vielen Fällen zu verhüten und zu heilen. *)

(Journal der praktischen Heilkunde. XXIII. Band. 4. Stück.)

Es ist bekannt, daß die Krebsknoten in den Brüsten am häufigsten zu der Zeit entstehen, oder, wenn sie schon als Knoten vorhanden waren, in Krebs übergehen, wenn die Menstruation aufhört, oder, welches eben das heißt, wenn der Uterus seine Function verliert. Wir sehen oft, daß scirrhoese Knoten in der Brust, welche zehn, zwanzig Jahre lang ohne alle Beschwerde getragen wurden, nun mit einem male ohne alle äußere Veranlassung anfangen schmerzhaft zu werden, einen entzündlichen Charakter zu bekommen, und so den Uebergang in Krebs zu machen.

Die Ursache dieses Phänomens liegt theils in dem Antagonismus des Uterus mit den Brüsten, der

*) Es gereicht mir zur großen Freude, daß dieser damals von mir gemachte Vorschlag Beifall gefunden hat, in die Praxis übergegangen, und durch sehr glückliche Erfahrungen bestätigt worden ist, wie der von Herrn Gassaud kürzlich bekannt gemachte Fall beweiset. (S. Journ. der prakt. Heilkunde 1827. Oktober.)

sich so häufig und besonders nach der Geburt zeigt, wo die aufhörende Thätigkeit des erstern ein ganz neue Thätigkeit und Absonderung in den letztern hervorbringt, theils in der durch die Unterdrückung der gewohnten Blutausleerung anfangs immer entstehenden örtlichen Vollblütigkeit, welche eben wegen des genauen Zusammenhanges beider Organe zunächst und am leichtesten auf die Brüste wirkt. — Selbst die Naturplastik, die sich nun nicht mehr im Uterus äußern kann, scheint desto mehr in den Brüsten wirksam zu werden und Pseudo-Organisationen hervorzubringen.

Es folgt hieraus, daß die Hauptidee der Behandlung des Uebels in diesem Zeitpunkte dahin gehen muß, den Andrang der Säfte von den Brüsten abzuleiten, die örtliche Vollblütigkeit zu vermindern, und die erhöhete Thätigkeit dieses Organs, die so leicht in anomalische Productionen übergeht, zu unterdrücken. Ich habe dieser Idee gemäß meine Behandlung eingerichtet, und bin dadurch oft so glücklich gewesen, die ersten Keime dieses grausamen Uebels zu vernichten, oder, wenn der Scirrhus schon zu alt und unheilbar war, wenigstens die Fortschritte desselben und seinen Uebergang in Krebs zu verhüten und zu verspäten. Die Behandlung selbst ist sehr leicht und einfach. Wenn nach dem Außenbleiben der Menstruation ein Knoten in der Brust entsteht, oder ein schon da gewesener schmerzhaft zu werden anfängt, so muß, wenn die Person vollblütig ist, sogleich ein Aderlaß unternommen werden, und wenn darauf die Schmerzen nicht nachlassen, 6—8 Blutigel an den Knoten angesetzt werden. Ist die Person nicht vollblütig, so werden blos die Blutigel gesetzt. Aeußerlich wird nichts angewendet, als die öftere Anfeuchtung mit folgender Mischung: Rec. Extr. Saturn. Drachm. ½. Aqu. Rosar. Unc. jv. Tinct. thebaic. Drachm. jj. M. Auf den Arm der leidenden Seite wird eine Fontanelle gesetzt und im starkem Zuge erhalten.

Innerlich ist zu Verminderung der Congestionen der Gebrauch des Cremor Tartari am allerschicklichsten, wovon man während der Zeit, wo die Menstruation eintreten sollte, 1 — 2 Drachmen täglich nehmen läßt, außer der Zeit nur dann, wenn Wallungen des Blutes oder Schmerzen in der Brust eintreten. Nach 6 — 8 Wochen, oder auch später, genug, wenn der Knoten wieder zuzunehmen oder zu schmerzen anfängt, wird das Anlegen der Blutigel wiederholt, und bei sehr Vollblütigen noch außerdem von Zeit zu Zeit ein Aderlaß unternommen. So wie mit dem Fortgang der Zeit die Congestionen weniger werden, werden auch die Blutausleerungen wieder seltener angestellt. Der Gebrauch lauwarmer Bäder unterstützt die Kur außerordentlich.

In Absicht der Diät müssen alle stärkere, körperliche und geistige Reize vermieden werden, besonders Erhitzungen, Erkältungen, Gemüthsaffecten, hitzige Speisen und Getränke, und alles was örtlich reizen kann, besonders Druck und reizende Mittel. — Noch kürzlich habe ich eine Dame durch obige Behandlung, besonders durch allgemeine und örtliche Blutausleerungen, in Zeit von einem Jahre vollkommen von einem schmerzhaften Knoten in der Brust befreit, der mit dem Ausbleiben der Reinigung entstanden war und den Krebs drohete.

Ich will mich freuen, wenn ich hierdurch mehr Aufmerksamkeit auf einen Zeitpunkt errege, der mir zur Kur des sich bildenden Krebses der wichtigste, und doch dazu bei weitem nicht genug benutzt zu sein scheint, und auf eine Kurmethode, die allgemeiner angewendet zu werden verdient.

X.

Fragmentarische Bemerkungen über die Durchbohrung des Trommelfells zur Kur der Taubheit.

(Journal der praktischen Heilkunde. XXIV. Band. 3. Stück.)

Ich erlaube mir, über diese Operation vorläufig nur einige flüchtige Ideen hinzuwerfen, die ich auch für weiter nichts zu nehmen bitte, und sie einer reiferen Prüfung überlasse.

Ich glaube, die Perforation des Trommelfells kann auf dreifacher Art die Wiederherstellung des Gehörs bewirken.

Einmal durch Entfernung des Hindernisses, welches die Fortpflanzung und Verstärkung der Schallvibrationen in das innere Ohr aufhält. Dieses Hinderniß kann das Tympanum selbst seyn, wenn es seine naturgemäße Elastizität verloren hat. Ich denke mir nämlich das Tympanum als den Resonanzboden des musikalischen Instruments, das wir Ohr nennen, und dazu bestimmt, die Vibration der anprallenden Schallstrahlen zu erhöhen. Ist nun dieser Resonanz=

boden entweder erschlafft, oder zu trocken, oder gar verhärtet, so fehlt ihm der Grad von Elastizität, der zu diesem Zwecke erforderlich ist, er wird also das Hören nicht befördern, sondern erschweren und hindern, gerade so, wie die Krystallinse, die im gesunden Zustande ein Beförderungsmittel des Sehens ist, im verdunkelten Zustande ein Hinderungsmittel des Durchgangs der Lichtstrahlen werden kann. In diesem Falle kann die Perforation desselben, indem sie den freien Durchgang der Schallstrahlen möglich macht, eine Radicalkur der Schwerhörigkeit bewirken. Der Kranke wird nie so gut hören, wie mit einem gesunden Tympanum, aber doch besser, wie mit einem kranken, eben so wie der am grauen Staar Operirte zwar nicht so gut sieht, als mit einer gesunden Krystallinse, aber doch besser als mit einer verdunkelten. — Es ist wahrscheinlich, daß diese Ursache der Taubheit eine der häufigsten ist, sie läßt sich mit Wahrscheinlichkeit daran erkennen, wenn die Veränderungen der Luft (Feuchtigkeit, Trockenheit ꝛc.) einen großen Einfluß auf das Gehör haben, und wenn der Kranke durch den Mund noch etwas hören kann.

Zweitens, im Falle, daß die Eustachische Röhre verstopft und die Ursache der Taubheit ist, durch Eröffnung eines neuen Weges, wodurch die Luft in die Trommelhöle dringen kann.

Drittens aber kann diese Operation auch dadurch nützen, daß durch das unmittelbare gewaltsame Eindringen der Luft und der Schallstrahlen in die innere Höle des Ohrs ein solcher Nervenreiz erregt wird, daß dadurch die Reizbarkeit äußerst erhöht, und Empfänglichkeit für den Schallreiz hervorgebracht wird,

wird, die vorher fehlte, so wie spirituöse Getränke, entzündlicher Zustand, ähnliche Phänomene sowohl bei paralytischer Gehör- als Gesichtsschwäche erregen können. Dieser Effect wird wahrscheinlich nur momentan seyn, ja bei schon vorhandener, großer Reizbarkeit könnte auch das Gegentheil durch Ueberreizung erfolgen. Daher auch gewiß bei noch vorhandener Hörkraft, besonders bei der Art Gehörfehler, wo nur ein mäßiger Schall vernommen wird, aber ein starker gleich Betäubung erregt, die größte Vorsicht mit dieser Operation zu empfehlen ist. — Dieß wäre also ein Beweis, daß sie nicht so ganz gleichgültig ist, und, wie man glaubt, wenn auch nicht helfen, doch nie schaden könne.

Auch fragt sichs, ob es wohl so ganz gleichgültig ist, wenn bei der Operation Blut in die innere Höle des Tympanum fließt, oder wenn man Wasser und ähnliche Flüssigkeiten hineinlaufen läßt. Kann dieser neue ungewohnte Eindruck bei so zarten Theilen nicht nachtheilige Veränderungen erregen? Dasselbe gilt von Anbringung eines starken Schalls, gleich nach der Operation. — Kann dieser nicht eben so schädlich werden, wie der Eindruck des Lichts nach der Operation des grauen Staars?

Noch bedeutender ist die Gefahr der möglichen Verletzung der Corda Tympani oder der Gehörknochen bei der Operation, welche nothwendig eine unheilbare Taubheit nach sich ziehen müßte. Dieß ist unvermeidlich, wenn man ohne das Tympanum zu sehen in das Ohr sticht. Sie kann vermieden werden, wenn man nach Hunolds Methode das äußere Ohr stark auseinander zieht, und Sonnenlicht, oder auch den Focus eines starken künstlichen Lichts hineinfallen läßt, und den Punkt des Stichs an der untern und vordern Fläche des Trommelfells wählt. Auch kann man bei starker Erleuchtung den Fleck durchschimmern sehen, wo sich die Gehörwerkzeuge am Trommelfelle befestigen.

Auf jeden Fall kann man von dem Effecte einer solchen Operation erst nach 4 Wochen richtig urtheilen. — Er kann unmittelbar nach der Operation gut seyn (blos als Wirkung des starken Nervenreizes) und sich nachher, wenn dieß Stadium der Exaltation vorüber ist, wieder verlieren. — Er kann anfangs schlecht seyn, und nach und nach erst gut werden, indem der Patient erst das Hören lernen muß, da bekanntlich jede Sinnlichkeit eine eigene Kultur des Sinnes voraussetzt. — Dieß letzte würde besonders bei Taubgebornen der Fall seyn.

Auch ist die Frage, ob nicht auch die Verschiedenheit des Instruments von bedeutendem Einfluß auf den Erfolg der Operation seyn könne? Es ist gewiß nicht einerlei, ob man nach Michaelis Methode ein rundes Stückchen aus dem Trommelfelle herausbohrt, oder nach der ältern und Hunolds Manier nur mit einem feinen Troicart einen Stich in dasselbe macht, den man dann durch zweimaliges Herumdrehen des Instruments abrundet. Im erstern Falle ist es natürlicherweise leichter möglich, daß nach der Operation Blut, oder das zum Ausspülen hineingebrachte Wasser in die innere Höle des Ohrs eindringt. Auch fällt das ausgebohrte Blättchen immer nach innen, und kann sich sodann leicht vor die innern Gehörgänge anlegen, und hinderlich werden.

Was sichert uns endlich bei einer solchen Oeffnung im Trommelfelle künftig vor dem Einfallen des Staubes, dem Einkriechen von Insekten rc. in den innern Gehörgang?

Das Resultat der Erfahrung über den Erfolg der Methode ist bisher sehr verschieden gewesen.

Ich habe auf meiner letzten Reise die würdigen Männer, die bisher die Operation gemacht haben, Herrn Hofr. Himly in Göttingen, den ersten, der sie in Teutschland unternahm, Michaelis in Marburg, und Hunold in Cassel selbst gesprochen. Die erstern beiden haben bis jetzt keine auffallenden Wirkungen davon beobachtet. Der letztere aber hatte im Julius schon 120 Gehörkranke operirt, und versicherte, daß die Hälfte davon mehr oder weniger Hülfe erhalten hätte. — Hier in Berlin ist die Operation in dem Königl. Taubstummeninstitut an 18 taubstummen Kindern gemacht worden, aber ohne den allergeringsten Effect, welches freilich auch zu vermuthen war, und nichts gegen die Operation beweiset, da bei diesen Unglücklichen die Ursache nicht in einem mechanischen Fehler der äußern Gehörwerkzeuge, sondern in einer Lähmung oder Desorganisation des Gehörnerven liegt, welche freilich diese Operation nicht heben kann.

XI.

Ueber die Verbindung des Mercurs mit dem Schwefel, ihre Vortheile und Nachtheile in der Medizin.

(Journal der praktischen Heilkunde. XXIV. Band. 4. Stück.)

Quecksilber und Schwefel gehören zu den Heroen unsers medizinischen Streitheers. Jedes für sich thut große Wirkungen, beide vereinigt bringen neue, und ebenfalls herrliche, Wirkungen hervor, aber es entsteht dadurch eine Modification, wodurch das Quecksilber aufhört Quecksilber zu seyn, und ein neues Mittel erzeugt wird, das in Absicht seiner Heilkraft besondere Aufmerksamkeit verdient.

Es ist die eigenthümliche Eigenschaft des Schwefels, die Metalle zu vererzen, d. h. zu transformiren und zu neutralisiren. Dieß lehrt uns schon die mineralogische Chemie, und die medizinische Erfahrung bestätigt es noch mehr. Daher ist Schwefel unser Hauptmittel bei metallischen Vergiftungen, durch Blei, Arsenik rc. um den Metallen ihre angreifende und zerstörende Wirkung auf den Organismus zu nehmen. — Am meisten zeigt sich diese Kraft aber bei dem Quecksilber. Die Beimischung des Schwefels bewirkt: einmal, daß das Quecksilber weniger caustisch auf den Darmkanal und angrenzende Theile wirkt, daher auch länger ohne solchen Nachtheil für die Verdauung fortgesetzt werden kann; ferner daß es weniger, und bei starker Beimischung gar nicht, Speichelfluß erregt, aber eben dadurch auch die spezifische Kraft, das venerische Gift zu dämpfen, welche mit der Speichelfluß erregenden Kraft analog zu seyn scheint, verliert; und endlich, daß es mehr dadurch volatilisirt und perspirabel gemacht wird, da es seiner ursprünglichen Natur nach einen sehr fixen Charakter hat.

Diese Modification erhält das Quecksilber nicht blos, wenn es außer dem Körper chemisch oder mechanisch mit Schwefel verbunden wird, in der Gestalt des Zinnober, Aethiops mineralis et antimon. das Pulvis Plummeri etc., sondern auch, wenn zugleich mit dem innern Gebrauche Schwefelbäder angewendet werden — ein neuer Beweis, daß auch bei den Schwefelbädern durch die Haut der Schwefel in den Organismus eingeht.

Es entstehen dadurch für die medizinische Anwendung Vortheile und Nachtheile, welche letztere man kennen muß, um sie zu vermeiden.

Die Vortheile sind, daß wir das Quecksilber in Verbindung mit Schwefel weit anhaltender ohne Furcht des Speichelflusses, der Verdauungsstörung, der Mercurialvergiftung, anwenden können, daß es deshalb bei Krankheiten, wo es uns nicht auf die spezifische antivenerische Kraft ankommt, z. E. Scrofeln, Gicht, Rheumatismus, desgleichen bei Kindern und sehr reizbaren Subjecten in dieser Verbindung weit passender ist, daß es bei Hautkrankheiten dadurch ungleich wirksamer wird, und sonach in dem Zeitraum der venerischen Krankheit, wo der spezifische Charakter des Giftes schon größtentheils gedämpft ist *)

Die Nachtheile sind, daß das Quecksilber dadurch einen großen Theil seiner antisyphylitischen Kraft verliert, daher es bei bedeutenden venerischen Uebeln nie in dieser Verbindung angewendet werden darf, weil sonst das Uebel entweder gar nicht geheilt oder, was noch schlimmer ist, zwar eine scheinbare Besserung, doch keine Radicalkur bewirkt wird. Diese Bemerkung scheint mir sehr wichtig, und noch zu wenig beherzigt. Sie gilt selbst von dem Gebrauche der Schwefelbäder, und es sind mir mehrere Beispiele bekannt, wo der Gebrauch des Quecksilbers in Verbindung mit Schwefelbädern lange bei venerischen Kranken fortgesetzt wurde, ohne daß das Uebel sich besserte. — Auch die Wirkung des Quecksilbers zur Zertheilung örtlicher Entzündungen wird dadurch geschwächt, und es ist da immer zu rathen, so lange der Fall dringend, und schnelle Hülfe erforderlich ist, das Quecksilber allein zu geben. In der Folge beim chronischen und länger nöthigen Gebrauch kann Schwefel damit verbunden werden.

*) S. hierüber meine Abhandlung über die venerische Krankheit in meinem System der praktischen Heilkunde II. Bd. 2. Abtheilung.

XII.

Bemerkungen über das contagiöse Nervenfieber, oder die Kriegspest, welche im Winter 180$\frac{6}{7}$ in Preußen herrschte.

(Journal der praktischen Heilkunde. XXVI. Band. 3. Stück.)

Im Herbste des für Norddeutschland so unglücklichen Jahres 1806, so wie im darauf folgenden Winter und Frühjahre, herrschten in allen den Gegenden, die die Schrecknisse des Krieges erfuhren, bösartige und ansteckende Nervenfieber, die alten treuen Unglücksgefährten des Krieges, in den ältesten Zeiten Pest, in den folgenden Faulfieber, jetzt Nervenfieber, Typhus genannt. — Mangelnde und schlechte Nahrung, Furcht und niederschlagende Gemüthsaffecte, Zusammendrängung der Menschen und Erkältung, diese unzertrennlichen Folgen des Krieges, besonders der Wintercampagnen, müssen auch immer das nämliche Resultat hervorbringen. — Heilige, in der Zeit der Noth doppelt heilige, Pflichten führten mich durch alle Provinzen, die der Schauplatz des Elends waren. Sechs Monate lang hatte ich fast unaufhörlich mit jenem Feinde zu kämpfen, der das Maaß unserer Leiden voll machte, und auch das Edelste und Höchste nicht verschonte.

Ich hatte dadurch Gelegenheit, dieses gefährliche Uebel in mancherlei Formen und mit einer Aufmerksamkeit zu beobachten, die theils durch die hohe Wichtigkeit der Kranken, theils durch meine isolirte Lage, die mir erlaubte, mich diesem Gegenstande fast ausschließlich zu widmen, erhöht wurde; und ich halte es für Pflicht, die dabei gemachten Bemerkungen dem Publikum mitzutheilen; in der Hoffnung, daß sie, so wie mir, auch andern nützlich seyn werden. Sie mögen als Supplement meiner vor 9 Jahren in VII. B. 1. St. dieses Journals erschienenen und auch besonders abgedruckten Abhandlung über das Nervenfieber dienen.

Außer den allgemeinen schon oben erwähnten Ursachen, kamen bei unsern Reisenden noch die Strapazen und Unordnungen der Reise, die Sehnsucht nach den Zurückgelassenen, und das ungewohnte nördliche See-Clima hinzu, daß sie noch weit mehr und heftiger an dieser Krankheit litten, als die Einwohner. Auch ist es eine, fast bei allen epidemisch herrschenden Krankheiten bestätigte Erfahrung, daß Fremde immer in höherem Grade davon ergriffen werden, als Einheimische.

Die Krankheit pflegte im Herbste und Anfange des Winters immer mit Diarrhoe anzufangen. Dieses Uebel herrschte damals sehr allgemein bei den Reisenden, als eine natürliche Folge der Erkältung und der Veränderung der Getränke und Nahrungsmittel, besonders des Wassers einige Orte. Sie ging 8, 14 Tage, auch länger vor dem Ausbruche des Fiebers vorher, und war ein Umstand von der äußersten Wichtigkeit, theils als Ursache der Krankheit, theils als wirklicher Localanfang derselben selbst. Es wurde nämlich durch den Säfteverlust nicht blos der Grad der allgemeinen Schwäche außerordentlich erhöht, sondern es bildete sich auch dadurch eine örtliche Schwäche des Darmkanals, die mit in die Krankheit überging, und theils durch fortdauernde Diarrhoe die allgemeine Schwäche und also die Gefahr fürchterlich vermehrte, theils dieses Organ zum vorzüglich leidenden Theil und zum Sitze bedenklicher und dem Ganzen Gefahr bringender Symptome machte, — folglich in aller Rücksicht ein Hauptgegenstand der Behandlung seyn und bis zum Ende bleiben mußte. — War es möglich die Diarrhoe bald nach ihrer Entstehung zu hemmen, und wurden dann geraume Zeit passende Stärkungsmittel nachgebraucht, so entstand kein Nervenfieber. Zu Ende das Winters wurden die Diarrhoeen seltener, und das Nervenfieber entstand auch ohne sie.

Auch diesmal bestätigte sich die Erfahrung vollkommen, daß Kinder, und junge, vollblütige, reizbare Körper die Krankheit leichter erhielten, und viel gefährlicher hatten, als Menschen von 40 und mehrern Jahren, ohnstreitig eine Folge der in diesen Jahren größern Erregbarkeit, des höhern Wärmegrads, und der dadurch leichtern Erschöpfbarkeit der Lebenskraft, die in der Folge durch die Abnahme der Reizbarkeit und zunehmende Festigkeit der Organisation mehr fixirt wird, und, wenn ich mich des Ausdrucks bedienen darf, eine größere Tenacität erhält.

Mehrentheils ging zwar ein Zeitraum von Mattigkeit, Appetitmangel, Uebelseyn, fieberhafte Anlage u. s. w. vor dem wirklichen Ausbruche vorher, aber nicht immer, denn es wurden, besonders zu Ende des Winters und im Frühjahre, Leute bei völligem Wohlseyn plötzlich davon befallen. Dies waren die Fälle, wo es Folge einer unmittelbaren Ansteckung whr. Ich erinnere mich eines sehr jungen sehr thätigen Chirurgus, der bei der Besuchung seiner Kranken einen in einem heißen, eingeschlossenen Zimmer und in einem ekelhaften Gestanke findet. Dies afficirt ihn auf der Stelle dergestalt, das er einen Ekel mit Schauer bekommt, der ihn auch nach Hause begleitet, und der in wenig Tagen in das heftigste und gefährlichste Nervenfieber überging, wovon jener Augenblick offenbar der Infections-Moment gewesen war.

Häufig stellte es sich in den ersten Tagen unter der Gestalt eines rheumatischen oder catarrhalischen Fiebers, mit abwechselndem Schauer und Hitze, und Gliederschmerzen dar. Doch zeigten Ermattung, die Eingenommenheit und ein drückendes Weh im Kopfe dem aufmerksamen Beobachter den verborgenen Feind an. Oft waren die Beschwerden in den ersten Tagen noch so leicht, daß die Kranken herum gingen, und oft durch Erkältung und Diätfehler die Krankheit verschlimmerten. — Nun stellte sich ein heftiger, oft unerträglicher, und mir dem Gefühle der Betäubung verbundener Kopfschmerz (das Hauptsymptom, das dies nun ausgebildete Nerverfiebers charakterisirte) ein, die äußere Hitze nahm zu, der Puls wurde schneller, ungleich, der Urin trübe und jumentos; es stellten sich Zittern, Delirien und Sehnenzucken, große Empfindlichkeit der Augen gegen das Licht, der Ohren gegen den Schall, ein, die Diarrhoe dauerte fort. Dies waren die Hauptsymptome des geringern Grades. — Stieg aber die Krankheit zu dem höhern Grade, so gesellten sich außer der zunehmenden Diarrhoe, Meteorismus, Borborygmen, schmerzhafte Berührung des Unterleibes, unaufhörliches Phantasiren, meistens, still und in sich gekehrt, doch zuweilen in Raserei übergehend, äußere Krämpfe, Crocidismus und Carpologie, äußerste Empfindlichkeit der Augen und Ohren, oder das Gegentheil, Taubheit und Lichthunger, Schlafsucht, Gefühllosigkeit, äußerste Ermattung, ein immer schnellerer und kleinerer Puls (bis zu 140 Schlägen in der Minute) Schluchsen, Würgen und Erbrechen, Dysurie und Ischurie, colliquative, klebrige Schweiße, Petechien, seltener Friesel, Nasenbluten, Blutabgang durch den Stuhl, unwillkührliche Ausleerungen, schwarze, trockne Zunge, faulichter Gestank des Schweißes und der andern Ausleerungen, (genug, alle Zeichen, die die faulichte Modification des Typhus, das sogenannte Faulfieber, charakterisiren) und eine besonders auffallende Verstellung der Gesichtszüge, dazu, die ich nie so ausgezeichnet bemerkt habe, und die immer ein Zeichen großer Gefahr, so wie ihr Verschwinden das sicherste Zeichen der Besserung war.

Ich unterschied deutlich drei Grade der Krankheit: den geringern, wenn keine Delirien erschienen, den heftigern, wenn Delirien vorhanden waren, und den heftigsten, wenn die Zeichen der Putrescenz eintraten.

Die Dauer des völlig ausgebildeten Nervenfiebers war jederzeit 21 Tage. Bei den geringern Graden trat zwar früher schon Nachlaß der Krankheit ein, aber doch dauerte das Fieber immer bis zu diesem Termin, und wenn auch schon alle andern Zeichen, selbst der Puls, zum Natürlichen *) zurückgekehrt waren, so zeigte doch der Urin bis dahin jederzeit die, diesem Fieber eigenthümliche, jumentose Beschaffenheit. Bei dem heftigsten Grade dauerte das Fieber mit den in seiner größten Höhe gewöhnlichen Symptomen immer bis zu diesem Zeitpunkte; und bis dahin, aber auch nur bis dahin, dauerte der tödliche Zeitraum; denn nach dem 21sten Tage habe ich keinen Todesfall beobachtet. Nach dem 21sten Tage ließ nun zwar in solchen Fällen die Todesgefahr nebst den gefahrvollsten Symptomen nach, aber das Fieber, die Delirien, krampfhafte Bewegungen, äußerste Kraftlosigkeit, dauerte noch, oft lange, fort, und die Reconvalecenz war äußerst langsam, und immer noch mit Gefahr von Rezidiven verbunden. Die, welche das Fieber im höchsten Grade gehabt hatten, waren noch in der achten Woche nicht fähig auf den Füßen zu stehen, und die geringste Anstrengung der Kräfte konnte Ohnmacht erregen. Es gehörte immer ein volles Vierteljahr dazu, ehe der Körper seine ganze Integrität wieder erlangte; so groß war die Schwächung und Zerrüttung, welche diese furchtbare Krankheit im Organismus hervorbrachte. Die Delirien dauerten zuweilen noch mehrere Wochen, selbst nach völlig gehobenem Fieber fort. Ja es kamen einige Beispiele vor, wo ein chronischer Wahnsinn nachfolgte, besonders in einem Falle, wo der Kranke während

---

*) Wer das Wort normal mehr liebt, den bitte ich statt natürlich immer normal zu lesen.

des Fiebers einigemal entsprungen war, und sich stundenlang in kaltem Wasser verweilt hatte.

Der Tod erfolgte immer in einem soporösen Zustande, nach vorhergegangenen örtlichen Lähmungen, und mit allen Zeichen einer nervosen Apoplexie; in den drei Fällen, die ich beobachtete, am 11ten, 14ten und 18ten Tage.

Das wichtigste Zeichen zur Bestimmung der Zunahme und Abnahme der Krankheit und Lebensgefahr war der Puls, und zwar seine Frequenz und Celerität. *) Je häufiger und geschwinder der Puls wurde, desto höher stieg auch immer die Krankheit und die Gefahr. Fieber, bei denen der Puls, wie dies bei mehrern der Fall war, die natürliche Geschwindigkeit nicht viel überstieg, waren, wenn sich auch andere bedenkliche Zufälle einstellten, nicht lebensgefährlich; und bei denen, wo die Geschwindigkeit des Pulses groß war, war die Abnahme derselben immer die erfreulichste und gewisseste Anzeige der abnehmenden Krankheit und Gefahr, gesetzt auch, daß andere bedenkliche Zufälle fortdauerten. — So wahr blieb es auch hier, daß der Puls immer das Hauptzeichen

*) Sehr richtig unterscheiden die Semiotiker die beiden Pulsarten: Frequenz und Celerität; die erstere Häufigkeit der Zusammenziehung des Herzens, der Zahl, und das letztere, Geschwindigkeit in den Akt der einzelnen Zusammenziehung selbst, so daß auf die Ausdehnung der Arterie unmittelbar, und ehe sie noch Zeit hat, vollkommen zu geschehen, die Zusammenziehung folgt, welches also mit der Frequenz gar nichts zu thun hat, ja ohne sie da seyn kann. Die Celerität hat ihren Grund immer in der Arterie selbst, die Frequenz im Herzen. Verbindung der Celerität mit Frequenz zeigt immer den höhern Grad der Schwäche an.

zur Bestimmung der Kraft des Herzens und Blutsystems ist, und, in so fern dieses das Grundsystem des thierischen Lebens ist, zur Bestimmung der Energie der Lebenskraft überhaupt; — freilich nur für solche, die ihn zu fühlen und zu verstehen wissen. — Der Charakter der Veränderlichkeit der Symptome, der diese Fieber überhaupt auszeichnet, war auch diesem eigen. Der Puls war oft jede Stunde anders, so daß man sich sehr hüten mußte, von einem Besuche auf den Zustand des Kranken zu schließen. Eben so der Charakter der Ungleichheit, so, daß die einzelnen Schläge weder an Geschwindigkeit, noch Stärke sich gleich waren.

In der Höhe des Fiebers waren immer zwei Exacerbationen täglich bemerkbar· eine, die des Vormittags eintrat und des Mittags ihre Höhe hatte, die andere, die gegen Abend anfing und um Mitternacht ihre Höhe erreichte.

Der Urin war durch die ganze Krankheit jumentos, wie Lehmwasser, und je gefährlicher die Krankheit, desto dicker wurde er. Im schlimmsten Fall sahe er aus wie Bier, mit einem mehrere Finger dicken, weißen Bodensatze, gleich eingerührtem Lehme. Aeußerst gefährlich war es, wenn er in der Höhe der Krankheit plötzlich hell und klar wurde; dies zeigte innern Krampf an, und es folgten stets heftige Delirien oder Krämpfe darauf. — Das beste Zeichen der Besserung war, wenn der Urin sich allmählig abklärte, mit abnehmender Dicke und Menge des Bodensatzes, zuletzt oben her ganz klar und citronenfarbig wurde, und unten einen leichten, gleichförmigen, weißlichen Bodensatz hatte. — Das alte, schon nach Hippocrates Ausspruch, tödtliche Zeichen, eines mit der Spitze oben auf der Oberfläche des Urins aufgehängten, nach unten zu sich ausbreitenden und in dieser Lage verharrenden, sich nachher nicht zu Boden senkenden, Wölkchens, war auch hier jedesmal ein tödtliche Anzeige — Merkwürdig war die schon von Tichy aufgezeichnete Beobachtung, die ich bei einem Kranken in der Zeit der Crise machte, daß der übrigens klare, rheinweinähnliche Urin eine Menge herumschwimmender, kleiner Körper enthielt, welche die Gestalt von kleinen Krystallen, Spitzen, Blättchen und Fasern hatten, und an 14 Tage lang fortdauerten. Sie zeugten auch hier, wie immer, eine langwierige und schwere Reconvalescenz.

Ueberhaupt war das Urinsystem häufig der Sitz krampfhafter Zufälle. Strangurie und Dysurie waren sehr gewöhnlich; auch kam einigemal völlig Urinverhaltung vor.

Ein constantes Symptom des höhern Grades war das allgemeine Zittern, und das beständige Herumgreifen. Spielen und Suchen auf der Bettdecke (Crocidismus). — Das Flockenlesen (Carpologia) kam nur beim tödtlichen Ausgange hinzu, und war eigentlich, was es nach meiner Erfahrung immer ist, der Anfang des Agonisirens.

Partielle Lähmung der Zunge (d. h. daß der Kranke einzelne Buchstaben, hauptsächlich die Lingualen: L, T, nicht recht aussprechen kann, und daher etwas undeutliches in der Sprache bekömmt) war auch hier immer ein tödtliches Zeichen. Es äußerte sich zuweilen gleich beim Eintritte des Fiebers, und war auch da schon ein Beweis des traurigen Ausganges. Es deutet an, daß die Macht des Fiebers schon die innern, edlern Theile des Sensoriums paralytisch afficirt hat, und daß diese partielle Lähmung allgemein werden wird, und bleibt eins der wichtigsten und schwersten Zeichen.

Oefteres Würgen, auch hinzukommendes Erbrechen der genossenen Dinge, war immer ein sehr bedenkliches, Gefahr drohendes Symptom.

Die Taubheit war immer ein heilsames, einen guten Ausgang verkündendes Zeichen, wenn sie permanent war; war sie aber inconstant, und wechselte mit feinem Gehöre ab, so war es ein desto übleres.

Bei vielen stellte sich mit der dritten Woche ein Husten, etwas catarrhalisches, ein. Er war immer heilsam und ein Begleiter der Krise. Bei einem Kranken von der gefährlichsten Art entstand in dieser Zeit ein heftiger Speichelfluß, der an 4 Wochen lang dauerte, und die Wiederherstellung verlängerte, die aber außerdem vielleicht gar nicht möglich gewesen wäre. — Bei den meisten traten mit der kritischen Periode allgemeine Schweiße ein, die mit sichtbarer Erleichterung verbunden waren, die Wiederherstellung beförderten, und gut abgewartet werden mußten. — Bei einigen Kranken von der gefährlichsten Art stellte sich in der vierten, fünften Woche ein allgemeiner Ausschlag, schwärende Pusteln, den Furunkeln ähnlich, ein.

Die Kur bestand in Erhebung und Erhaltung der Kräfte durch eine möglichst allgemeine und dem Grade der Krankheit angemessene Anwendung der flüchtigern Reizmittel, mit beständiger Rücksicht auf den vorzüglich geschwächten und immer zu Diarrhoe geneigten Darmkanal. Die Krankheit verlangte und

vertrug

vertrug durchaus nur flüchtige Reizmittel, die China so wie andere fixe Roborantien durchaus nicht; und ich habe noch nie eine Nervenfieberepidemie gesehen, wo dies so allgemein und so auffallend der Fall gewesen wäre. Sie erregte allemal beschleunigten Puls, größere Schwäche, Diarrhoe, Magendrücken, Beängstigung. Die Ursache lag zwar zunächst wohl in dem hohen Grade von irritabler Schwäche des Darmkanals, für die die fixen Bestandtheile dieses Mittels ganz unverdaulich, und als Cruditäten belästigend wurden; doch nicht allein, denn ich habe Kranke gesehen, die nur einen geringen Grad des Nervenfiebers, keine Diarrhoe und noch so gute Verdauungskräfte hatten, daß sie mit Appetit aßen und gut verdaueten, und bei denen dennoch die China jedesmal Vermehrung des Fiebers, Beängstigung, größere Schwäche und Unwohlseyn hervorbrachte. Der Grund schien mir darin zu liegen, daß es keine reine Schwäche war, (denn bei Fiebern von reiner Schwäche, z. B. bei den Nervenfiebern, die von Erschöpfung der Kräfte, Ausschweifung u. dergl. entstanden sind, vertragen die Kranken auch in hohem Grade der Krankheit die China sehr gut), sondern daß hier die Schwäche das Product der positiven Einwirkung eines feindseelig auf den Organismus wirkenden flüchtigen, theils atmosphärischen, theils contagiösen Stoffes war, dessen Verarbeitung und Entwickelung ein Hauptgeschäft der Fieberoperation und eine Hauptbedingung der Erhebung und Wiederherstellung der Kräfte war. So wie die Schwäche mehr ein Unterliegen der Lebenskraft unter der Einwirkung dieses in den Körper eingedrungenen Stoffes war, so mußte auch die Stärkung nicht blos Erhebung der Kräfte, sondern auch Entfernung dieses lähmenden Prinzips bewirken, wenn sie ihren Zweck vollkommen erreichen sollte. Dies zusammen konnten nur flüchtige Mittel hervorbringen, indem sie zugleich die Kräfte erhoben und jenen Stoff verflüchtigten, die fixen aber nicht, und am wenigsten die China, das fixeste unter allen; denn sie figirten zugleich jenen Stoff, und vermehrten durch Festhaltung des Feindes den verderblichen Reiz und die Oppression der Lebenskraft.

Im Anfange der Krankheit und bei geringerm Grade war ein Infusum Valerianae mit Ammonium aceticum und ein nicht zu starker Zusatz des Hoffmannschen Liquors (½ Quentchen auf 24 Stunden), Fliederthee mit Wein, warmes Verhalten, Ruhe und horizontale Lage die beste und oft hinreichende Behandlung. Nur war in Absicht des Ammonium aceticum große Aufmerksamkeit nöthig, weil es leichtlich Diarrhoe erregte, in welchem Falle es sogleich weggelassen werden mußte.

Bei dem höhern Grade der Krankheit mußte die Dosis der Valeriana, des Hoffmannschen Liquors vermehrt, Serpentaria hinzugesetzt, der Gebrauch des Weins verstärkt, und noch äußere Reizmittel, besonders Sinapismen und das Waschen mit aromatischen Spirituosis damit verbunden werden.

Bei dem höchsten Grade aber mußte die Kraft, Mannigfaltigkeit und Allgemeinheit der Reizmittel in dem möglichst stärksten Grade concentrirt werden, wenn die dem Verlöschen nahe Flammen des Lebens erhalten und zu neuem Leben angefacht werden sollte. Es war nicht genug, die intensiv kräftigsten Mittel ausgewählt zu haben, es mußten auch mehrere vereinigt und in zweckmäßiger Abwechselung angewendet werden, um durch den immer neuen Reiz und die qualitative Verschiedenheit die so leicht in Unwirksamkeit übergehende Monotonie der Einwirkung zu unterbrechen: und endlich mußte nicht blos ein Organ der einzige Einwirkungspunkt der Reize bleiben, sondern auch die Applicationspunkte mußten immer gewechselt, und alle benutzt werden, die in der Gewalt der Kunst standen, weil die anhaltend immer gereizte Stelle nothwendig zuletzt ihre Reizbarkeit und die Fähigkeit, die in ihr hervorgebrachte Erregung aufs Ganze fortzupflanzen, verlor. Genug, die Kunst bestand hier in der Auswahl der Mittel, nach ihrer quantitativen und qualitativen Beschaffenheit, ihrem gehörigen Wechsel, und der Vervielfältigung der Applicationspunkte; und dadurch allein wurde es möglich, Kranke, die schon im Sterben waren, noch dem Tode zu entreißen. Ich will über jedes mich ausführlicher erklären.

Was die Auswahl betrifft, so mußten, je höher die Schwäche stieg, auch desto durchdringendere flüchtige Reizmittel gewählt werden, unter denen Campher, Moschus, Aether, Alkohol, Opium, Zimmt, aetherische Oele, besonders aber der Wein die Hauptsachen waren. Nur mußten damit immer noch Mittel von anhaltenderer Reizkraft, wenn auch intensiv weniger kräftig, verbunden werden, besonders Valeriana, Serpentaria, Calamus; wodurch der doppelte Vortheil erreicht wurde: einmal die flüchtig excitirende Wirkung jener Mittel dauerhafter zu machen, anderntheils die Gefahr der Ueberreizung und Erschöpfung der Lebenskraft zu verhüten.

Das Opium stand als das schnellwirkendste, durchdringendste, flüchtigste, und zugleich krankhafte Stoffe am schnellsten verflüchtigende Mittel obenan, und es war für unsere Epidemie noch dadurch ganz geeignet und ganz unentbehrlich, weil es die immer vorhandene Neigung zur Diarrhoe und andern krankhaften Affectionen des Darmkanals am sichersten und schnellsten hemmte. Aber eben jener Vorzug der größten und durchdringendsten Reizkraft machte es auch hier, wie immer, zu dem gefährlichsten Mittel dieser Klasse, und forderte die größte Vorsicht und Kunst des Arztes, es so anzuwenden, daß seine Wirkung immer nur auf dem Punkte heilsamer Erregung stehen blieb, und nicht in schwächende und lebenszerstörende Ueberreizung überging; da bekanntlich kein Mittel dieser Klasse auf die Vitalität so zerstörend, und so unwiederbringlich zerstörend wirkt, als dieses. Dies wird dadurch erreicht, einmal, wenn man dies Mittel immer nur als Würze, als Acumen der übrigen Reizmittel betrachtet, und indem man andere zur Basis nimmt, das Opium nur als Zusatz benutzt, um ihnen den höchsten Grad der Flüchtigkeit zu geben, wodurch man den Vortheil gewinnt, mit einer geringen Quantität Opium den nämlichen Effect zu erhalten, und den Nachtheil zu vermeiden, den die Menge des Opiums mit sich führen würde, wenn man jenen Effect durch Opium allein erzwingen wollte; zweitens, wenn man das Opium lieber öfter in kleinen Gaben, als selten und in starken auf einmal reicht, da bei letzterm die Ueberreizung weit leichter erfolgt. Drittens, wenn man dasselbe immer mit solchen Mitteln verbindet, welche durch ihre anhaltender reizende und positiv belebende Kraft die Erschöpfung der Vitalität durch das Opium verhüten, und in so fern als Corrigentia des Opiums betrachtet werden können, wohin ich vorzüglich Valeriana, Serpentaria Aromata, die Naphthen, den Kaffee, unter allen aber am meisten den Wein rechne; und endlich, wenn der Arzt beständig die größte Aufmerksamkeit anwendet, um die Erscheinungen gleich zu bemerken, die den zu starken Gebrauch und die anfangende Ueberreizung anzeigen, und dann sogleich die Dosis vermindert, oder es auf einige Zeit ganz aussetzt. Sie sind: zunehmende Betäubung und Phantasien, Schlafsucht, colliquative Schweiße, apoplectische Langsamkeit, oder zunehmende Schnelligkeit und Kleinheit des Pulses *) Hauptsächlich mußte der Zeitpunkt wohl beobachtet werden, wo die Kräfte sich schon zu heben anfingen, und wo die nämliche Gabe, die noch vor wenig Tagen wohlthätig und belebend war, jetzt viel zu stark und lebensverderblich wurde. **)

---

*) Ich verweise hierüber auf das, was ich in meinem System der praktischen Heilkunde II. Band, Typhus, und in meiner Abhandlung über das Nervenfieber davon gesagt habe.

**) Ich bin von neuem überzeugt worden, daß gerade die beiden entgegengesetzten Endpunkte der Kunst, (wenn ich mich so ausdrücken darf) das Opium und das Aderlaß, darin ganz miteinander übereinkommen, daß ihre richtige Anwendung das Meisterstück der Kunst und das sicherste Kennzeichen des vollendeten Künstlers ist, daß aber der leider jetzt so häufige, übermäßige und oft so ganz unzeitige Gebrauch des ersten Mittels gewiß ein unersetzlicher Schade, und wahrlich kein Beweis des Fortschreitens unserer Kunst ist. Das Mittel macht es nicht, sondern die Kunst, und je heroischer das Mit-

Der Moschus war ganz unentbehrlich, theils als ein höchst flüchtiges und doch weniger als das Opium die Vitalität zerstörendes Mittel, um in den höchsten Graden der Schwäche den nöthigen Grad der Erregung zu unterhalten, ohne das Opium zu stark anwenden zu müssen; theils als Corrigens dieses letztern Mittels selbst; theils um gewisse Modificationen und Symptomen der Krankheit, für die seine Wirksamkeit spezifisch geeignet zu seyn scheint, schneller und kräftiger zu beseitigen. Dahin gehört das Flechsenzucken (immer ein sicheres Anzeichen für den passenden Gebrauch des Moschus), die wirklichen Zuckungen, die Delirien und Rasereien, und die trockne, krampfhaft verschlossene Haut. Auch war er bei allen, die Brust betreffenden Krämpfen, vorzüglich heilsam; für die er, wie uns das Asthma acutum und der Keichhusten zeigen, eine spezifische Wirksamkeit besitzt.

Der Campher stand ihm zur Seite, und hatte in der Höhe der Krankheit gleiche Vorzüge mit dem Moschus, zur Erhaltung des kräftigen Reizgrades und zur Unterstützung und Correction des Opiums. Der passendste Fall für ihn war, wenn der Puls äußerst klein und weich und die Haut offen war,

---

tel, desto mehr verlangt es die letztere, und desto verderblicher wird es in der Hand des Unkundigen. Solche Mittel sollten eigentlich nur den Meistern überlassen, und allen andern von Seiten ihrer ganzen Gefährlichkeit dargestellt werden. — Was hat wohl die Menschheit dadurch gewonnen, daß das Heer der Halbärzte statt des Aderlaßschneppers jetzt die Opiumflasche bei sich führt? — Nichts, als daß jetzt durch Ueberreizung eben so viel Unheil angerichtet wird, als sonst durch Entreizung. Und nach meiner Meinung ist der Schaden der Entreizung immer noch eher wieder gut zu machen, als eine Opiatüberreizung.

mit Betäubung und soporösem Zustande oder äußerster Kraftlosigkeit. Hier wirkte er schneller, als Opium und Moschus zur Wiederbelebung des ganzen Systems. War der Puls klein und härtlich, und die Haut verschlossen, so war Moschus passender, der Campher hingegen vermehrte die Hitze, ohne die Haut zu öffnen. Die einzige unangenehme Eigenschaft, die er hat, ist, daß er in starken Dosen leicht den Magen angreift und Uebelkeit, Würgen und Schluchzen erregt. Deshalb mußte er nicht in zu starken Dosen gegeben, und mit Aromen oder Naphthen u. dergl. verbunden werden. Auch war er, was besonders in solchen Fällen sehr zu benutzen war, in der äußerlichen Anwendung von vorzüglicher Wirksamkeit.

Die ätherischen Oele waren herrliche Mittel, um die reizende Wirkung der flüchtigsten Mittel zu unterstützen und anhaltender zu machen. Vorzüglich verdanke ich zweien die ausgezeichnetste Hülfe, dem Oleum aethereum Valerianae, bei äußerster Schwäche und den gefährlichsten Krämpfen und dem Balsamus Vitae Hoffmanni, *) diesem Inbegriff der ausgesuchtesten ätherischen und balsamischen Substanzen, den ich bei großer und anhaltender Schwäche immer den flüchtigsten Reizmitteln zusetzte, um ihre Wirkung permanenter zu machen.

Die Naphthen, besonders die Naphtha sulphurica und acetica, dienten als treffliche Verstärkungsmittel des flüchtigen Reizes und zugleich als Corrigentia des Opiums.

---

*) Ich kann nicht läugnen, daß ich in solchen Fällen, wo das Mittel innerlich gebraucht wird, und viel leisten soll, die alte Hoffmannische Vorschrift der neuen veränderten vorziehe.

Der Wein aber übertraf doch alle übrigen Reizmittel an Wohlthätigkeit und Fortdauer der Wirkung, und ich habe mehrere Beispiele gesehen, wo trotz der kräftigsten Anwendung der genannten flüchtigsten Mittel dennoch es nicht eher mit der Besserung vorwärts ging, bis ein guter Wein zu Hülfe genommen wurde, so wie andere, wo der Wein in gehöriger Stärke angewendet, und dazwischen gereichte Geleen und Bouillons, fast alle andere Mittel entbehrlich machten. Das vorzüglich, und hier besonders so Heilbringende des Weines ist das, daß er zugleich mit der flüchtigen auch eine anhaltende Reizkraft verbindet, daß er nicht blos reizt, sondern auch zugleich dem Organismus positiv restaurirende und belebende Stoffe mittheilt. Daher es gewiß auch sehr irrig ist zu glauben, man könnte den Wein ganz durch den Branntwein (seinen blos flüchtig reizenden Bestandtheil) ersetzen; denn eben, daß der Wein nicht blos Branntwein, d. h. flüchtig reizend ist, ihm noch andere anhaltend reizende, stärkend und restaurirende Bestandtheile beiwohnen, das eben macht ihn so heilsam und wohlthätig. Eher könnte man ihn noch durch die Naphthen, besonders die Essignaphthe, ersetzen, — aber es mußte ein ächter, edler und alter Wein seyn; ein Wein, der nicht blos Geist (wie z. B. Champagner, Burgunder) sondern auch Körper hat, z. B. ein alter Hochheimer, oder Stein= oder Franzwein. Die herrlichste Wirkung that mir hier der Xereswein, den wir glücklicher Weise sehr ächt und gut haben konnten und der, was hier die Hauptsache war, auf Magen und Nervensystem eine besonders wohlthätige Wirkung zu haben scheint, wie ich auch bei andern chro=

nischen Krankheiten beobachtet habe. — Aeußerst nützlich zeigte sich die Verbindung des Weins mit den nährenden Stoffen des Hirschhorns zum Gelee; sie war bei mehrern Kranken Wochen lang das einzige Nahrungsmittel, was sie vertrugen, und was die entscheidendste Beihülfe zu ihrer Wiederherstellung leistete. *)

Das Ammonium, gewiß nächst dem Opium eins der stärksten Reizmittel, fürchtete ich, weil es so leicht colliquative Schweiße, Ueberreizung und Putrescenz hervorbringt, wozu hier schon die Neigung so groß war. Ein einziges mal habe ich es angewendet, aber mit keinem glücklichen Erfolg.

Diese Mittel mußten nun, wie schon oben gesagt, in gehöriger Verbindung und Wechsel gegeben werden, wenn die Wirkung vollkommen erreicht werden sollte. Diese Regel, die bei chronischen Nervenkrankheiten so wichtig ist, galt auch bei diesen Fiebern, bei denen das Nervensystem auch das zuerst und hervorstechend leidende System war. In der Höhe des Fiebers wurde durch den Fortgebrauch eines und desselben flüchtigen Mittels die Empfänglichkeit dafür sehr leicht abgestumpft, oder, welches eben das heißt, die spezifische Erregbarkeit dafür erschöpft. Blieb man nun dennoch bei dem nämlichen Mittel und wollte durch Verstärkung der Dosen den Effect erzwingen, so war die Folge, daß es entweder ohne Wirkung blieb, oder daß, wenn es ein sehr flüchtiges

*) Bei ärmern Kranken mußte denn freilich oft stat des Weins der Branntwein benutzt werden, welches a[m] besten durch Vermischung einer passenden Portion m[it] dem gewöhnlichen Getränk, besonders einem aroma[ti]schen Thee, geschah.

Mittel, z. B. Opium, war, die schrecklichste Ueberreizung erfolgte. Wurde nun aber andere, selbst schwächere Mittel, dazwischen gegeben, so konnte man dadurch sogleich einen neuen Reiz hervorbringen, und selbst dem vorher unwirksamen Mittel neue Reizkraft geben. So konnte, wenn das Opium allein nichts wohlthätiges mehr leisten wollte, und sich schon die Zeichen seiner überreizenden Wirkung einstellten, der Zwischengebrauch des Kaffees eine neue heilsame Affection des Systems erregen, und die Ueberreizung aufheben. So gewiß ist es, daß man nicht mit blos quantitativen oder gradativen (d. h. nur das plus oder minus der Reizkraft beachtenden) Verschiedenheit der Heilmittel in der Medizin überhaupt, und besonders in Nervenkrankheiten, nicht auskommt; ja, daß diese Ansicht durchaus die verderblichsten Folgen für den Kranken haben kann und haben muß, indem sie uns, wenn wir consequent bleiben wollen, zwingt, die nämlichen stärksten Reizmittel, wenn sie nichts mehr wirken wollen, in immer stärkern Dosen anzuwenden, und dadurch sicher tödtliche Ueberreizung hervorzubringen; weil die Unterbrechung desselben durch ein anderes, weniger starkes Mittel durchaus Verminderung des Incitaments seyn würde, wenn die Mittel blos durch plus oder minus verschieden sind. Es wird ewig wahr bleiben, daß es auch eine quaitative Verschiedenheit der Reizkraft der Mittel, so wie er Reizfähigkeit des Organismus giebt, *) daß die

*) Es ist wirklich unbegreiflich, wie man diese sich in der täglichen Erfahrung so laut aussprechende Wahrheit, blos einem a priorischen Systeme zu Liebe, so hartnäckig bestreiten konnte. Ist es nicht eine der bekanntesten Thatsachen, daß die nämliche Quantität eines stärkern

Reizfähigkeit für ein Mittel erschöpft und doch für ein anderes, selbst gradativ schwächeres, vorhanden seyn kann, und daß eben in der Annahme dieses Verhältnisses und der Kenntniß und Benutzung dieser qualitativen Verschiedenheit der Mittel die Hauptkunst besteht, die Erregung in schwierigen Fällen lange genug auf dem hinreichenden und heilbringenden Grade der Höhe zu erhalten. Diesen Grundsätzen bin ich auch bei dieser Epidemie gefolgt, und ihnen glaube ich vorzüglich den glücklichen Succeß meiner Kuren zuschreiben zu können. Denn wie wäre es ohne dies möglich gewesen, bei einem Fieber, dessen nicht zu verändernder Gang so langsam war, daß das Stadium der Todesgefahr immer 3 Wochen dauerte, die künstliche Erregung so lange in gleichem Grade der Höhe zu erhalten, ohne es zur Ueberreizung kommen zu lassen? — Ich gründete hierauf zwei Gesetze der Behandlung, das Gesetz der Vereinigung und das Gesetz des Wechsels mehrerer qualitativ verschiedener Reizmittel. In Absicht des erstern wurden mehrere der kräftigsten Mittel, z. B. Campher, Moschus, und Opium, oder Campher, Valerianaöl, Hoffmannischer Balsam und Aether, vereinigt, wodurch theils die Reizkraft erhöht und anhaltender gemacht, theils

Weines nicht so leicht berauscht, als das nämliche Quantum in verschiedenen Weinarten getrunken? Und was heißt das anders, als, die Gewalt mehrerer qualitativ verschiedener Reize vereint ist stärker, als die Gewalt eines monotonen, wenn gleich intensiv stärkern Reizes? — Dank sey der neuen naturphilosophischen Ansicht und Bearbeitung der Medizin, die dieser so wichtigen factischen Wahrheit der Qualitätsverschiedenheit, für die ich so lange, und oft allein, zu kämpfen hatte, nun auch systematische Legalität gewährt!

manche nachtheilige Nebenwirkungen der einzelnen Mittel corrigirt wurden. In Absicht des letztern wurden immer abwechselnd verschiedene Reize angewendet, und, je größer die Gefahr war, desto mannichfaltiger und in desto kleinern Intervallen, so, daß bei der höchsten Schwäche alle Viertelstunden, ja noch öftrer, durch immer neue Reize, die immer wieder sinkende Kraft erweckt wurde, und bald ein neues Arzneimittel, bald eine neue Form, bald ein neuer Applicationsort (wovon gleich ein mehreres) die Wirkung neu belebten. — Und nicht blos pharmaceutische Substanzen, sondern auch alle andere reizende Einwirkungen konnten und mußten dazu benutzt werden, um die Kraft des Wechsels zu erhöhen. Ich rechne dahin Erneuerung und Erfrischung der Luft, vorsichtige Veränderung der Wäsche, des Orts und der Umgebungen des Kranken, und geistige Einwirkungen. Ich habe mit Erstaunen gesehen, was die Erscheinung einer geliebten oder interessanten Person, eine frohe Neuigkeit, ein aufmunterndes Gespräch, für große Wirkung zur Erweckung der Kräfte haben konnte. Bei Kindern vertrat oft die Erzählung eines ihnen angemessenen Märchens die Stelle eines heilsamen Reizmittels, und erhielt ihr ganzes System, so lange es dauerte, in einer angenehmen Bewegung.

Ich komme nun zu dem dritten Hauptpunkte, der Verschiedenheit des Applicationsortes. — Nicht allein, um überhaupt die Summe der Reize zu vermehren und zu vervielfältigen, war es nothwendig durch mehrere Berührungspunkte auf den Organismus einzuwirken; sondern der Umstand, daß bei diesem Fieber, durch die in dem hohen Grade so lange nothwendige Application der stärksten Reizmittel auf ein Organ, dieses zuletzt abgestumpft und neuer Erregung unfähig wurde, machte es hier äußerst nothwendig, von Zeit zu Zeit andere Organe zum Einwirkungspunkte der Reize auszuwählen, und gab dieser Methode einen hohen Werth. Ich sah einigemal, nach 10, 14tägiger Dauer der Krankheit in ihrem höchsten Grade, daß alle, auch die kräftigsten Reizmittel, plötzlich unwirksam wurden, und durchaus keine Erhebung des sinkenden Pulses bewirken wollten. Ich nahm dies nicht gleich als einen Beweis der im ganzen verlornen Reizbarkeit, sondern erklärte mir es dadurch, daß der nun beinahe 14 Tage unaufhörlich mit den stärksten Reizmitteln bestürmte Magen wohl am Ende gegen ihre Einwirkung unempfindlich geworden seyn müsse, und daß ein anderes noch nicht überreiztes Organ gar wohl noch Erregbarkeit genug haben könnte. In dieser Voraussetzung ließ ich nun die nämlichen Mittel in Form eines Klystiers auf den untern Theil des Darmkanals anbringen, und ich sah über meine Erwartung, wie vortrefflich dieselben Mittel, die durch den Magen nichts mehr thaten, durch diesen Theil des Darmkanals die lebhafteste und allgemeinste Erhebung der Kräfte bewirkten. — So wichtig war es, von der Wirkung der eingenommenen Mittel allein nicht auf den Zustand der Erregbarkeit im Ganzen zu urtheilen, und sich nicht von der Idee der einzigen und untheilbaren Erregbarkeit verführen zu lassen, zu vergessen, daß der Grad der Erregbarkeit in den verschiedenen Theilen des nämlichen Individuums sehr verschieden seyn kann. —

Das nächst dem Magen wichtigste und allgemeinste Organ der Application war immer die Haut; die dadurch angewendeten Mittel: Senfpflaster, Einreibungen, Umschläge und Bäder. Unschätzbar war die Mitwirkung dieser Mittel zur Erhöhung der allgemeinen Reizkraft, und zur Beseitigung localer Leiden.

Das gewöhnlichste waren Senfpflaster oder Meerrettig und spirituöse Einreibungen (am häufigsten vom Spir. Angelic. comp., oder eine Mischung aus Spir. matrical., camphor. ana Unc. jii., Bals. Vit. Hoffm. Unc. ji., und bei den höchsten Graden der Schwäche noch mit Spir. Sal. ammon. vol. Unc. dimid. versetzt) in die Hände, Füße, Schenkel und den Unterleib. Ich nahm sie bei allen Fiebern von höhern Graden zu Hülfe; und die Senfpflaster, besonders an die Waden gelegt, hatten außer der allgemeinen heilsamen Wirkung, den großen Nebenvortheil, die Delirien am schnellsten zu beruhigen und den Kopf zu befreien. Bei gefahrvollen Lagen wurde alle 8 Stunden ein frisches Senfpflaster an immer anderen Theilen gelegt, und alle 2 Stunden die aromatische Einreibung wiederholt, mit sichtbarem Nutzen für die Erhebung der Kraft.

Spanische Fliegen wurden seltener gebraucht, weil sie langsamer wirken, und besonders an den untern Extremitäten leicht in bösartige Geschwüre übergehen. Nur wenn eine gefährliche Localaffection eines innern edlen Theils anhaltend wurde, und in asthenische Entzündung überzugehen drohte, und die Senfpflaster sie nicht zu heben im Stande waren, mußten Vesicatorien, und zwar 8 Stunden lang, bis zum

Blasenzuge aufgelegt werden, und thaten dann durch ihren anhaltenden und durchdringendern Localreiz den herrlichsten Effect. So bei anhaltenden Magenschmerzen, Würgen und Erbrechen, bei anhaltenden pneumonischen oder pleuritischen Affectionen, vorzüglich aber bei anhaltenden Delirien, gegen die ein Vesicatorium im Nacken von den bestimmtesten Wirkungen war.

Umschläge und Cataplasmen von aromatischen Kräutern in Wein gekocht und auf die Herzgrube und den Unterleib gelegt, und alle 2 Stunden mit frischem Weine wieder aufgewärmt, waren theils als kräftige und anhaltende Reizmittel des ganzen Organismus, theils als Beseitigungsmittel örtlicher Zufälle, der Erbrechens, Schluchzens, Meteorismus, von trefflicher Wirkung.

Vorzüglich aber, und über alle Beschreibung wohlthätig war der Gebrauch der Bäder. Keines von allen Mitteln wirkte so schnell auf Erhebung der sinkenden Kräfte, auf Verminderung der Schnelligkeit und Herstellung der Gleichförmigkeit, Stetigkeit, und Stärke des Pulsschlages, d. h. der Energie des Herzens, auf Besänftigung beunruhigender Zufälle, der Krämpfe, Zuckungen, Delirien, der Localaffectionen der Brust und des Unterleibes, auf Beförderung einer heilsamen duftigen Hautausdünstung und die Regulirung anderer Secretionen. — Von allen den Kranken, die Bäder erhielten, ist nur ein einziger, und offenbar durch eine Vernachlässigung, eine Erkältung nach dem Bade, gestorben. Und nicht blos, daß sie sichtbar zur Erhaltung des Lebens in dem gefährlichsten Zeitraume das meiste beitrugen, wirkten sie auch am meisten zur schnellen und vollkommnen Reconvalescenz nachher; denn ich bemerkte auffallend, daß alle, die Bäder gebraucht hatten, schneller ihre Kräfte wieder erlangten, und weniger den Rückfällen und Nachkrankheiten ausgesetzt waren. — Schon die einfachen Bäder von warmem Wasser thaten sehr viel, doch weit mehr, wenn sie mit aromatischen Kräutern (meine gewöhnlichste Vorschrift zu Bädern war: Flor. Cham. Rom., Lavendul., Herb. Thym., Majoran., Meliss. ana Unc. ji., Rad. Calam. Unc. iv). abgekocht, und in noch höhern Graden der Schwäche mit einigen Bouteillen Wein, oder einer halben Bouteille Branntwein versetzt waren. — Aeußerst wichtig aber war, wenn sie heilsam seyn sollten, die genauste Aufmerksamkeit auf den Grad der Wärme, die Dauer und die Art des Gebrauchs. Die Wärme mußte immer 27 bis 28 Grad Reaum. haben; der gewöhnliche Badegrad von 24, 25 war schädlich. Erst mit Abnahme der Krankheit konnte und mußte man allmählig auch darin abnehmen. — Die Dauer durfte im höchsten Grade der Krankheit nie über 8 Minuten seyn, und oft geboten Ohrklingen, Uebelkeit, ohnmächtige Schwäche, Umstände, worauf man immer aufmerksam seyn mußte, das noch frühere, schleunige Herausnehmen. Mit Abnahme der Krankheit und Zunahme der Kräfte konnte auch die Dauer des Bades verlängert werden. Das Waschen der Stirn und der Brust mit aromatischem Spiritus vor dem Bade verhütete sehr den Andrang nach diesen Theilen beim Eintritte. — Zuletzt aber mußte auch darauf sorgfältig gesehen werden, daß der Uebergang ins Bad mit der wenigst möglichsten Veränderung der Lage und Kraftanstrengung von Seiten des Kranken geschahe.

Denn

Denn der Schwächezustand war so groß, daß schon die geringste Bewegung des Körpers, ein Augenblick Stehen, ja nur die aufrechte Stellung ohnmächtigen Zustand erregen konnte; und so konnte also leicht durch die Vorbereitung zum Bade die Kraft zu seinem Aushalten erschöpft und es selbst nachtheilig gemacht werden. Die Regel mußte also seyn, daß sich der Kranke bei dem Transport völlig leidend verhielt, und in völlig horizontaler Richtung, bei gehörig erwärmtem Zimmer, ruhig ins Bad getragen, und beim Herausnehmen sogleich in einen warmen Flanell gewickelt wurde, in welchem er dann einige Minuten bis zur völligen durch gelindes Reiben beförderten Abtrocknung lag, und dann erst mit gewärmter Wäsche bekleidet wurde. — Ein Bad täglich war hinreichend.

Noch ein höchst wichtiges Mittel der äußern Application waren Klystiere. Sie dienten zu zweierlei Zweck. Einmal die hier so gefährliche Diarrhoe schnell zu hemmen, und dann die Reizkraft der stärkenden Mittel durch einen neuen und ungewohnten Applicationsweg zu erhöhen. Zu ersterer Absicht dienten einige Tassen voll dicker Stärkenmehlabkochung mit 1 bis 2 Gran Opium. Die Neigung zur Diarrhoe war oft so groß, daß solche Klystiere die ganze Krankheit hindurch, täglich einmal, ja zuweilen mehrere des Tages gegeben werden mußten. — Zur zweiten Absicht wurde das Klystier auf die nämliche Art bereitet, und nun noch eine halbe Tasse Wein, oder Aufguß der Serpentaria und Valeriana, oder einige Gran Moschus und Campher ausgesetzt, und täglich wenigstens einmal, aber in nur kleinem Volumen, höchstens 2 Tassen voll, applicirt, wo es dann gewöhnlich bei dem Kranken blieb. Ich habe schon oben gesagt, wie vortrefflich diese Methode auf die Erhebung der Kräfte wirkte, und wie sie in dem verzweifeltsten Zustande augenscheinliche Hülfe schaffen konnte.

Noch muß ich ein Wort über den Gebrauch der Brechmittel beifügen, die ich nach meiner Theorie von ihrer Wirkung *) keineswegs, wie manche, als schlechterdings contraindicirt betrachtete. Sie konnten hier nämlich in doppelter Hinsicht nützlich seyn, einmal als ein höchst kräftiges Reizmittel zur Erschütterung und Umstimmung des Nervensystems, wenn man nur die Zeit wahrnahm, wo die Kräfte noch nicht zu sehr gesunken und die Neigung zur colliquativen Diarrhoe zu groß war, und dafür sorgte, daß die Ausleerung dabei nicht zu beträchtlich wurde. Zweitens als ein Befreiungsmittel des Organismus von schädlichen Stoffen und zwar von doppelter Art. Erstens konnte dadurch, wenn es gleich anfangs gegeben wurde, noch ein Theil des Contagiums, das bekanntlich bei typhösen Fiebern durch Mund und Magen vorzüglich mitgetheilt wird, ausgeleert, und demnach die Macht der Krankheit gleich in der ersten Instanz gebrochen werden. Zweitens waren oft beträchtliche Cruditäten im Magen, welche, wenn sie nicht Anfangs weggeschafft wurden, als sehr schädliche Potenzen auf größere Unterdrückung der Kräfte wirkten, und durch ihre immer zunehmende Corruption die Diarrhoe und den Meteorismus, folglich die Gefahr außerordentlich vermehr-

*) Es ist hier nicht der Ort, sie weitläuftiger auseinander zu setzen, und ich verweise darüber auf mein System d. pract. Heilkunde. I. Bd. Ausleerende Methode. II. Bd. Vergiftungen. Contagia.

ten. — Ich gab also jederzeit ein Brechmittel, wenn der Kranke in den ersten Tagen Uebelkeit, Magendrücken, Ekel und Neigung zum Erbrechen klagte, und ich habe gefunden, daß öfters gleich die Krankheit in ihrer weitern Ausbildung gehemmt und aufgehoben wurde, oder wenigstens, wenn sie auch fortdauerte, weniger gefahrvoll ausschlug. Die Regel, die ich aber immer beobachtete, war, es nur in den ersten Tagen, bis höchstens zum siebenten Tage zu geben, immer nur Ipecacuanha, und zwar alle Viertelstunden 5 Gran, bis zum Anfange des Erbrechens anzuwenden, so, daß ich immer Herr des Mittels blieb, und es nur dreimal (aber auch nicht weniger) Erbrechen erregte, und, wenn Diarrhoe darauf erfolgte, dieselbe bald durch ein gelindes Opiatmittel zu hemmen.

Ich kann den im höchsten Grade der Krankheit erforderlichen Grad der Reizmittel und die Art ihrer Verbindung und Anwendung nicht anschaulicher darstellen, als wenn ich das Bild der Behandlung eines eilfjährigen, schwächlichen Kindes, zeichne, das 14 Tage lang in beständiger Todesgefahr schwebte, mit einem Pulse von 130 Schlägen in der Minute, beständige Delirien, Sopor, Flechsenspringen, Zucken, Crocidismus, Diarrhoe, Meteorismus u. s. w. — Alle 2 Stunden wurde 1 Eßlöffel eines heißen Aufgusses von Serpentaria Dr. j., Valeriana Dr. ji., Calamus Dr. $\frac{1}{2}$., zu 3 Unzen Colatur, mit jedesmal hinzugetröpfelten 10 Tropfen einer Mischung von Naphtha Vitrioli, Tinct. Chin. Whytt. ana Dr. ji. gegeben, und unmittelbar darauf 1 Eßlöffel Xereswein; eine halbe Stunde darnach ein Pulver von

Moschus, Camphor ana $\frac{1}{4}$ Gran, Opium $\frac{1}{8}$ Gran und Zucker. Eine halbe Stunde darauf bekam es einen Eßlöffel eines kalten Aufgusses der nämlichen obigen Species mit altem Franzweine bereitet, so, daß es also alle Stunden, einmal den wäßrigen, das anderemal den weinigten Aufguß, und dazwischen das Pulver erhielt. Dabei Getränk von Brodwasser mit dem vierten Theile guten, rothen Wein, öfterer Genuß der Hirschhorngelee mit altem Rheinweine, zuweilen leichte Bouillon mit Graupen- oder Haferschleim. Alle 4 Stunden wurde der ganze Körper mit aromatischem, camphorirtem Spiritus gewaschen, alle 24 Stunden ein Bad mit aromatischen Species und Wein angewendet; alle 24, bei steigender Schwäche alle 12 Stunden, ein Sinapismus gelegt, und täglich ein Klystier mit Stärkmehl, Opium und Wein gegeben. Außerdem lag beständig noch ein Säckchen von aromatischem Species in Wein gekocht auf der Herzgrube. — In dieser für ein Kind von diesem Alter gewiß außerordentlichen Intensität und Verbindung von Reizkraft, mußte die excitirende Methode 14 Tage lang unausgesetzt fortgesetzt werden, und nur erst alsdann durfte durch kleinere Dosen und längere Intervallen der Mittel allmählig nachgelassen werden.

So großer Anstrengung und solcher Macht des Reizes bedurfte es, um in dem Organismus den Grad der Thätigkeit zu erwecken und zu unterhalten, der zur Erhaltung des Lebensprocesses und zur Vollendung jener organischen Umschaffungsoperation, die wir Crise nennen, schlechterdings erforderlich war, und man konnte mit Recht sagen, das Leben war während dieses Zeitraums ein bloßes Kunstproduct, ein erzwungener Zustand. Denn man brauchte nur eine Stunde lang mit dem Gebrauche der Reizmittel inne zu halten, so sanken Puls und Kräfte augenblicklich; und ich sahe einst nach einer sechsstündigen Unterbrechung der flüchtigen Mittel einen Kranken in einen wirklich todtenähnlichen Zustand verfallen, mit hippocratischem Gesichte, spitzer Nase, Leichenblässe, kalten Extremitäten, einem kaum fühlbaren, wenigstens 150 mal in der Minute schlagendem Pulse. Nur der stärkste und concentrirteste Gebrauch der Reizmittel konnte ihn wieder beleben, und bewirkte dies so vollständig, daß er glücklich die Krankheit überwand. — Wenn irgend die Kunst in ihrer ganzen Machtvollkommenheit auch für den Ungläubigsten sich zeigen konnte, so war es hier; denn das Leben lag augenscheinlich in ihren Händen, und es ließ sich mit mathematischer Gewißheit beweisen, daß die Wiederherstellung lediglich ihr Werk war.

War nun durch diese excitirende Methode die erste entscheidende Hülfe geschehen, die Lebenskraft gehoben und dem Verderben Einhalt gethan, (wovon die sicherste Anzeige ein gehobener und langsamer werdender Puls war,) so kam alles darauf an, die durch die flüchtigen Reizmittel erweckte neue Thätigkeit zu fixiren, den Gebrauch der flüchtigen Mittel, die nun, je mehr die Kräfte zunahmen, desto heftigere Reactionen erregten, immer mehr einzuschränken, und anhaltendere Stärkungsmittel und Nahrung an die Stelle zu setzen. China vertrug, wie schon oben gesagt, diese Epidemie nicht, höchstens durfte sie in der spirituösen Tinctur oder in kaltem Weinaufgusse, und vorsichtig gereicht werden. Aber ein Mittel, welches sie hier vortrefflich ersetzte, und ganz für diesen Zustand geeignet war, war die Rad. Arnicae. Ich ließ sie zu 1 bis 2 Drachmen der obigen flüchtigen Mixtur aus Valeriana, Serpentaria ꝛc. zusetzen, und habe oft nichts weiter bis zur völligen Wiederherstellung nöthig gehabt. Auch Rad. Caryophyllatae, Calami, Cort. Cascarillae hatten in dieser Absicht ihren entschiedenen Werth. Gegen das Ende der Kur, wenn die Kraft des Ganzen und besonders der Verdauung schon mehr Energie und Stetigkeit erlangt hatte, dann konnte obigen Mitteln noch China beigefügt werden, doch immer noch mit Vorsicht, daß sie nicht Diarrhoe erregte, welches auch dann noch leicht geschah. In solchem Falle war Columbo, Cascarilla, Quassia, vorzüglicher! — Nach überstandenen sehr schweren Fiebern, wo die nachfolgende Schwäche außerordentlich und äußerst langwierig war, mußten zuletzt noch Stahlmittel zu Hülfe genommen werden, unter welchen der Aether martialis das passendste war.

Mineralsäuren habe ich in der Regel nicht angewendet, weil die große Neigung zur Diarrhoe ihren Gebrauch mißlich machte, wie auch die Erfahrung einigemal zeigte. Nur da, wo heftige Hämorrhagien durch die Nase oder den Uterus Gefahr droheten, benutzte ich ihre entschiedene blutstillende Kraft, und mit ausgezeichnetem Erfolge, denn sie hemmten sie jederzeit, nachdem die andern kräftigsten Reizmittel vergebens angewendet worden waren. Ich bediente mich entweder des Elixir acid. Hall. in schleimigtem Getränke, welches ich der reinen Schwefelsäure vorzog, da der Zusatz des Alcohol die Kraft der Säure,

Koliken und Diarrhoe zu erregen, minderte, oder des Alauns mit Zimmt auch in schleimigtem Vehiculum. — Auch in solchen Fällen, wo noch ein beträchtlicher Grad von Energie des Blutsystems oder Vollblütigkeit mit der Nervenschwäche verbunden war, (der Zustand, wo auch bei chronischen Nervenkrankheiten die Mineralsäuren so passend sind) konnten sie viel Nutzen bringen, weil da die flüchtigern erhitzenden Mittel durch ihre zu starke Wirkung auf das Blutsystem schädlich werden konnten, und ausgesetzt werden mußten. — Ich ward zu einem jungen vollblütigen Menschen gerufen, der an einem heftigen Nervenfieber darnieder lag, und zeither mit den kräftigsten flüchtigen Reizmitteln, aber mit immer zunehmenden Zufällen, behandelt worden war. Es war der 12te Tag der Krankheit; er hatte schnellen vollen Puls, beständige Delirien, große Hitze, Nasenbluten. Ich ließ alle frühern Mittel aussetzen, und ihm blos eine Mischung von 6 Theilen Elixir acidum und einem Theil Laudanum liquid. alle 2 Stunden zu 6 Tropfen in einer halben Tasse schleimigten Getränk nehmen. Dies verminderte das Fieber, die Hitze, die Nervenzufälle, hob das Nasenbluten gänzlich, und in wenig Tagen war er in der vollen Besserung.

Die große Schwäche des Darmkanals, die, wie schon oben gesagt, dieser Epidemie ganz eigen, und gewöhnlich das erste Zeichen, oder vielmehr das örtliche Stadium der Krankheit war, begleitete sie durch alle ihre Stadien hindurch, und vermehrte die Lebensgefahr außerordentlich, theils durch die immer wiederkehrende Diarrhoe, theils durch andere daraus entstehende Symptome, Würgen, Erbrechen, Meteorismus, Hämorrhagie der Gedärme. Das Hauptmittel zur Hemmung der Diarrhoe blieb immer, nächst stärkenden Einreibungen und Umschlägen auf den Unterleib, das Klystier von Stärkmehl mit Opium, so oft wiederholt, bis die Diarrhoe stand. In der Höhe der Krankheit konnte eine einzige Ausleerung das fürchterlichste Sinken der Kraft zur Folge haben, und es war also eine allgemeine Regel, dies durch Opiatklystiere zu verhüten, und jedesmal gleich nachher ein solches zu geben; und hier war es in der That höchst nothwendig und heilsam, wenn die Kranken in dieser Zeit 4, 6 Tage ganz ohne Oeffnung blieben. — Der fürchterlichste, und schon von Hippokrates als lethal ausgesprochene Zustand war, wenn sich mit der Diarrhoe Meteorismus und heulende Borborygmen verbanden; und dennoch war ich in einigen solcher hoffnunglosen Fälle, Dank sey es den Fortschritten der Kunst, so glücklich, das Leben zu retten, was ich, außer der oben geschilderten allgemeinen, und im höchsten. Grade angewendeten excitirenden Methode, vorzüglich dem Gebrauche der öftern, kleinen Klystiere von Stärkmehl, Opium und Wein, und der beständigen Fomentation des Unterleibes mit heißen Flanells, die in eine Mischung von Bals. Vit. Hoffm. Ess. Galbani und Acet. Vini getaucht waren, verdanke, — ein Mittel, das ich bei Meteorismus nicht genug empfehlen kann.

Auch das System der Urinabsonderung wurde oft angegriffen, und es entstanden dadurch häufige, lästige, auch gefährliche Affectionen von Strangurie, Dysurie und Ischurie, die dem Gebrauche erweichender Umschläge von Herb. Hyoscyami mit Spec.

emoll., Einreibungen des flüchtigen Campheröhls mit Opium, und dem innerlichen Gebrauche diuretischer Mittel, des Selter-Wassers mit Wein, des Petersilienwassers, Fenchel- und Wachholderthee, des Spir. Nitri dulc. und der Opiatklystiere zu weichen pflegten. — In einem Falle artete es in völlige Harnverhaltung aus, die schon über 24 Stunden anhielt, dem Kranken große Beängstigung verursachte, und Gefahr drohte. Die genannten Mittel waren vergebens, und sie wich nicht eher, als bis ich eine Mischung vom Ol. aether. Juniperi, Petroselini ana Scrup. dimid., Spir. Nitr. dulc. Dr. ji., alle 2 Stunden 30 Tropfen gab. Aber die Urinabsonderung blieb immer noch unvollkommen, und es entstanden beim Nachlasse der Krankheit ödematöse Anschwellungen der Füße, Schenkel und des Unterleibes, welche Wassersucht drohten. Obiges Mittel, dem noch zuletzt Tinct. Digital. aether. zugesetzt wurde, beseitigte auch diese glücklich.

Ein merkwürdiges Beispiel einer auffallend schnellen Besserung, das ich gemeinschaftlich mit meinem hiesigen, würdigen Kollegen, Herrn Dr. Morgen, zu beobachten Gelegenheit hatte, muß ich hier noch erwähnen. — Ein Offizier, der schon seit 10 Tagen das Nervenfieber gehabt hatte, und dabei unter beständigen Strapazen, bei der naßkalten Witterung, in einem offenen Schlitten herumgeführt worden war, kam hier in dem elendesten Zustande an. Die Hauptsymptome waren unaufhörliches Würgen und Erbrechen alles Genossenen, Schluchzen, Diarrhoe, Meteorismus, allgemeines Zittern, äußerste Muskularschwäche, und ein Puls von 120 Schlägen in der Minute, doch der Kopf frei. Er nahm 2 Tage lang das Infus. Valer. c. Serpentar., Wein, Opium ohne Nutzen, selbst ein Vesicatorium auf die Magengegend that dem Würgen keinen Einhalt. Der Meteorismus stieg. Nun wurden Fomentationen von Ess. Galban., Spir. Matrical., Bals. Vit. Hoffm., Acet. Vinc. ana Unc. ji., Tinct. Theb. Unc. j., mit Flanell auf den Unterleib und Magen, alle 12 Stunden ein Klystier von Stärkmehl mit 1 Gran Opium, und innerlich nichts als eine Emulsion von arabischem Gummischleime, alle 2 Stunden mit 2 Tropfen Laudanum liquidum und 1 Gran Moschus verordnet, und alle halbe Stunden ein Löffel Maderawein gegeben. Auf diese Mittel entstand nach einigen Stunden Nachmittags erst ein heftiger Fieberfrost, und dann noch einmal heftiges, gallichtes Erbrechen, und hierauf beruhigten sich Erbrechen, Durchfall und Schluchzen. Am folgenden Tage war eine totale Verwandlung mit dem Kranken vorgegangen; der Puls auf 80 Schläge gefallen, gleichförmig und gehoben, das Würgen, Schluchzen, Erbrechen, die Diarrhoe, selbst der Meteorismus verschwunden, und es stellte sich starker Appetit nach Kaffee ein, den er auch erhielt. Die Remission des Pulses war so stark, daß ich glaubte, das Fieber werde den Charakter eines Wechselfiebers annehmen, welches aber nicht geschah. So blieb es 2 Tage; am 3ten, nachdem er seinem Appetit zu viel nachgegeben hatte, stellte sich das Erbrechen alles Genossenen, selbst der Arznei, wieder ein. Es wurde eine Mischung von Aqua Cinamomi Unc. jii., Laud. liquid. Scr. dimid., Naphth. Vitriol. Scr. j., Syr. Cort. aurant. Unc. j.

alle Stunden 1 Eßlöffel verordnet. Aber auch dies brach er weg; die Diarrhoe, der schnelle Puls stellten sich wieder ein. Diese wurde durch zwei bald nach einander gegebene Opiatklystiere gehoben. Innerlich ließ ich nichts, als alle Stunden 1 Tropfen Laudanum liquidum mit 2 Löffel Bischoff (der bekannten Mischung von Medoc, Ess. Cort. aurant. und Zucker) nehmen, und nichts genießen, als Hirschhorngelee mit Rheinwein; dabei täglich ein warmes aromatisches Bad. Dies war von so trefflicher Wirkung, daß er von nun an nicht wieder brach, am dritten Tage Appetit bekam, und am vierten schon im Stande war, ein wenig außer dem Bette zu seyn. — Ein drittes Rezidiv, welches er sich durch eben die Ursache zuzog, wurde durch die nämlichen Mittel glücklich beseitiget.

Zum Schlusse erlaube man mir noch ein Wort über die Präservative gegen diese Krankheit beizufügen, welche, wenn man den Begriff ansteckende Krankheit im allgemeinsten Sinne nimmt, d. h. darunter jede Krankheit versteht, die durch einen von außen in den Körper gebrachten, immer die nämliche Krankheit erzeugenden Stoff, sey er nun ein Product atmosphärischer oder organischer Chemie, erregt wird, mit Recht den Namen einer ansteckenden Krankheit verdient. *) Denn außer der innern allgemeinen Anlage concurrirte immer noch eine solche äußere Mittheilung, um den Ausbruch der Krankheit zu bewirken, und ihr ihre bestimmte Form zu geben.

*) Auch über diese Begriffe von Contagium und der Verschiedenheit desselben verweise ich auf mein System der pract. Heilkunde. II. Bd. 2. Abth.

Folgendes ist es, was ich über die Präservativkur derselben bemerkt habe.

1. Diejenigen, welche heftige Schnupfen, Gichtanfälle, oder die catarrhalische Augenentzündung, an denen vorzüglich die Reisenden viel litten, bekamen, blieben gewöhnlich frei von der Krankheit; Personen, die viel schwitzten, und besonders des Nachts regelmäßig Schweiß hatten, blieben frei.

2. Der tägliche mäßige Gebrauch der China, entweder in der geistigen Tinctur, oder in Extract mit Quassienextract verbunden, dabei Mittags ein Glas starken, alten, substantiellen Weins, Xeres, Madera, alter Malaga oder Hochheimer, und Abends während der naßkalten Witterung ein paar Tassen Thee mit Rum, thaten offenbar die besten Dienste zur Sicherung, wie ich an mir selbst erfahren habe. Nur durften diese Reizmittel nicht im Uebermaaße gebraucht werden, weil sie sonst gerade das Gegentheil bewirkten. — Ein Präservativ, was unsere Feldwundärzte von den Russen lernten, und was augenscheinlich sicherte, war der Genuß von 2 bis 3 rohen Zwiebeln täglich. Selbst wenn sich schon Zeichen der Ansteckung äußerten, konnte durch den verdoppelten Genuß dieses Mittels die Ansteckung wieder vernichtet werden.

3. Mäßigkeit im Essen und Trinken, in Leidenschaften, in allem war eine Hauptsache. Jeder Exceß, von welcher Art er seyn mochte, konnte das Signal zum Ausbruche des Fiebers geben. Die Disposition war fast überall da, und es brauchte nur einer Gelegenheitsursache, um sie in Wirksamkeit zu setzen. Vermied man diese, so konnte die Anlage

(hier wahre Opportunität) nach und nach wieder aufgehoben werden, ohne in Krankheit überzugehen.

4. Der gefährlichste Zeitpunkt für die Ansteckung war, wenn man von vielen Anstrengungen erschöpft, oder nüchtern, oder mit niedergebeugtem Gemüthe, sich dem Kranken näherte, wenn derselbe im letzten Stadium der Krankheit, der Putrescenz, oder schon sterbend war, wenn die Ausdünstungen desselben durch eingeschlossene Luft, zusammengedrängte Menschen, oder Bettvorhänge (die nicht blos den Umstehenden, sondern auch dem Kranken selbst durch Zurückwerfung seiner eigenen Ausdünstungen höchst schädlich waren), concentrirt waren, oder wenn man anhaltend mehrere Tage und Nächte immer um den Kranken zubrachte. — Unter solchen Umständen konnte der gesundeste Mensch in einem Momente die Krankheit so augenscheinlich aufnehmen, daß unmittelbar darauf das ganz eigenthümliche Krankheitsgefühl sich einstellte, und der Augenblick genau zu bestimmen war, in dem die Mittheilung erfolgte. — In solchen Fällen habe ich selbst einigemal deutlich empfunden, daß sich ein Ansteckungsstoff mitgetheilt hatte, und ich fühlte alle Vorboten der Krankheit, große Ermattung und Zerschlagenheit, Betäubung und Schwindel, Zittern, Mangel des Appetits. Doch war ich jederzeit so glücklich, das eindringende Uebel gleich in der Entstehung zu vernichten.

5. Die schon geschehene Ansteckung selbst konnte wieder aufgehoben werden, wenn man bald genug zu Hülfe kam, und die Ansteckung nicht zu heftig war. Ich bin nämlich völlig überzeugt worden, daß es bei diesem Fieber mehrere Grade der Ansteckung giebt,

die durch die größere oder geringere Intensität des Giftes und durch die mehrere oder mindere Rezeptivität des Organismus bestimmt werden. Bei den geringern Graden, die sich durch die oben angegebenen Vorboten angezeigten, und wo die Vorboten lange zu dauern pflegten, konnte durch eine zweckmäßige Erhöhung der Reaction des Organismus, vorzüglich des Magens und der Haut, eine Wiederaufhebung bewirkt werden. Eine Bouteille guter Wein, eine heitere Gesellschaft, eine gut besetzte, zum Essen und Trinken einladende Tafel, Thee mit Rum, konnten alle Symptome verschwinden machen. Vorzüglich kam viel auf ein gutes Verdauungssystem an; je kräftiger dies reagirte, desto weniger konnte sich Ansteckung fixiren. Und war sie geschehen, und erregte Uebelkeit und Ekel (ein Beweis, daß sie durch den Magen am stärksten eingewirkt hatte), so konnte ein sogleich gegebenes Brechmittel sie völlig aufheben. — Ich sah eine Krankenwärterin, die von einer Kranken angesteckt worden war, bei welcher sie 14 Tage lang bis an ihren Tod zugebracht hatte. Sie hatte den nämlichen Geruch und Geschmack im Munde, den die Schweiße der Sterbenden gehabt hatten, dabei Zittern, Betäubung, Kopfweh, Fieber. Sie brach auf ein gegebenes Brechmittel eine Menge eben so riechender Materie aus, und war unmittelbar darauf völlig hergestellt.

6. Aber mehr als alle physischen Mittel trug zur Verhütung der Krankheit die Kraft des Gemüths bei — die Kraft nämlich, die in diesen Zeiten der Noth das Gemüth über das Irdische erheben, und auf den Standpunct einer höhern Welt versetzen

konnte, wo es kein Unglück, keinen Kummer, keinen Tod giebt. Eine solche Gemüthsstimmung erhielt das ganze Wesen gleichsam schwebend über der gewöhnlichen Welt und über ihren Ereignissen, und verminderte selbst die schädliche Einwirkung physischer Einflüsse; es verbreitete sich dadurch eine Ruhe, ein Gleichgewicht über das Ganze, das nichts zu erschüttern vermogte, und was das größte Präservativ der Gesundheit ist, das ich kenne. — Glücklich der, der es darin in guten Tagen zu solcher Vollkommenheit und Gewohnheit gebracht hatte, daß sie ihn auch in den bösen nicht verließ!

XIII.

Anfrage an Aerzte und Nichtärzte über das Hahnemannsche Präservativ gegen das Scharlachfieber.

(Journal der praktischen Heilkunde. XXVII. Band. 1. Stück.)

Wenn ein Mann, wie Hahnemann, gegen eine Krankheit, wie das Scharlachfieber, deren furchtbare Zerstörungen wir eben erst in einer ganz neuen Gestalt kennen gelernt haben, ein Präservativmittel gefunden zu haben glaubt, dann verdient es nach meiner Meinung die ganze Aufmerksamkeit des medizinischen Publikums. — Die Möglichkeit, durch Mittheilung eines Stoffes oder Ferments eine solche qualitative Veränderung im Organismus, wenigstens in der Hautorganisation, hervorzubringen, daß dadurch die Empfänglichkeit für bestimmte contagiöse Gifte aufgehoben wird, ist durch die Vaccination völlig entschieden. Es ist höchst wahrscheinlich, daß es ähnliche Verwahrungsstoffe auch gegen andere Infectionen gebe; und es ist kein Grund vorhanden, warum dies nur thierische Gifte und nicht auch andere sehr durchdringende, und besonders auf

die

die Haut spezifisch wirkende Stoffe, thun könnten. Der Gegenstand ist von so hoher Wichtigkeit, daß er jeden denkenden Arzt zu Nachforschungen darüber erwecken muß.

Um so mehr ist es zu verwundern, daß jene Bekanntmachung so wenig scientifisch beachtet, ja wohl hie und da mit ein Paar Spöttereien über die unendliche Kleinheit der Dosen der Belladonna kurz abgefertigt worden ist, womit man doch billig gegen einen Mann hätte vorsichtig seyn sollen, der seit einer langen Reihe von Jahren das Studium der sogenannten Giftmittel zu einem Hauptgegenstande seines scharfsinnigen Forschungsgeistes gemacht, und der gewiß in Absicht auf Kenntniß der wunderbaren Kräfte derselben und ihren medizinischen Gebrauch jetzt keinen seines Gleichen hat. — Ueberdies ist das Mittel häufig gebraucht worden, und es sind unleugbare Thatsachen vorhanden, auch mir noch neuerlichst auf meiner Reise bekannt worden, wo es nicht nur einzelne Individuen, sondern ganze Gegenden vor der Ansteckung geschützt hat. Aber bis jetzt sind diese zerstreuten Erfahrungen nicht gesammlet, und ohne das ist es unmöglich, ein sicheres Resultat zu ziehen.

Dies ist der Zweck dieses Aufrufs, und ich fordere hiermit jeden, er sei Arzt oder Nichtarzt, der mit dem Hahnemannschen Mittel Versuche gemacht hat, auf, mir den Erfolg davon treu und unpartheiisch mitzutheilen, um die Resultate davon in dieser allgemein gelesenen Zeitschrift bekannt zu machen, und die wichtige Frage definitiv zu entscheiden: Ist das Mittel ein sicheres Präservativ gegen das Scharlachfieber, oder keines, oder, ein dritter möglicher Fall, nur bedingungsweise, nicht absolut, — ein Resultat, was zwar weniger befriedigend, aber immer noch sehr wichtig und schätzenswerth seyn würde, und was mir das wahrscheinlichste ist. — Ich hoffe, es werde bei einer Sache, die das Wohl der Menschheit so nahe angeht, und die auf keine andere Weise zu erörtern ist, ein jeder Menschenfreund sichs zur Pflicht machen, seinen Beitrag dazu nicht zu versagen.

XIV.

Ein Wort über die Vitalität des Blutes.

(Journal der praktischen Heilkunde. XXVII. Band. 4. Stück.)

Des Menschen Leben ist in seinem Blute.
Moses.

Noch immer streitet man sich über das Leben des Blutes. — Wäre dies möglich, wenn man sich verstände? — Was hat fest und flüssig mit dem Leben zu thun? — Wer blos festen Theilen Leben zuschreibt, der verwechselt offenbar Leben und Bewegung, das Organ und die organisirende Kraft.

Ich möchte vielmehr behaupten: so wie, schon nach dem Ausspruche des Pythagoras, in der Natur überhaupt das Flüssige allein der Träger des Lebens ist, eben so auch in der thierischen Natur liegt das Urleben allein im Blute, im Flüssigen. — Ein Tropfen Flüssigkeit (das Sperma) giebt ja das erste Leben, und nicht blos den Anstoß, Reiz zum Leben, sondern auch Form, Charakter, Individualität — selbst die krankhafte, des Vaters. — Das Blut ist und bleibt durch die ganze Existenz hindurch und in jedem Augenblicke derselben der nächste Quell und Anfang des Lebens und aller organischen Plastik (Reproductionskraft) für den ganzen Organismus, aus welchem erst alles wird, was in dieser kleinen Welt da ist, in welchem der Schöpfungsprozeß, der mit dem ersten — Werde — begann, fortdauert, und aus ihm Nerven-, Muskel-, Knochenfaser u. s. w. immerfort neu erschafft, welches nach meiner Meinung gar nichts weiter heißt, als, das Lebende geht aus dem flüssigen Zustande in den festen über, wodurch es an sich gar nichts anders wird, sondern nur vermöge der stärkern Cohäsion der Theile in den Stand gesetzt wird, das Leben in einer geschlossenen Form (Individuum) darzustellen, und mechanisch anders gestaltete Kraftäußerungen hervorzubringen — denn die feinsten Lebensäußerungen, z. E. in Nerven, gehören offenbar wieder mehr den verfeinertsten Flüssigkeiten zu, als den festen Theilen.

Leben heißt: erhoben seyn zu einer höhern Sphäre des Seyns. Mit der Assimilation tritt der Stoff in diese höhere Sphäre ein (wird, nach der Sprache der neuen Schule, höher potenzirt). Von da durch die Chylification zur Sanguification, und von dieser zur Fasernkrystallisation, sind es lauter Abstufungen des Lebens, verschiedene Lebensformen; aber niemand kann sagen, bei dieser oder jener fängt das Leben an. — Wer die Erregbarkeit der festen Organisation allein als Lebenskraft ansieht, der verwechselt offenbar Ursache und Wirkung, Wesen und Erscheinung. Wer die Erregbarkeit auch auf flüssige Theile ausdehnt, der sagt das nehmliche, was ich sage, aber mit einem unpassenden Worte. Dies war der Grund, warum ich mich lieber des Wortes Lebenskraft, oder Vitalität, bediente, weil es auf beides paßt und den ganzen Begriff umfaßt. — Und dies war von jeher meine Ansicht des Lebens und der Lebenskraft, wie man sich leicht überzeugen kann, wenn man sich die Mühe nehmen will, meine Pathogenie und Macrobiotik mit Aufmerksamkeit und reinem Natursinn zu studiren, — nicht sie an den Leisten einer einseitigen Schulansicht zu halten, und darnach zu messen, was ich wenigstens nicht als Beurtheilung, noch weniger als Widerlegung gelten lassen kann.

Die erste Bedingung alles Lebens ist die innere freie Regsamkeit und Wechselwirkung der Grundstoffe. Diese ist aber nur im Flüssigen möglich, und nimmt in demselben Grade ab, je mehr sich ein Körper dem festen Zustande nähert; daher in der ganzen Natur das Starre ein Sinnbild des Todten, und auch in der organischen die starrsten Theile, die Knochen, die am wenigsten vitalen sind.

Es ist daher gewiß einer der größten Fehlgriffe, den die Pathogenie thun kann, wenn sie das Blut als etwas nicht zur Organisation gehöriges, nicht so wesentlich als die festen Theile das innere Leben constituirendes, ansieht, sondern es als etwas blos mechanisch sich darin herumtreibendes, höchstens als eine äußere Reizpotenz wirkendes, betrachtet, und es von der Krankheitsbildung so wie von der Erkrankung ausschließt. — So gewiß das Blut die erste Stufe und Form des organischen Lebens ist, und den Hauptgrund seines Charakters und seiner Darstellung enthält, eben so gewiß enthält es auch die Grundursache vieler Krankheiten, besonders solcher, die mit der organischen

Plastik in genauer Verbindung stehen, deren Hauptträger das Blut ist. So z. B. die inflammatorische Diathesis, deren nächste, wesentliche Ursache unstreitig im Blute zu suchen ist, — der Scorbut, die faulichte Diathesis, die Bleichsucht, die schnell tödtliche Wirkung mancher Gifte.

XV.

Der innere Gebrauch des Mezereum.

(Journal der praktischen Heilkunde. XXVII. Band. 4. Stück.)

Die spezifische Kraft der Heilmittel, die uns eine falsche Theorie eine kurze Zeit lang wegzudemonstriren suchte, auf deren Kenntniß und Benutzung aber gerade nach meiner Meinung, die eigentliche Kunst und Geschicklichkeit der medizinischen Praxis beruht — zeigt sich unter andern auch höchst auffallend in diesem Mittel. Es giebt nehmlich einen Fall, wo kein anderes Mittel, selbst die allerflüchtigsten und stärksten nicht ausgenommen, das leistet, was dieses Mittel thut, da doch dieses Mittel außerdem und in Absicht seiner allgemeinen Reizkraft jenen Mitteln sehr nachstehen muß. Dieser Fall ist der nach venerischen Krankheiten zurückbleibende Knochenschmerz, ein eben so peinliches als bekanntlich höchst hartnäckiges und schwer zu heilendes Uebel. — Die Erfahrung ist nicht neu, aber ich kann sie neu bestätigen. In allen solchen Fällen, wo das Quecksilber nichts mehr ausrichtete, erfuhr ich von diesem Mittel die herrlichsten Wirkungen; selbst Knochenauswüchse und Auftreibungen verloren sich dabei. Während der Mercurialperiode, wenn das Uebel auf die Knochen am meisten wirkte, unterstützte und beschleunigte es die Wirkung des Merkurs. — Noch kürzlich wurde ich zu einem Kranken gerufen, der schon lange an dem peinlichsten, bis zur Sinnlosigkeit steigenden, Knochenschmerze des Kopfes litt. Die Schädelknochen waren an manchen Stellen aufgetrieben, und mehrere Symptome ließen einen innern Druck auf das Gehirn, entweder von Extravasat, oder einer auch nach innen gehenden Auftreibung der Knochen fürchten. Die kräftigsten Mittel, besonders merkurielle und narkotische, waren erschöpft, und die Kräfte des Kranken sehr herunter, so, daß man zur China und Opium seine Zuflucht hatte nehmen müssen. Es war nicht zu entscheiden, ob das Uebel gichtische oder venerische Nachkrankheit sey. Er bekam nun ein Decoct von 2 Drachmen Cort. Mezerei und Rad. Althaeae täglich; dabei wurde die China fortgesetzt, und schon nach 6 Tagen zeigte sich Besserung. Nach vierwöchentlichem Gebrauche war er vollkommen hergestellt, und ist es bis jetzt geblieben.

XVI.

Nutzen des Aderlassens nach heftigen Erschütterungen.

(Journal der praktischen Heilkunde. XXVII. Band. 4. Stück.)

Die ältere Schule lehrte: wenn nach einem heftigen Fall oder Erschütterung ein innerer edler Theil leidend würde, so müsse man den Fall folgendergestalt beurtheilen und behandeln: durch eine heftige Erschütterung werden die zunächst, oder auch, beim Gegenstoße (Contrecoup) die entfernt liegenden innern Eingeweide in einen Zustand von Atonie versetzt, die Folge davon sey, daß das Blut, wie immer, in dem relativ schwächern Theile sich stärker ansammle, es entstehe demnach eine örtliche Vollblütigkeit (Blutcongestion) in demselben, die, wenn man sie nicht schnell zertheile, eine Localentzündung mit allen ihren Folgen hervorbringen könne; die Behandlung bestehe demnach darin, das überfüllte Organ so schnell wie möglich durch ein Aderlaß von der Blutmenge zu befreien, und dann durch zertheilende, sanft stärkende und Resorption befördernde Mittel (wozu die Arnica-Blumen in Thee das geschätzteste wäre) den Gefäßen ihren Ton wieder zu geben. — Die neuere Schule lehrte, der Zustand nach Erschütterungen sey nichts als Asthenie, und es sey lächerlich, in solchen Fällen ein Aderlaß anzuwenden, was ja keinen andern Effect habe, als den stärksten Lebensreiz zu entziehen und also die Schwäche noch zu vermehren; man müsse daher mit flüchtigen Reizmitteln anfangen, und dann, die bekannte Stufenleiter hindurch, mit permanenten aufhören. — Ich, durch Vernunft und Erfahrung von der Richtigkeit der alten Ansicht überzeugt, und dem Aderlaß nicht blos eine durch Reizentziehung schwächende, sondern auch eine mechanisch entleerende Kraft zuschreibend, wodurch es in Fällen, wo Ueberfüllung von Blut die bewegende Kraft der Gefäße unterdrückt, ein stärkendes und belebendes Mittel werden kann, blieb jener Methode getreu, und meine Kranken befanden sich wohl dabei. Besonders sahe ich, daß meine Kranken nach heftigen Brusterschütterungen nicht in den phthisischen Zustand verfielen, den ich so häufig auf unterlassenes Aderlaß und Reizmethode erfolgen sahe.

Nachfolgende neuere Erfahrung wird das Gesagte bestätigen. Ein Mann von einigen dreißig Jahren und starker Constitution, fiel mit einem schweren Fäßchen unter dem linken Arme 10 bis 12 Stufen herunter. Er bekam hierauf Schmerzen in der Gegend der letzten wahren und ersten falschen Rippe bis nach der Herzgrube zu, Beklemmung und schweren Athem, Reiz zum Husten, wozu sich noch ein Erbrechen der meisten Dinge, die er zu sich nahm, gesellte. Der Wundarzt, der ihn zuerst behandelte, wendete innere und äußerliche Reizmittel und Opiate an, so, daß der Kranke in den ersten acht Tagen meistentheils schlief.

Am neunten Tage sahe ich ihn zum erstenmal; ich fand noch die nehmlichen Umstände, die Gegend der linken Seite etwas aufgetrieben und beim starken Drucke schmerzhaft, den Puls etwas bewegt und ziemlich voll, schweren, durch Schmerz gehemmten Athem, Erbrechen 2c. Alles bewies ein inneres Extravasat und pneumonischen Zustand, und es war nichts gewisser, als daß, wenn dies nicht jetzt zertheilt würde, eine chronische Entzündung und endlich Phthisis die Folge seyn würde. — Ich ließ daher, ob es gleich schon der neunte Tag war, dennoch ein Aderlaß von 8 Unzen am linken Arme unternehmen, und unmittelbar nachher verlor sich das Erbrechen, der Schmerz und die Engbrüstigkeit. Hierauf nahm er noch einige Tage kleine Dosen Calomel nebst einem Aufguß von Senega und Arnica, und war nach Verlauf derselben völlig geheilt.

Das eben gesagte bitte ich auch auf die Fälle so mancher asthenisch genannten Pleuresien und Peripneumonien, überhaupt innere Entzündungen, und Hämorrhoidalübel anzuwenden, wo jetzt aus eben dem Grunde so häufig und so nachtheilig für den Kranken gefehlt wird, und wo ein passend und mäßig angestelltes Aderlaß im Anfange gewiß manche nachfolgende Schwindsuchten und andere chronische Leiden verhüten würde.

XVII.

Wanderungen der Kriegspest.

(Journal der praktischen Heilkunde. XXVII. Band. 4. Stück.)

Ohnerachtet schon seit einer beträchtlichen Reihe von Jahren der herrschende oder vielmehr der stehende Charakter der Fieberkrankheiten, so wie fast aller andern, nervös war, so hatte doch der Krieg durch seine treuen Gefährten, Noth, Schrecken, Mangel, Hunger, Kälte, und insonderheit die Zusammendrängung der Menschen in einen kleinen Raum, die sporadischen Nervenfieber zur Höhe eines pestilentialen, epidemisch herrschenden, ansteckenden und eigends charakterisirten Typhus nosocomialis — man sollte ihn lieber Kriegspest oder Typhus ex calamitate nennen, da allgemeine Calamität seine Ursache ist — erhoben, und ein durchdringendes Contagium entwickelt, welches die Krankheit nachher weiter verpflanzen konnte. — Dies zeigte sich deutlich in dem Verfolg der Zeit. Fürchterlich wüthete diese Pest vom Ende des Jahres 1806 bis zu Ende 1807 in dem unglücklichen Preußen, das so lange der Sitz der grausamsten Verheerung war. Nun ließ die Krankheit hier nach, so daß in diesem

Frühlinge und Sommer sie nur sehr einzeln und als ein einfaches Nervenfieber vorkam. — Dagegen verbreitete sie sich nun mit den zurückziehenden Armeen nach Norden, Süden und Westen, und wir erfahren, daß eben jetzt, wo sie hier nachgelassen hat, sie in Rußland und mehrern Provinzen Teutschlands wüthet. — Das nehmliche gilt von der Viehpest, welche in Absicht ihrer Entstehung, als Kriegsprodukt, ihrer Verbreitung und selbst ihres wesentlichen Charakters, sich eben so verhält.

XVIII.

Die gemachten Nervenfieber. (Febres nervosae artificiales.)

(Journal der praktischen Heilkunde. XXVIII. Band. 1. Stück.)

Die überhand nehmende Menge der Nervenfieber erregt bei den Unkundigen Erstaunen und ängstliche Besorgniß. Kaum dauert ein Fieber drei Tage, so ist es ein Nervenfieber. Von den sonst so häufigen Fluß-, Schleim-, Gallen-, Catarrhalfiebern, bei deren Nennung niemand in Schrecken gerieth, hört man gar nichts mehr. Das Nervenfieber, dies Schreckenswort, allein ist an der Tagesordnung, und — man lese die Todesanzeigen — man stirbt auch an keinem andern Fieber mehr, als am Nervenfieber. — Diese auffallende Erscheinung verdient wohl eine kleine Untersuchung. Ist wirklich die Sache oder nur der Name häufiger geworden? — Ohnstreitig ist die Krankheit in der That jetzt häufiger wie sonst, was seinen natürlichen Grund in der äußern und innern Lage der Menschheit hat. — Aber weit häufiger ist der Name geworden. Unsere neuen Aerzte aus der Brown'schen Schule kennen nur zwei Klassen von

Fiebern, sthenische und asthenische. Sthenische giebt es nach ihnen gar nicht mehr, denn da nicht die gegenwärtigen Erscheinungen, sondern nur die vorhergegangenen Krankheitsursachen (jetzt mit einem nicht sehr passenden Worte Schädlichkeiten genannt) über diese Bestimmung entscheiden, bei den meisten Fiebern aber Erkältung oder Aerger oder ein Paar Tage Mangel an Appetit und Schlaf u. s. w. vorhergingen, — Momente, die auch nur als schwächend angesehen werden, — ferner die Menschen selbst jetzt weniger stark als sonst sind, so ist es natürlich, daß die Entscheidung immer asthenisch ausfallen muß. — Asthenisches Fieber wird aber von den meisten für gleichbedeutend mit Nervenfieber angenommen; der Begriff eines Nervenfiebers ist also bei ihnen etwas ganz negatives, und alles heißt Nervenfieber, was nicht sthenisches (entzündliches) Fieber ist. So fallen also alle ehemaligen Fluß-, Gallen-, Schleim-, Wurmfieber, unter den Namen Nervenfieber, und es giebt in der That bei dieser Ansicht gar kein anderes Fieber mehr. Ob dieser Gebrauch in der Wahrheit gegründet und für die Praxis heilsam sey, ist sehr zu bezweifeln, da, wenn man bestimmt seyn will, dieser Name nur derjenigen Fiebergattung zukömmt, deren Hauptsitz und Erscheinung im Nervensystem ist, und welche sich durch ganz eigene Charaktere auszeichnet, die man vortrefflich in Huxham und Selle (Pyretologie) gezeichnet findet *). — Welcher Mißbrauch, wenn man

*) Es ist ein groser Unterschied unter Febris nervosa und Febris in homine nervoso. — Es verhält sich ohngefähr so, wie Febris puerperarum und Febris cujusque generis in Puerpera. — Natürlicher Weise wird jedes

jedes Fieber, blos weil die Lebenskraft etwas geschwächt, ja nur weil sie nicht erhöht ist, ein Nervenfieber nennt! — Ich trage daher gar kein Bedenken, die bei weitem größere Menge der jetzt sogenannten Nervenfieber für Pseudonervenfieber zu erklären, und schlage daher vor, sie unter einer eigenen Klasse, Febris nervosa artificialis s. factitia zu begreifen.

Aber leider, nicht blos der Name, sondern auch die Sache wird durch die neue Kunst häufiger, und ich bin völlig überzeugt, und durch Erfahrung oft genug davon überwiesen worden, daß viele Nervenfieber, die ursprünglich nichts weiter als ein einfaches Reizfieber, Flußfieber, gastrisches Fieber rc. waren, und die, wenn man sie nach alter herkömmlicher Weise mit einem einfachen, kühlenden, diaphoretischen Mittel, oder einem Brech= oder Abführungsmittel behandelt hätte, in wenigen Tagen gehoben gewesen wären, nun, da man sie gleich für Nervenfieber erklärt und nach Erregungsgrundsätzen mit kräftigen Reizmitteln behandelt, dadurch erst zu Nervenfiebern gemacht werden. — Man denke sich einen jungen Menschen, der den Anfang eines solchen Fiebers hat, und dabei matt ist, (wie dies jeder Fieberkranke ist) aber im Herzen und ganzen irritablen Systeme noch reich an Kraft, Blut und Wärme ist. Es wird als der Anfang eines Nervenfiebers erklärt, und die Kur mit den sogenannten gelinden Reizmitteln angefangen, worunter aber ein

---

Fieber in einem nervösen Menschen leicht mit einigen Nervensymptomen verbunden, ohne deswegen ein Nervenfieber zu seyn; so wie jedes Fieber einer Wöchnerin einige begleitende Symptome des hier besonders leidenden Uterinsystems hat, ohne deswegen ein Febris puerperarum zu seyn.

Tränkchen von 2 — 3 Drachmen Valeriana oder Calamus, ½ auch wohl ganze Drachme Liquor anodynus u. dergl. verstanden wird. — Die natürliche Folge ist, daß den folgenden Tag der Puls schneller, Hitze und Fieber stärker ist. Was kann, was muß der Erregungsarzt nun anders schließen, als: die Reize sind zu schwach, sie müssen erhöht werden — also nun Serpentaria, Wein, Laudanum. Die Folgen sind, nach einigen Tagen entweder die heftigsten Congestionen nach dem Kopfe und der Brust, Rasereien, Pneumonien (die ebenfalls als asthenische Localaffektionen behandelt werden), oder allgemeine Ueberreizung, indirecte Schwäche — und das wahre Nervenfieber ist fertig. — Ich kann redlich versichern, daß ich in den letzten Jahren häufig zu solchen Kranken gerufen worden bin, die sich im dritten, vierten Tage eines solchen künstlichen Ueberreizungsprozesses befanden, und bei denen ich zur Kur nichts weiter zu thun nöthig hatte, als die Reizmittel wegzulassen und eine kühlende Mixtur mit Spir. Mindereri oder Salmiak zu verschreiben. — Ich frage meine unpartheiischen und unbefangenen Herren Collegen, ob nicht jedem von ihnen solche Fälle vorgekommen sind, und ob nicht ein solches Fieber mit Recht den Namen einer Febris nervosae artificialis s. factitiae verdient, da es in der That ein Kunstprodukt ist? —

XIX.

Ueber die moralische Wirksamkeit des Arztes.

(Journal der praktischen Heilkunde. XXVIII. Band. 2. Stück.)

Es giebt, nach meiner Meinung, nur ein Prinzip, woraus dieser höhere Theil seines Berufs hervorgehen muß, nämlich das Princip, welches allein den Menschen mit sich, mit andern, und mit der Welt, aussöhnt, alle Verhältnisse regulirt, alle Leidenschaften mäßigt, und alle Leiden überwinden hilft, und welches nie durch etwas irdisches erschüttert werden kann, weil es nicht der Erde angehört; und dies ist — das Princip der Religiosität, die Erhebung des Gemüths über das Gemeine und Irdische zu einer höhern geistigen Welt, das Leben in der Idee, und zwar in der höchsten, göttlichen; genug, jenes innere göttliche Leben — was Fichte allein Leben nennt, und was er so schön und so wahr, wie noch keiner vor ihm, in seinen Vorlesungen über das seelige Leben, geschildert hat. — Dies ist und bleibt — ich appellire an die Verirrungen der letzten pseudophilosophischen Zeiten und an das Gefühl jeder reinen Seele —

doch der einzige feste Haltungspunkt in den Stürmen dieses Lebens, so wie das höchste Prinzip aller wahren Weisheit, — das einzige, in dem sich alle Räthsel des Lebens sowohl, als alle Widersprüche der menschlichen Natur, einzig und allein befriedigend auflösen — das einzige, was alle menschliche Gemüther, den höchsten wie den niedrigsten, den weisesten wie den einfältigen, anspricht, weil es, als der Funke der Göttlichkeit, in jedem Menschen vorhanden, in jedem sich gleich ist, und nur erweckt, nicht erst gegeben zu werden braucht. — Mit dieser Geisteskraft ausgerüstet, wird der Arzt unbeschreiblich viel Gutes, auch in moralischer Hinsicht, bei seinen Kranken wirken und ihnen zwiefach wohlthun können. — Ja, ich behaupte, er muß es, denn wem bieten sich wohl so viele günstige Gelegenheiten dar, solche Gefühle zu wecken? — Aber, nur glaube man nicht, daß hier von einem Wissen die Rede ist, sondern von einem Seyn. — Man muß es selbst seyn — durchdrungen in seinem innersten Wesen von jenem höheren göttlichen Leben, dann bedarf es keiner Vorbereitungen und keiner Rednerkünste, denn es bleibt ewig wahr: Was vom Herzen kommt, das allein geht zu Herzen, und was aus göttlichem Impuls kommt, das weckt auch das Göttliche.

XX.

Anfrage über die epidemische Gelbsucht und Wechselfieber des Jahres 1808.

(Journal der praktischen Heilkunde. XXVIII. Band. 3. Stück.)

Zu Ende des Jahrs 1807 und in der ersten Hälfte des Jahrs 1808 stellte sich eine epidemische Gelbsucht in den Gegenden Preußens ein, die der Hauptsitz des Kriegs gewesen waren, und alle Schrecknisse desselben empfunden hatten. Sie war offenbar die letzte Begleiterin und Folge der Nervenfieberepidemie oder epidemischen Kriegspest, die ich beschrieben habe, und die sich nachher über mehrere Länder Europens verbreitete. Auch diese Gelbsucht soll, wie ich höre, in mehrern Ländern, und auch als Folge der Nervenfieberepidemie erschienen seyn. — Es würde sehr interessant und über die wichtigen Lehren von Wanderung, Succession und Transformation der Krankheiten belehrend seyn, wenn man darüber genaue Nachrichten erhielte, die uns in den Stand setzten, den Gang des Uebels und die Umstände, unter denen es sich ausbildete, weiter zu verfolgen. Ich bitte daher die Aerzte, die es zu beobachten Gelegenheit gehabt haben, ihre Bemerkungen darüber mitzutheilen.

Hier in Preußen war diese Gelbsucht mit Fieberbewegungen verbunden, und mehr von rheumatisch-nervoser als bilioser Art, d. h. ihr Daseyn stand mehr mit gestörter Nerven- und Haut-, als Leberfunction in Verbindung, und die Heilung foderte mehr allgemeine Behandlung und flüchtige, auf die Haut wirkende Mittel, besonders Bäder, als Visceral- und hepatische Mittel. — Doch wurde die Wirkung jener Mittel durch den Mitgebrauch der Rhabarber, der bittern Extrakte, Tartarus acelatus, des Calomel, heilsam unterstützt.

Noch ist zu bemerken, daß zu gleicher Zeit sich Wechselfieber in unglaublicher Menge einfanden, die noch viel länger als die Gelbsucht, bis zu Ende des Jahrs, fortdauerten. Mit ihrer Erscheinung wurden die Nervenfieber auffallend seltner und schwächer. — Es scheint, daß hier die Natur denselben Gang, den sie oft im Individuum geht — wo auch oft das Nervenfieber zuletzt in den Typus des Wechselfiebers übergeht und dadurch gelöset wird — hier auch in der Masse gegangen ist, und daß diese Gesetze folglich dem Ganzen angehören. — Wird nicht bei solchen epidemisch (atmosphärisch) pathologischen Erscheinungen, die Idee von den Krankheiten der Atmosphäre, von denen der menschliche Organismus und seine Epidemien nur Reflex oder Repräsentant sind, — eine Idee, die ich schon im Jahre 1797 in meiner ersten Abhandlung über die Nervenfieber äußerte — immer wahrscheinlicher? —

XXI.

Ein eigenhändiges Consilium medicum Fr. Hoffmanns vom Jahre 1733 über eine hysterische Melancholie.

(Journal der praktischen Heilkunde. XXVIII. Band. 4. Stück.)

Wer von uns kennt und verehrt nicht Friedrich Hoffmann, diesen Patriarchen der Medizin, der zuerst praktische Medizin auf richtige anatomische und physiologische Grundsätze gründete, zuerst den Einfluß des Nervensystems auf Pathogenie und Praxis richtiger einsah und bestimmte, dessen Medicina rationalis systematica Epoche in der Wissenschaft machte, und von dem, wie Cullen und Whytt selbst gestehen, die neueren Ansichten der Medizin und die nachherigen großen Fortschritte derselben in England ursprünglich ausgegangen sind? — Aber eben so groß war sein Ruhm als Praktiker; seine Arzneimittel, der Liquor anodynus mineralis, das Elixir viscerale, die Pilulae balsamicae, der Balsamus Vitae, wurden allgemein, nicht blos in Teutschland, sondern in ganz Europa, angenommen, und sind es noch; und seine Medicina consultatoria ist noch jetzt eine Fundgrube der richtigsten und fruchtbarsten Ideen zur Praxis, und sollte von jedem angehenden Praktiker als Rathgeber und Leitfaden bei der Ausübung der Kunst benutzt und studirt werden.

Von einem solchen Manne ist jede Reliquie heilig, und ich hoffe von meinen Lesern Dank zu verdienen, wenn ich ihnen eine solche, die mir durch die Güte eines Freundes zu Händen gekommen, mittheile. Ich gebe den Brief des ehrwürdigen Mannes wörtlich, ganz so wie er ist.

(S. T.)

Insonders Hochgeehrtester Herr!

„M. H. Herr haben aus besondern Vertrauen „mir eine historiam morbi, Dero Frau Liebsten ma- „ladie betreffend, zugeschickt, und zugleich ersuchet, „Deroselben mit einem guten Rath beizustehen, wel- „ches ich auch herzlich gerne nach allem Vermögen thun „will. So viel ich nun aus dem mir zugeschickten „und fleißig überlegten casu ersehen kann, so ist der „morbus allerdings von dem Hrn. Medico mit Recht „eine melancholia hypochondriaco-hysterica ge- „nennet worden; maßen die Aengstlichkeit, die schwere „unruhige Gedanken, die allzugroße Liebe zur Stille „und Einsamkeit, das Auffahren im Schlaf, welcher „mit vielen Träumen vergesellschaftet, keinen andern „Ursprung haben, als daß das Blut durch die vis- „cera des Unterleibes nicht frei durchlaufet, noch sei- „nen rechten ordentlichen Ausgang durch die menses „oder haemorrhoides findet: davon der Krampf und „Blähung im Gedärmen, der Schmerz im Rücken, „die Aufblähung in der linken Seite, Beängstigung

„ums Herz, und im Haupt die vorerwähnte Zufälle
„entstehen.“

„Zu diesem beschwerlichen und langwierigen Af=
„fect nun mag viel contribuiret haben, daß Frau
„Patientin, wie es scheinet, wegen der vielen und
„subtilen kleinen Adern, und wegen des vielen dicken
„Geblüts, die menses lange Zeit nicht ordentlich, noch
„in dem Kindbett die lochia gehörig gehabt: dahero
„die Natur auch das überflüssige Geblüt durch die
„goldene Ader heraus zu stoßen gesuchet. Hiezu ist
„noch gekommen, daß Frau Patientin viel gesessen,
„wenig getrunken, auch vielleicht heimliche Sorgen
„und Verdruß mag gehabt haben: wie es denn auch
„auf das Getränk viel ankommt, welches, wenn es
„dick und schwer und, wenn man dabei harte, nicht
„gar zu verdauliche Speisen genießet, nothwendig ein
„schweres und dickes Blut geben muß, welches die
„kleinsten Aederchen verstopfet, und den freien Um=
„lauf des Geblüts hemmet.“

„Wenn nun die Frau Patientin, durch die Gnade
„Gottes von diesem beschwerlichen Zufall zu befreien
„ist, wird es wohl schwerlich anders geschehen kön=
„nen, als daß Sie Sich künftigen Früh=Jahr, nebst
„einer guten Diät, genugsamen Bewegung und unter
„Gebrauch dienlicher Medicamenten einer mineralischen
„Wasser=Cur bediene. Und wollte ich hiezu, wenn
„es anders möglich wäre, den Schwalbacher Sauer=
„Brunn in loco, und zum Baden das Emser=Bad,
„so nicht weit davon, vorschlagen: da denn zugleich
„das bloße Reisen vieles zur Restitution beitragen
„würde.“

„In währender Zeit aber weiß ich zu Linderung

„derer Zufälle nichts besser, als daß Frau Patientin
„den Leib offen zu halten, auch gelinde die menses
„oder haemorrhoides zu befördern, alle 4 oder 5 Tage
„15 Stück von denen polychrest= oder meinen balsa=
„mischen Pillen und zwar zugleich mit ½ Quentchen
„von meinem Präcipitir=Pulver Abends vor Schla=
„fengehen nehme. 2) Könnte alle Abend vor Schla=
„fengehen ½ Quentchen von eben diesem Präcipitir=
„Pulver mit 20 Tropfen von meinem liquore anodyno,
„in ein Glas frisch Brunn=Wasser genommen, und
„dieses nach und nach ausgetrunken werden. 3) Kann
„man bei der Mahlzeit, auch wohl Nachmittag um
„4 Uhr, mein temperirtes Visceral=Elixir, wel=
„ches nebst denen übrigen bei Hrn. D. Pyl zu be=
„kommen, zu 60 — 80 Tropfen brauchen. 4) Muß
„Sie statt des ordinairen Tranks, den Selter=Brunn,
„so er anders zu bekommen, mit dem 4ten Theil gu=
„ten Rhein=Wein trinken, oder statt des Brunns sich
„beigehenden decocti bedienen, und durch gehen,
„handtieren u. s. w. den Leib so viel möglich, zum
„öftern in Bewegung bringen, auch sich nicht verge=
„bene Sorge und Kummer machen und die Einsam=
„keit meiden. Ferner ist mein Rath, daß Frau Pa=
„tientin das empl. saponatum Barbette auf den
„Rücken und schmerzhafte Seite lege. Sollten die
„Zufälle nun hiedurch nicht vermindert werden, und
„die menses oder haemorrhoides sich nicht genugsam
„zeigen, könnte diesen Winter noch eine Aderlaß am
„Fuß zu 5 bis 7 Unzen, nach Gutbefinden des Herrn
„Medici praesentis vorgenommen werden. Wenn
„denn dieses alles wohl beobachtet wird, so zweifele
„nicht an einem erwünschten soulagement: welches

„hiemit herzlich und von dem Höchsten anwünsche,
„und dabei allstets verharre

MHHErrn

Halle, dienstwilligster
den 11. Dezmbr. 1733. Fr. Hoffmann."

Es ist höchst interessant, ein solches Consilium mit einem jetzigen zusammenzustellen. Nie fühlt man auffallender den verschiedenen Charakter der Zeit und der Wissenschaft, und worin wir gewonnen, worin wir verloren haben. — Ich begnüge mich nur aufmerksam zu machen auf die naturgemäße Entwickelung der Krankheit, die hohe Simplicität der Mittel, die ihm in allen seinen Kuren eigen war, und vor allem den Geist der Pietät, mit dem er seinen Beruf umfaßte und ihn heiligte — ein Geist, ohne welchen noch nie ein ächter großer Arzt existirt hat — ja ohne welchen er, meiner Meinung nach, gar nicht denkbar ist. — Ich erinnere an die großen Namen Hippocrates, Boerhave, Stahl, Hoffmann, Haller, Werlhof, Fothergill, Cullen, Gregory.

XXII.

Vermuthung über die wahre Ursache des schweren Zahnens und seiner größern Gefährlichkeit bei Menschen, als bei Thieren.

Journal der praktischen Heilkunde. XXVIII. Band. 4. Stück)

Daß die Zahnentwickelung bei Menschen das Nervensystem und den ganzen Organismus angreift, daß sie sehr oft Ursache krankhafter Affectionen und häufig, entweder für sich, oder durch Erhöhung concurrirender Krankheiten, Todesursache wird, ist entschiedene Thatsache *). Fast die Hälfte aller neugebornen Kinder stirbt in den ersten zwei Jahren, und gewiß die Hälfte von diesen im Zahnen. — Eben so entschieden ist es, daß bei Thieren das Zahngeschäft diese pathologische Wichtigkeit und Mortalität nicht hat. — Was ist nun die Ursache dieser Differenz? — Es erhellt offenbar daraus, daß dabei etwas zum Grunde liegen

*) Wichmann hatte sich offenbar durch den Mißbrauch auf der einen Seite, zu weit auf der andern führen lassen.

müsse, was nur der menschlichen Natur eigen ist, und beim Thiere fehlt. — Der Nervenreiz allein kann es nicht seyn, denn dieser existirt beim Thiere so gut, wie beim Menschen, und, wenn wir gleich zugeben, daß das Nervensystem des Menschen zarter und feiner fühlend ist, so würde dies höchstens eine gradative Verschiedenheit veranlassen. — Es muß daher ein anderer wichtigerer Grund vorhanden seyn, und diesen glaube ich darin gefunden zu haben, daß bei dem Menschen der Zeitpunkt der Zahnentwickelung auch zugleich der Entwickelungsmoment der Sprache ist, also des wichtigsten Unterscheidungscharakters der Menschheit und Thierheit, und eines Akts, der gewiß zu den entscheidensten Revolutionen und Metamorphosen des Organismus gehört, und nicht blos den physischen, sondern auch den geistigen Menschen in eine gewaltsame Aufregung versetzt. — Was hier Ursache und was hier Folge ist, ist schwer zu bestimmen, und höchst wahrscheinlich ist es, wie alles im Organismus, ein Zirkel von Causalität. Der Reiz der Zahnentwickelung theilt den benachbarten Sprachorganen seine Reizung mit, erregt dadurch einen stärkern Andrang des Blutes, erhöht ihre Sensibilität und Irritabilität, wodurch das Geistige mit afficirt, und der Sprachtrieb geweckt wird — so wie mechanische Reizung der Geschlechtstheile den Geschlechtstrieb hervorrufen kann — und so wird durch den psychischen Impuls auch umgekehrt die physische Reizung vermehrt. — Welche Welt von neuen Ideen, Bestrebungen, Geistesentwickelungen eröffnet sich nun mit dem Anfange der Sprache — es ist ja der Zeitpunkt des Durchbruchs der Vernunft und der höhern Menschheit. — Welche Exaltation des ganzen Wesens muß die Folge davon seyn? Welches neue Gefühl seiner selbst, aber auch eben dadurch welche neue pathologische Receptivität! — So viel ist gewiß, daß immer mit dem Durchbruche der ersten Zähne auch die ersten Sprachübungen anfangen, und daß dies Erscheinen der ersten Zähne im Munde selbst durch das Ungewohnte der Empfindung die Zunge und Lippen zu neuen Bewegungen und Zufühlen aufregt, wodurch die ersten Laute und Buchstabentöne hervorgebracht werden. — Ich überlasse die ganze Idee der Prüfung anderer denkenden Aerzte.

XXIII.

Anwendung der Heilmittel in Rauchgestalt.

(Journal der praktischen Heilkunde. XXVIII. Band. 5. Stück.)

Der Gebrauch des Rauches ist einer der ältesten und heiligsten Gebräuche der Menschheit. — Das Alterthum benutzte ihn zur Verehrung der Götter — noch jetzt ist er bei vielen Religionen ein wesentlicher Theil des Cultus —, zur Beschwörung und Vertreibung der Dämonen, zur Zauberei, und zur Heilung der Krankheiten. Schon dies sollte uns aufmerksam darauf machen, denn etwas, was sich so lange in Ansehen und selbst in Ruf übernatürlicher Kräfte erhielt, hat gewiß Bedeutung und innern Werth. — In neuern Zeiten hat man in der Heilkunst diese Art der Anwendung vernachlässigt, und, wie mir es scheint, sehr mit Unrecht. Wir wissen ja, wie wichtig, ja oft entscheidend, die verschiedene Form der Anwendung für die Wirkung, besonders aufs Lebende, ist, wie dadurch oft ganz neue Resultate entstehen, und wir können daher mit Recht erwarten, daß die Auflösung der Stoffe in Rauch, als eine ganz eigenthümliche chemische Zersetzung und Darstellung, auch ganz neue und eigenthümliche Wirkungen, oder wenigstens Modificationen der Grundwirkung, hervorbringen müsse, die wir bei der gewöhnlichen Form der Anwendung nicht erhalten. — Wie verschieden und wie viel durchdringender ist nicht die Wirkung des Wasserdunstes vor der des Wassers? — Und eben so verhält sich die Wirkung des Rauches zu der desselben Körpers in fester Gestalt. Schon die Wirkung des Tabacks in Rauchgestalt beweist uns dies; wie verschieden ist sie von der Wirkung desselben in anderer Form! — Wie viel mal tiefer und verderblicher eindringend ist die Wirkung des Merkurialrauchs, gegen jede andere Form seiner Anwendung! daher erstere, wegen der darauf folgenden unheilbaren Lähmungen, auch gänzlich aufgegeben ist. — Es wäre gewiß eine, besonders für die Heilkunde höchst wichtige, und, so viel ich weiß, noch nicht gehörig unternommene, Aufgabe der chemischen Analyse, die Bestandtheile des Rauches und die speciellen Veränderungen, die diese Form in verschiedenen Substanzen hervorbringt, genau zu untersuchen. — Bis jetzt wissen wir darüber weiter nichts, als daß die flüchtigen Bestandtheile der Körper dabei entwickelt, durch Wärmestoff und Kohlenstoff noch geschärft, mit neu erzeugten Gasarten verbundrn, und auf diese Weise zu einem weit höhern Grade von Wirksamkeit und Durchdringlichkeit erhoben werden.

Mein Zweck ist hier blos, Aufmerksamkeit darauf zu erregen, das, was mich meine Erfahrung über die Wirkung desselben aufs Lebende gelehrt hat, mitzutheilen, und zu fernern Versuchen aufzumuntern.

Es sind mir entschiedene Thatsachen bekannt, wo

Epilepsieen und die hartnäckigsten convulsivischen Krankheiten durch das tägliche, in einem eigenen Kasten veranstaltete, Räuchern des ganzen Körpers mit narcotischen Kräutern, besonders der Herba Hyascyami, (ein Rauchbad nach der Analogie der Dunst- und Schwitzbäder) geheilt wurden. Dies gäbe also eine neue und gewiß höchst wirksame Anwendungsart der narcotischen Mittel, wobei der Magen und Darmkanal geschont, und die von dieser Localität zu fürchtenden Inconvenienzen und Vergiftungszufälle verhütet würden, aber wobei desto mehr Vorsicht in Absicht des Sensoriums zu empfehlen ist, ingem die Wirkung darauf bei dieser Anwendungsart weit stärker ist, und ich bestimmt weiß, daß sehr leicht Delirien darauf erfolgen; ja, bei einer unvorsichtigen Anwendung, Geisteszerrüttung, Lähmungen, Apoplexie entstehen können. — Aber eben dies läßt vermuthen, daß bei Wahnsinnigen diese Methode große Vortheile gewähren würde.

Bei localen Lähmungen, Krämpfen, rheumatischen und andern Schmerzen ist es bekannt, wie heilsam das Räucheen mit aromatischen, balsamischen und andern Substanzen, besonders Succinum, ist, und ich könnte dies mit vielen Erfahrungen belegen. Selbst bei Lähmungen ist das Räuchern des Theils mit Succinum unter beständigem Reiben mit Flanell oft von ausnehmender Wirkung.

Bei Zahnschmerzen ist es bekannt, daß die Anwendung der Mittel, z. B. des Tabacks, des Bilsenkrautes, in Rauch, weit wirksamer zur Beruhigung ist, als die Anwendung auf andere Art.

Aber

Aber eine Anwendung muß ich besonders erwähnen, die noch wenig bekannt und doch von sehr ausgezeichneter Wirksamkeit ist. — Bei der schmerzhaften Menstruation, und hauptsächlich bei derjenigen Art, wo die krampfhaften Schmerzen den Uterus, die äußern Genitalien, den Blasenhals, afficiren, und oft den heftigsten Grad von Empfindlichkeit erhalten, ist das Räuchern mit Mastix eines der schnellsten und wohlthätigsten Mittel. Bei heftigerm Grade kann man etwas Narcotisches, z. E. Hyoscyamus, hinzusetzen.

Beim Fluor albus ist das Räuchern mit Mastix, Harzpech, Succinum und ähnlichen aromatischen, balsamischen Substanzen ein vortreffliches Mittel, so wie bei allen Krankheiten der Schwäche und mechanischen Erschlaffung dieser Organe, als Senkung des Uterus, anfangendem Prolapsus Vaginae et Uteri. — Bei Nymphomanie würde ich von Räucherungen mit Narcoticis und Kampfer vorzüglich viel erwarten.

Ueberhaupt überall, wo nach dem alten Ausdrucke die austrocknende Methode (Methodus exsiccans) angezeigt ist, d. h. wo in einer absondernden, nach außen gekehrten Oberfläche eine zu sehr vermehrte, gewöhnlich auch qualitativ veränderte, oft eiterartige Absonderung mit Erschlaffung, entstanden ist, sind Räucherungen ein Hauptmittel, wenigstens ein bei der übrigen Kur nicht zu verachtendes Nebenmittel. Ich rechne dahin: fließende Ohren, langwierigen Schnupfen, und vor allen die schleimigte Hals- nnd Lungensucht. — Hier ist die vorsichtige Anwendung des Rauchs von Harzpech, Mastix, Succinum, Storax, und ähnlichen Stoffen von großer Wirksamkeit, und man thut am besten, das Wohn-, besonders Schlafzimmer solcher Kranken beständig mit solchem Rauche zu inprägniren, so daß bei jedem Athemzuge ein verdünnter Theil desselben in die Lungen dringt.

Bei derjenigen Taubheit, die ihren Grund in einer Erschlaffung des Tympanum und der übrigen Gehörwerkzeuge hat, und daran zu erkennen ist, daß der Kranke bei feuchter Witterung schwerer hört, als bei trockner, oft auch ein Ausfluß aus den Ohren damit verbunden ist, sind balsamische Räucherungen eben so heilsam, als bei dem ganz analogen Zustande der Geruchlosigkeit von Erschlaffung der Nasenschleimhaut und langwierigem Schnupfen.

Bei allen langwierigen Geschwüren mit profuser Eiterung, mit Fisteln und Sinuositäten, verdient dies Mittel mehr benutzt zu werden.

Ueberhaupt ist es ein großer Vorzug dieser Methode, daß man dadurch in Höhlungen und zu afficirten innern Stellen des Körpers, mit unmittelbarer Berührung heilbringender Stoffe, gelangen kann, wohin man weder durch Injection noch andere Applicationsarten dringt.

Auch ist nicht zu vergessen, daß zur Verbesserung feuchter und ungesunder Wohnungen, bei feuchter ungesunder Witterung, bei herrschenden epidemischen oder contagiösen Krankheiten, das tägliche, einigemal wiederholte, starke Räuchern mit balsamischen resinösen Substanzen, gewiß ein Hauptmittel zur Befreiung der Zimmeratmosphäre von Feuchtigkeit und schädlichen Stoffen, und also ein Präservativ der Gesundheit ist. — Aber es muß Rauch seyn, der jetzt beliebte bloße Dunst dieser Stoffe thut es nicht.

XXIV.

Empfehlung der Essentia Macis bei langwierigen Diarrhoeen.

(Journal der praktischen Heilkunde. XXVIII. Band. 5. Stück.)

Ein Mann von 50 Jahren, von geschwächter Constitution, gichtischer und hämorrhoidalischer Anlage, hatte schon seit einem halben Jahre an einer anhaltenden Diarrhoe gelitten, die ihm täglich fünf, sechs auch mehr Ausleerungen verursachte, und an Kräften und Fleisch sehr herunter brachte. Er bediente sich nun, nach der gewöhnlichen Methode, der hitzigsten Mittel, um die Diarrhoe zu stopfen, aber die Folge war, daß er eine inflammatorische Hämorrhoidalkolik bekam, von der ich ihn nur mit Mühe rettete. — Die Folge war, daß seine Diarrhoe mit verdoppelter Heftigkeit zurückkehrte, und daß sich zugleich eine so erhöhte Empfindlichkeit des Darmkanals, besonders des Mastdarms damit verband, daß ihm die besten fixen Stärkungsmittel, die hier indicirt waren, statt zu bessern, verschlimmerten. China vertrug er gar nicht; sie erregte ihm Schmerzen, Beängstigungen, und vermehrte den Durchfall. Columbo, Cascarilla, das Lignum Campecheuse, Simaruba,

— gewiß das kräftigste aller Mittel gegen hartnäckige Diarrhoeen — wurden nach einander, ohne Nutzen, ja meistens mit Vermehrung des Uebels, gebraucht. Opium in kleinen Dosen half nichts, in großen erregte es Verstopfung, Beängstigungen, und das Uebel ward in der Nachwirkung desto heftiger. Klystire reizten den Mastdarm zu sehr und machten ihm Schmerzen, selbst die blandesten von Amylum mit Opium. — So waren zwei Monate ohne Erfolg verstrichen, ohnerachtet zugleich stärkende Bäder und die kräftigsten Einreibungen und Umschläge auf den Unterleib angewendet worden waren. Die Atonie des Darmkanals war aufs höchste gestiegen, und ich beschloß nun ein Mittel innerlich anzuwenden, dessen ich mich bisher nur äußerlich bei hartnäckigen Diarrhoeen bedient hatte — die Essentia Macis. — Ich verordnete sie so: Rec. Essent. Macis Dr. iij. Tinct. Opti simpl. Dr. semis. M. D. S. Täglich viermal 30 Tropfen, und alle Tage mit 3 Tropfen zu steigen; damit verband ich Klystire, oder vielmehr Injectionen (von nicht mehr als 4 Unzen) aus Rad. Consolidae major Unc. sem., ein Mittel, das bei den Alten in großem Ruf gegen schmerzhafte Diarrhoeen stand, und das mit Unrecht vergessen worden ist. Es enthält eine so eigenthümliche Verbindung des adstringirenden Princips mit Schleim, daß ich schon mehrmals bei langwierigen Fällen der Art, bei großer und schmerzhafter Reizbarkeit der dicken Gedärme davon mehr als von irgend einem andern Mittel Hülfe erfahren habe. Der Erfolg dieser Methode übertraf meine Erwartung. Schon nach 3 Tagen zeigte sich merkliche Besserung, und als die Dosis der Essenz bis zu 50 Tropfen erhöht war, waren die Stühle bis auf zwei täglich vermindert. Ich blieb bei der Dosis stehen, aber nach einigen Tagen vermehrte sich das Uebel wieder. Nun wurde wieder gestiegen, nach und nach bis zu 70 Tropfen, und dabei stehen geblieben. Nachdem dies 14 Tage fortgesetzt, und die Ausleerung fast auf den natürlichen Zustand zurückgebracht worden war, ward noch das Hoffmannsche Elixir viscerale mit Tinct. Chin. Whytt. täglich zweimal zu 80 Tropfen dabei genommen, und nach 8 Tagen der Aether martialis (Tinctura nervina Bestuscheff) hinzugesetzt; anfangs zu 10, nach und nach bis zu 30 Tropfen steigend, und dadurch die Heilung vollendet.

XXV.

Kurze Resultate meiner Erfahrung über Angina membranacea.

(Journal der praktischen Heilkunde. XXVIII. Band. 6. Stück.)

1. Die Krankheit ist, so wie sie überhaupt neuerer Bildung zu seyn scheint, sehr klimatischer oder endemischer Natur. An den Seeküsten, wenigstens den nördlichen, ist sie am häufigsten, und auch da, in England, zuerst beobachtet und beschrieben worden; je mehr von der Seeküste entfernt, und je höher liegend das Land, desto seltner wird sie. — In meinem Vaterlande Thüringen, wo ich zuerst die Heilkunst 18 Jahre lang ausübte, habe ich sie nie gesehen. In Berlin ist sie mir mehrmals vorgekommen, und im Hannöverschen, Mecklenburgischen, den Preußischen Küstenlanden, ist sie häufig.

2. Sie befällt in der Regel nur Kinder, vorzüglich scrophulöse, am meisten während catarrhalischer epidemischer Constitution. — Ihre Diagnosis ist sehr bestimmt und scheidet sie scharf durch den pfeifenden Ton der Respiration und des Hustens, die Beklemmung des Athems, das acute Fieber, und das Per-

manente aller dieser Symptomen von Anfang bis zu Ende, hinlänglich von dem Asthma acutum und allen ähnlichen Krankheiten ab. Doch gilt dies nur von der völlig ausgebildeten Krankheit. Daß es Annäherungen, geringere Grade, Complicationen geben könne, wo demnach auch das Bild nicht so sprechend erscheint, gilt von dieser, wie von jeder andern Krankheit, hebt aber die Wahrheit des pathognomonischen Gemäldes in ihrer vollendeten Darstellung keinesweges auf.

3. Sie ist entzündlicher Natur, aber ihr unterscheidender Charakter liegt nicht in ihrem Sitz — dem Larynx — sondern in ihrer eigenthümlichen Qualität — der Geneigtheit der Entzündung zum Ausschwitzen und Coaguliren lymphatischer Säfte — und eben in dieser productiven Eigenschaft scheint der Grund zu liegen, warum sie dem productiven Lebensalter, dem kindlichen eigen ist. Man sollte sie eigentlich Angina laryngea exsudatoria nennen, da das Wort membranacea und polyposa nicht immer paßt, weil zwar immer der Stoff dazu da ist, aber die Bildung zur membranösen oder polypösen Concretion von Umständen abhängt. — Man hüte sich demnach, nicht jede Angina laryngea eine membranacea zu nennen. Es kann die heftigste Angina laryngea vorhanden seyn, und sie kann trocken bleiben vom Anfange bis zu Ende, also ohne auch nur eines von den wesentlichen Symptomen der membranacea hervorzubringen. Noch kürzlich sah ich einen merkwürdigen Fall der Art, wo der Kranke 4 Tage lang in beständiger Gefahr zu ersticken war, und nur mit Mühe beim Leben erhalten

wurde, ohne die mindesten Erscheinungen dieser Art zu geben. —

Es ist der nämliche Fall, wie mit der Verschiedenheit der Augenentzündung, wo wir auch zwei ganz verschiedene Arten wahrnehmen, die trockene und die feuchte (exsudatorische) und man wird hierbei die Wahrheit jener fruchtbaren und scharfsinnigen Ideen über die Verschiedenheit der Entzündung, die Hr. Doktor Hegewisch in seinem geistvollen Aufsatz von dem Gebrauche des Quecksilbers (im Maistück dieses Journals) mitgetheilt hat, erkennen.

4. Die Heilart, die ich bisher immer angewendet habe, und mit der ich immer glücklich gewesen bin, ist sehr einfach und bestimmt: Ich lasse zuerst einige Blutigel an den Hals legen, gleich darauf ein Streifen Vesicatorium über den vordern Theil des Halses, und gebe innerlich ein Decoct der Rad. Senegae mit Syrup. Liquirit. und dazwischen alle 2 bis 3 Stunden $\frac{1}{8}$ oder $\frac{1}{6}$ oder $\frac{1}{4}$ Gran Calomel, nach Verschiedenheit des Alters — bei zu starker Diarrhoe mit Tinct. thebaic. versetzt, wovon bei einem Kinde zwei Tropfen schon für einen Tag hinreichen. Dabei das öftere vor den Mund halten eines in Decoctum von Fl. Sambuc., Wasser und Essig getauchten Schwamms, das öftere Einreiben des Liniment. volat. camphor. mit Opium und Quecksilber an den Hals, und, wenn ein Röcheln lockerer Materie mit Gefahr der Erstickung entsteht, ein Brechmittel in getheilten Dosen bis zum Erbrechen. — Dies sind unstreitig die Hauptmittel der Kur. Alles übrige sind Nebensachen. Nur sei man rasch in Anwendung der Mittel, denn in drei

Tagen ist Leben oder Tod entschieden. Daher ist die frühe Diagnosis so wichtig. *)

*) Eine neue Abhandlung meines geehrten Freundes, Hrn. Prof Hecker in Berlin, enthält über diesen Gegenstand sehr schätzbare Bemerkungen. Hecker von den Entzündungen im Halse. Dritte Einladungsschrift. Berlin 1809.

XXVI.

Ueber den Magnetismus, nebst der Geschichte einer merkwürdigen vollkommnen Tageblindheit (Nyctalopie, Photophobie), welche nach dreijähriger Dauer durch den Magnetismus völlig geheilt wurde.

(Journal der praktischen Heilkunde. XXIX. Band. 2. Stück.)

Es sind nun über dreißig Jahre, daß Mesmer in Wien, nachdem er lange schon den mineralischen Magnetismus durch Auflegen und Bestreichen mit künstlichen Magneten zur Heilung von Krankheiten benutzt hatte, auf den Einfall gerieth, ob er nicht selbst, und am Ende ein jeder Mensch, ein solcher Magnet sey. Er bediente sich seiner Hände und Finger zum Bestreichen nach bestimmten Richtungen, erregte dadurch in Gesunden und Kranken ungewöhnliche Empfindungen und Erscheinungen, und bewirkte damit die Heilung mancherlei Krankheiten.

Er nannte diese Kraft den animalischen (besser wohl vitalen) Magnetismus, im Gegensatz des mineralischen, und erregte mit dieser neuen Heilart Aufsehen. Aber zu sehr als Charlatanerie behandelt, glaubte die Regierung sie nicht erlauben zu dürfen, und der Entdecker verließ Wien, um seine neue Methode nach Paris zu verpflanzen, wo er ein empfänglicheres und auch lohnenderes Publikum zu finden hoffen konnte.

Man kennt die damalige Lage der Hauptstadt Frankreichs; es war in den Jahren 1783 bis 86. — Müßiggänger, Halbgelehrte, exaltirte Köpfe, überreizte Wollüstlinge, die so gern im Wunderbaren neue Nahrung für ihre Sinnlichkeit suchen, bildeten den tonangebenden Theil des Publikums; Cagliostro und andere Wundermänner waren zu gleicher Zeit erschienen und thaten Zeichen und Wunder, und in den Gemüthern der Menschen herrschte schon ein Geist der Unruhe und Gährung, der auf eine gewaltsame Explosion hindeutete, welche auch im Jahre 1789 unter dem Namen der Revolution ausbrach. — Diese Umstände, verbunden mit dem lebhaften Charakter der Nation, verschafften dem Magnetismus die allerglänzendste Aufnahme, leider zu glänzend für das Wohl der wissenschaftlichen Wahrheit, die bekanntlich im Glanze nie gedeiht. — Er fiel in die Hände der Chevaliers, Abbees und sentimentalen Damen; an die Stelle gründlicher Untersuchung trat Schwärmerei, Uebertreibung und Sinnlichkeit, und das Wahre in der Sache ward durch diese Behandlung so entstellt, daß er in den Augen des vernünftigen Theils nur als Charlatanerie und Geldschneiderei, bei manchen auch wohl noch als etwas schlimmeres, erscheinen konnte. Mesmer selbst trug dazu viel bei, da er eine geheime Gesellschaft zur Einweihung in die Kunst stiftete, für die der Eintritt mit 100 Louisd'or bezahlt wurde. Das Unwesen zog zuletzt die Aufmerksamkeit der Regierung auf sich, es ward eine Untersuchungs-Commission ernannt, an deren Spitze Franklin stand, und deren Resultate waren, daß die Phänomene des Magnetismus lediglich der exaltirten Phantasie zuzuschreiben wären, und daß kein einziges Faktum existire, wodurch er seine Realität als physisches Agens beweise.

Nun war das Urtheil gesprochen, und es konnte nicht fehlen, daß diese Ansicht unter dem größten Theil der prüfenden Aerzte die herrschende wurde und lange von weiteren Versuchen abschreckte. — Aber so mußte es kommen, um die Sache von der Bühne der Welt und der modischen Halbwisserei in die stille Region ruhiger und gründlicher Forschung zurückzuführen, und ihr einen festen Boden zu verschaffen. Sie fand ihn in Teutschland. Philosophische Aerzte von hellem Kopfe und reinem Herzen, ein Gmelin, Wienholt, Heineken, Pezold, Reil, Schelling, machten den Magnetismus zum Gegenstande ihrer Untersuchungen. Sie fanden unleugbare faktische Wahrheit in den Erscheinungen, fanden sie bestätigt, getrennt von allem Einfluß der Phantasie, der Sinnlichkeit und des Betruges, begründeten und bestimmten genauer durch neue Versuche die physische, nicht psychische, Natur des Wirkenden, und knüpften es an die Reihe der höhern Naturkräfte der Elektricität und des Galvanismus an.

Dies war die Geschichte des Magnetismus im Ganzen, und so auch seiner Ansicht im Einzelnen bei dem ruhigen Beobachter, und namentlich auch bei mir. — Frühzeitig widmete ich ihm meine ganze Aufmerksamkeit, aber seine Gestalt in Frankreich und der Ausspruch eines Franklin entschieden mein Urtheil. Ich leugnete nie die Facta, ich nahm an, daß auf diesem Wege ungewöhnliche Erscheinungen im Organismus, selbst Heilungen, hervorgebracht werden könnten, aber ich leugnete, daß dabei ein physisches Agens zum Grunde liege, und erklärte alles für Wirkung der erhöhten Imagination, und den Magnetismus demnach als die Kunst, sich durch gewisse äußere, mysteriöse Manipulationen der Einbildungskraft des Kranken zu bemächtigen, sie auf das Physische zu concentriren, und ihre Richtung nach Willkühr zu leiten. — So trug ich auch den Gegenstand immer meinen Zuhörern vor. Nicht die Sache, sondern die Erklärung und die Behandlungsweise verwarf ich, wozu auch das Unwesen, was damals damit getrieben wurde, berechtigte und verpflichtete. — Aber nie gewohnt, durch vorgefaßte Meinungen, mein Ohr der Stimme der Wahrheit zu verschließen, konnte ich unmöglich den Aussprüchen so glaubwürdiger und tief forschender Männer, als die oben genannten, widerstehen, und derselbe Grund, der mich bewog, in den Zeiten, wo er als Spiel der Schwärmerei, Sinnlichkeit und des Aberglaubens erschien, öffentlich dagegen zu schreiben — reine, nichts scheuende Wahrheitsliebe, — trieb mich nun, ihn als wissenschaftlich dargestellten Gegenstand anzuerkennen und ihm die gebührende Achtung nicht zu versagen. Dazu kam, daß er mir nun durch eigene Erfahrung noch näher gebracht wurde. — Der erste Fall betraf eine äußerst nervenschwache Dame, die von selbst in einen periodischen Somnambulismus verfiel, welcher die merkwürdigsten Erscheinungen des vitalen Magnetismus zeigte, z. B. das Lesen mit den Fingern bei völlig verschlossenen Augen. Der zweite war eine Kranke meines Bruders, der, frei von allen Täuschungen der Phantasie, und voll Unglauben gegen den Magnetismus, nur durch die wiederholten Bitten der Kranken, und die Unwirksamkeit aller Mittel dahin gebracht werden konnte, sie zu magnetisiren, sie damit heilte, und dabei die allermerkwürdigsten Phänomene erlebte, die er zum Theil schon in Reil's Archiv für die Physiologie VI. Bd. III. Hft. mitgetheilt hat, zum Theil noch in diesen Blättern mittheilen wird. Der dritte Fall endlich ist der, den ich hier dem Publikum mitzutheilen das Vergnügen habe.

Das, was mir bis jetzt erfahrungsmäßig erwiesen zu seyn scheint, und was ich deshalb als wahr anerkenne, ist folgendes:

1) Es existirt eine geheime Verbindung zwischen lebenden Wesen, welche, unabhängig von der gewöhnlichen Sinnlichkeit, durch Berührung und Bestreichung des Körpers nach gewissen Richtungen, ja selbst ohne unmittelbare Berührung, erweckt und durch ein uns unbekanntes Intermedium vermittelt wird. — Etwas ganz analoges finden wir bei dem mineralischen Magnetismus, wo durch das bloße Bestreichen nach gewissen Richtungen nicht allein dem Stahle selbst eine ganz neue Kraft mitgetheilt, sondern er auch in eine ganz neue und ebenfalls bis jetzt unbegreifliche Verbindung mit der ganzen Natur gesetzt wird.

2) Das hierbei wirkende Agens ist so fein, daß es sich auf keine Weise sinnlich darstellen läßt. Aber

dies würde schon an sich kein Beweis gegen seine Existenz seyn, wenn wir auch nicht an dem mineralischen Magnetismus ganz denselben Fall hätten, an dessen Existenz kein Mensch zweifelt, ohnerachtet noch niemand die magnetische Materie sinnlich darzustellen vermocht hat. — Daß aber das bei dem vitalen Magnetismus wirkende ein physisches, nicht ein psychisches, Agens sey, wird dadurch erwiesen, daß manche physische Substanzen seine Fortleitung hindern, manche sie befördern und verstärken.

3) Seine Leiter sind im Organismus die Nerven, und seine Natur scheint mit der des nervenbelebenden Princips am nächsten verwandt zu seyn. Daher folgt die magnetische Berührung dem Laufe der Nerven, daher sind die Centralpunkte des Nervensystems dabei so wichtig, daher Menschen, wo die Nervosität überwiegt, die empfänglichsten, daher Krankheiten des Nervensystems die am meisten dafür geeigneten, und daher die Wirkung auf das Empfindende und Geistige so außerordentlich.

4) Phantasie und Geschlechtssinnlichkeit sind nicht die Ursachen der Erscheinungen, denn es sind entschiedene Thatsachen vorhanden, daß ohne die geringste Mitwirkung der Einbildungskraft die Wirkungen erfolgten, und Personen von gleichem Geschlechte sie hervorbrachten. — Aber beide Kräfte können sich mit einmischen (wie alles Geistige bei einer Kraft, die so nahe ans Geistige grenzt), die Wirkungen erhöhen, aber auch vom rechten Wege ab und in die unseeligsten Verirrungen leiten. — Daher auch die Haupteigenschaften eines Magnetiseurs sind, daß er gesund und ein moralisch reiner Mensch ist.

5) Die Wirkung der Operation ist immer zweifach: intensiv und extensiv. Die erste eine höchst bedeutende Veränderung und Umstimmung im Innern des Organismus, die zweite eine Veränderung des Verhältnisses zur Außenwelt. Aber der Grad der Wirkung ist sehr verschieden, von der unmerklichsten physischen Affection an (die sich oft erst hinterher durch die nachfolgende Besserung bemerkbar macht), bis zu der höchsten, geistigen Befangung, die das ganze gewöhnliche sensitive und intellectuelle Leben aufhebt. — Man kann demnach zwei Hauptgrade unterscheiden, den rein physisch-magnetischen Zustand, ohne Theilnahme des Geistigen, und den magnetischen Zustand mit psychischer Affection, wobei wieder der Fall zweifach seyn kann, entweder blos aufgehobene Sinnlichkeit (Schlaf), oder mit Erwachung und Exaltation des innern Sinnes verbunden (Somnambulismus).

6) Das Wesentliche der intensiven Wirkung scheint darin zu bestehen: Die Sensibilität wird erhöht, concentrirt, nach innen reflectirt, mehr oder weniger isolirt. Dadurch werden neue Apperceptionsorgane und neue Leitungen derselben möglich, dadurch eine kräftigere Impulsion nach Innen zur Umstimmung und Hebung krankhafter Zustände, dadurch Erhöhung des innern Sinnes, Anschauungen des innern physischen Zustandes, selbst Erweckung des physischen Divinations- (Ahnungs-) Vermögens, das aber keinesweges blos als ausschließliches Produkt des Magnetismus betrachtet werden muß, sondern in jedem Menschen liegt und unter gewissen Umständen hervortreten kann, wovon unleugbare, auch mir vorgekommene, Fälle von

bestimm-

bestimmter Vorhersagung der Krankheitsveränderungen und des Todes zeugen.

7) Das Wesentliche der extensiven Wirkung ist: Innige Verbindung mit dem Magnetiseur und Verminderung der Verbindung mit der Außenwelt, und im höchsten Grade gänzliche Trennung von der Außenwelt, Aufhebung der letztern, so, daß zuletzt nur noch das Leben in der Sphäre des Magnetismus und in der dadurch verbundenen Person übrig bleibt. — Ob dadurch eine Verbindung mit überirdischen Sphären möglich sey, gehört nicht hierher, und würde, wenn es möglich wäre, eher vom Magnetismus abschrecken, als ihn empfehlen müssen —; denn so wie das vernunftgemäße Erheben des Geistes zum Ueberirdischen gewiß das wahre Hervortreten des Ueberirdischen oder Göttlichen in uns selbst, und der höchste Triumph der menschlichen Natur ist, so ist dagegen das sinnliche Uebertretenwollen in das Uebersinnliche der höchste Widerspruch mit seiner Natur, in den der Mensch verfallen kann, und für diese sublunarische, eben durch die Sinnlichkeit bestimmte, Sphäre, wirklicher Wahnsinn, Aberwitz, Verrückung.

Man erlaube mir, nur noch einige Grundsätze über die Anwendung aufzustellen, die ich, mir wenigstens, zur Regel gemacht habe.

1. Wir kennen weder das Wesen dieser wunderbaren Kraft, noch ihre Grenzen. Aber alles zeigt uns, daß sie in die Tiefen des Organismus eingreift und das innerste Leben des Nervensystems, ja selbst das Geistige zu afficiren und aus seinen gewöhnlichen Verhältnissen zu setzen vermag. Wer also sich dieser Kraft zu bemächtigen und sie zu handhaben unternimmt, der

unternimmt wahrlich ein kühnes Wagestück, — vielleicht den größten Eingriff in die höhern Gesetze der Natur, der möglich ist — und dies bedenke er wohl. Nie muß er ohne Schüchternheit, ohne tiefe Ehrfurcht vor dem unbekannten Wesen, mit dem er zu spielen wagt, und am wenigsten ohne Reinheit des Gemüths, dies Heiligthum betreten.

2. Nie also darf man blos aus Vorwitz gesunde Menschen magnetisiren. Es ist ja schon eine der allgemeinsten Regeln der Heilkunst überhaupt, daß jede, auch die unbedeutendste, Arznei für einen Gesunden schädlich sey, — wie viel mehr muß dies von einem Agens gelten, das vielleicht das stärkste unter allen ist!

3. Nie wende man den Magnetismus in leichten Zufällen, und überhaupt da an, wo man noch mit andern bekannten Heilmitteln ausreichen kann. — Nur dann erst, wenn uns die gewöhnliche Hülfe verläßt, hat man das Recht, dies unbekannte Agens zu Hülfe zu nehmen. Anceps remedium melius quam nullum.

4. Krankheiten der Sensibilität sind diejenigen, wo man das Meiste, ja radicale Heilung, von ihm erwarten kann; doch kann er auch bei Krankheiten anderer Art Erleichterung schaffen. Es bleibt aber gewiß, je mehr eine Krankheit reine (immaterielle) Nervenkrankheit ist, desto mehr und desto vollständigere Heilung kann sie im Magnetismus finden. — Krankheiten des irritablen Systems, Fieber, sind in der Regel Gegenanzeigen, und bei anfangenden Schleichfiebern kann er die Consumtion beschleunigen. — Je höher der Grad der Sensibilität steht, desto vorsichtiger sei die Anwendung, daher auch bei Kindern immer große Behutsamkeit nöthig ist.

5. Man treibe die Operation nie zu weit, und steigere, besonders bei schon sehr nervenschwachen und phantasiereichen Personen, die geistigen Exaltationen nicht zu hoch, damit nicht Geisteszerrüttungen erzeugt werden, die alsdann auch außer dem Paroxysmus fortdauern, von deren Möglichkeit uns leider schon die Erfahrung überzeugt hat. — Sobald also die Operation den Grad des Somnambulismus und des innern Erwachens erreicht, sey man äußerst vorsichtig, suche nicht durch fortgesetzte Manipulationen sie noch höher zu spannen, hüte sich durch unzeitige Neugierde und außer der physischen Welt liegende Fragen ihr eine falsche, gewiß leicht gefährliche Richtung zu geben, und verbinde überhaupt keine andern Zwecke damit, sondern behalte immer den einzigen wahren Zweck, Heilung, vor Augen, der sowohl bei dem Arzte, als bei dem Kranken der herrschende bleiben muß, wenn das ganze Geschäft seine wohlthätige Richtung behalten soll.

6. Aus alle dem ergiebt sich von selbst, daß nur der Arzt, und zwar ein wahrer einsichtsvoller Arzt, dies Geschäft betreiben kann und darf. — Mehr als bei irgend einem andern Heilmittel kommt es hier auf tiefe Kenntniß der Gesetze des Organismus, der Ursache und des Wesens der Krankheit, des Einwirkens der Außenwelt auf das Lebende und auf Erfahrung an, und wir haben gesehen, was aus dem Magnetismus wurde, als er in den Händen des nichtärztlichen Publikums war. Unverzeihlich wäre es, ein so wichtiges und eben deswegen so gefährliches Agens den Unmündigen zu überlassen, um damit nach Willkühr zu spielen; und aus demselben Grunde und mit

demselben Rechte, nach welchem Opium und andere Gifte nur den Priestern der Gesundheit zur Anwendung erlaubt sind, muß die medizinische Polizei auch streng darauf halten, daß die Ausübung des Magnetismus nur ihnen überlassen, jedem Unbefugten aber verboten bleibt. — Etwas anders ist es, wenn ein Arzt einem Nichtarzte das blos Mechanische der Operation überträgt, dies kann er eben so gut, wie er einem chirurgischen Operateur die Ausführung des Mechanismus der Operation überläßt, aber immer muß der Arzt der Dirigent und also die Seele des Geschäftes seyn.

Geschichte.

Der Grund zur Entstehung und nachherigen hohen Ausbildung der Krankheit ist schon in der frühern Lebensperiode zu suchen, die größtentheils nur aus einer fortlaufenden Reihe körperlicher Leiden bestand, daher die Erzählung derselben vorhergehen muß.

Die Kranke wurde im Dezember 1784 von gesunden und starken Aeltern geboren. Obgleich ihr Vater kurzsichtig war, so soll er doch nie an Augenkrankheiten gelitten haben, und die Mutter nur einmal in ihrer frühen Jugend von einer unbedeutenden, catarrhalischen Augenentzündung befallen worden seyn. Schon als Säugling wurde die Patientin von einer üblen Krankheit heimgesucht, und ihr durch die Amme ein scabiöser Ausschlag mitgetheilt, der sehr bösartig gewesen seyn muß, indem noch gegenwärtig einige kleine Narben davon auf dem linken Arme sichtbar sind. Nachdem dieser Ausschlag wieder beseitigt war, genoß die Kranke bis zu ihrem dritten Jahre eine vollkommene Gesundheit. Um diese Zeit wurde sie aber von den Blattern sehr heftig angegriffen und ihre blühende Gesichtsfarbe in eine bleiche verwandelt. Zugleich änderte sich auch die gesunde Beschaffenheit ihres Darmkanals in eine geschwächte um, so, daß von dieser Zeit an oft sehr andauernde und hartnäckige Verstopfungen des Unterleibes erfolgten, die durch mancherlei Arzneimittel gehoben werden mußten. Die Gesundheit war noch nicht gänzlich wieder hergestellt, als ein heftiger Keichhusten und, nach einiger Erholung von diesem, die rothe Ruhr die Patientin in ihrem sechsten Jahre so mitnahmen, daß sie einige Jahre hindurch als ein schwächliches Kind sehr gewartet und gepflegt werden mußte. Nach dieser Zeit glaubte man durch eine angemessene Körperbewegung die Entwicklung ihrer Kräfte zu befördern, und ließ ihr daher im Tanzen Unterricht ertheilen, allein dies gut gemeinte Vornehmen führte in der Folge zu großen Nachtheilen, indem die Patientin sehr bald eine solche Neigung dazu bekam, daß sie es bis zur Leidenschaft betrieb und ihren Körper hierdurch von neuem schwächte. Bis in ihr zwölftes Jahr litt sie an einem ausgeschlagenen Kopfe, an Spulwürmern, öfteren Verstopfungen des Unterleibes mit sehr heftigen Seitenstichen, und vom achten bis neunzehnten Jahre stellte sich alle Frühjahre und Herbste, oder nach der kleinsten Erkältung auch außer dieser Zeit, ein Catarrhalhusten mit leichten Brustschmerzen ein, der jedoch durch einige Hausmittel und eine warme Bekleidung immer bald wieder gehoben wurde. Im zwölften Jahre bemerkte man bei der Kranken zwischen den Schultern eine geringe Ausbeugung des Rückgrates nach der rechten Seite hin, die wahrscheinlich daher entstanden seyn mag, daß sie eine geraume Zeit zuvor mit einem Stuhle rückwärts über fiel. Unter mehrern andern Mitteln wandte ihr Arzt eine, mit vielen Eisenstäben versehene, Schnürbrust an, welche der weitern Ausbeugung gänzlich Einhalt that und während fünf Jahre getragen wurde. Eitelkeit oder Mißverständniß veranlaßten die Kranke, ihren Körper nicht blos bei Tage, sondern auch häufig während der Nacht in dieser Schnürbrust so einzuzwängen, daß sie oft vor Schmerz in der Stille weinte, und durch das feste Aufliegen der Schnürbrust auf den Hüften, diese während der ganzen fünf Jahre fast beständig wund hatte. Dieser stete und bedeutende Druck wirkte nicht nur höchst nachtheilig auf den schon ohne dies sehr geschwächten Unterleib, sondern hemmte wahrscheinlich auch die Ausbildung des ganzen übrigen Körpers, der nur klein und schwächlich blieb. Mit dem vierzehnten Jahre trat die Menstruation ohne große Beschwerden ein und erfolgte bis zum achtzehnten Jahre ganz regelmäßig. Die Patientin betrachtet diesen Zeitraum als den glücklichsten ihres Lebens, indem sie während desselben sich völlig wohl fühlte und nur bisweilen an Digestionsbeschwerden und Verstopfungen litt, die immer gegen drei Wochen anhielten und nur selten früher beseitigt werden konnten. Von dem achtzehnten Jahre an hielt die Menstruation nicht mehr ihre bestimmte Periode, sondern trat bald früher, bald später, nur selten übermäßig, eher noch zu geringe ein; fast immer waren Kopfschmerzen und ein Paar schlaflose Nächte Vorboten derselben.

Im Oktober 1802 zog sich die Kranke durch Erkältung eine catarrhalische Augenentzündung zu, welche indeß nicht heftig war und durch Diaphoretica und Epispastica nach Verlauf von 14 Tagen wieder gehoben wurde. In dem darauf folgenden Jahre verrichtete sie aus zu großer Betriebsamkeit oft noch im Zwielichte feine, weibliche Handarbeiten, wodurch sie sich eine solche Empfindlichkeit und Schwäche der Augen, ohne äußere fehlerhafte Beschaffenheit derselben, zuzog, daß sie eine geraume Zeit hindurch diese für sie so angenehme Beschäftigung, so wie auch das Lesen und Schreiben, unterlassen mußte. Im Januar 1804 unternahm sie es, eine, mit Regenbogenfarben gestreifte, Weste zu stricken, und verrichtete diese heimliche Arbeit, wegen Kürze der Zeit, nicht nur bei Tage, sondern auch des Abends beim Lichte. Da die Zeit, wo dies Geschäft beendigt seyn sollte, immer näher rückte, so wurde die Arbeit desto emsiger betrieben und endlich, ungeachtet der Anwandlung zum Schlafe, auch ein großer Theil der Nacht mit zu Hülfe genommen, während welcher die Kranke zwar schon vor ihren Augen ein Ineinanderlaufen der Farben bemerkte, und nur mit vieler Mühe die allmähligen Uebergänge derselben treffen konnte, sich aber doch nicht abhalten ließ, die Arbeit mit desto größerer Anstrengung der Augen zu vollenden. Schon am nächstfolgenden Tage konnte sie nur mit Empfindlichkeit sehen, und seit dieser Zeit die feinen weiblichen Arbeiten nicht so ungehindert wie sonst verrichten, obgleich am Auge selbst nicht die mindeste Veränderung zu bemerken war. Mehrere dagegen angewandte Mittel vermochten es nicht, die Augen wieder in den vorigen Zustand zu setzen, und als ge=

gen den Herbst einige Hoffnung zur Genesung sich blicken ließ, so erfolgte, nach vorhergegangener Indigestion, ein kaltes Fieber, welches mit der größten Heftigkeit ¾ Jahr anhielt, einigemal recidivirte und die Kranke so entkräftete, daß sie fast beständig im Bette zubringen mußte. Das Augenübel verschlimmerte sich während dessen bedeutend, und die Kranke trug viel dazu bei, indem sie aus langer Weile, zur Zeit der Intermissionen des Fiebers, im Bette sitzend, sich mit weiblichen Handarbeiten, oder mit der Lectüre beschäftigte, durch das zunehmende Augenübel aber bald gezwungen wurde, diese Beschäftigungen aufzugeben und sich des Abends schon eines Lichtschirmes zu bedienen. Die Erholung von diesem Fieber geschahe äußerst langsam, und der nachfolgende Winter wurde unter mancherlei Beschwerden zugebracht. Der Stuhlgang war fortwährend unordentlich, sehr verhärtet, schwarz mit Schleim umgeben, und manchmal, bei zu heftiger Anstrengung, mit Blut gefärbt. Ungeachtet er sowohl durch Lavements, als auch durch innere Arzneimittel, befördert wurde, so war er dennoch bisweilen so erschwert, daß die Kranke während desselben oft ohnmächtig wurde. Hierzu gesellten sich noch Appetitlosigkeit, ein sehr lästiges Gefühl von Weheseyn in der Magengegend, und ein beständig andauernder, höchst peinigender Druck im Halse, dem Globus hystericus gleich. Die meisten Nächte wurden ohne eine merkbare Veranlassung durchaus schlaflos zugebracht, und das sonst so heitere und frohe Gemüth wurde ganz umgeändert und zu Traurigkeit, Mismuth und Mißtrauen gegen andere geneigt. Während der heitersten Laune wurde die Kranke oft durch eine Kleinigkeit, ein unschuldiges Wort, oder eine Miene, die sie auf sich bezog, plötzlich so verstimmt, daß sie sich anhaltend, und manchmal mehrere Wochen hintereinander, dem beständigen Klagen und Weinen überließ, ohne selbst zu wissen warum, und zu einer andern Zeit ging sie wieder eben so schnell zu einem übermäßigen Frohseyn über. Vor dem geringsten Geräusche erschrak sie heftig und fühlte dann Angst und Beklommenheit. Lavements, leichte Abführungsmittel, stärkende und reizende Arzneien, warme Bäder u. dgl. m. hatten diesen Zustand gegen das Frühjahr 1805 sehr leidlich gemacht, ohne jedoch gleichzeitig das Augenübel zu bessern. Die Kranke mußte einen tief in die Augen gesetzten Hut tragen, sich des Abends eines Lichtschirmes bedienen, und konnte nur mit großer Anstrengung weibliche Handarbeiten verrichten. Außer dieser Schwäche und Empfindlichkeit klagte sie noch über eine Trockenheit an den Rändern der Augenlieder, über ein Drücken, als wenn Sand in den Augenwinkeln läge, und über ein Gefühl, als wenn die Augen selbst mit Fett übergossen wären. In dem darauf folgenden Sommer lebte sie, ihr immer zunehmendes Augenübel und die andauernde Leibesverstopfung abgerechnet, ohne große Körperbeschwerden. Uebermaaß in Obstspeisen brachten sie aber zu Ende Oktobers wieder einige Wochen aufs Krankenlager, wo Uebelkeiten, schleimigtes Erbrechen, Ohnmachten, fast mit Erstarrung des ganzen Körpers, und andere krampfhafte Zufälle wechselten. Unruhige und größtentheils schlaflose Nächte, wechselsweise Verstopfung oder Diarrhoe mit heftigem Leibschneiden, Meteorismus mit Borborygmen, unordentliche Fieberbewegungen, chlorotischer Zustand und höchste Schwäche des ganzen Körpers waren Begleiter dieser Krankheit. Obgleich der größte Theil dieser Zufälle wieder gehoben wurde, und sich auch die Muskularkräfte wieder einstellten, so litt die Kranke dennoch während des Frühlings und Sommers 1806 fast beständig an Auftreibung des Unterleibes, Verstopfung, unordentlicher Menstruation, heftigen Kopfschmerzen, schlaflosen Nächten und verstimmten Gemüthszustande. Ihr Puls war dabei gewöhnlich voll und weich, ohne sonderliche Frequenz, und die Zunge nur selten nach hinten ein wenig belegt. Das Sonnenlicht, so wie die Helligkeit vom Lichtscheine vermied die Kranke, wegen einer nicht zu beschreibenden schmerzhaften Empfindung, auf das sorgfältigste. Eben so veranlaßte das feste Hinschauen auf einen nahen oder fernen Gegenstand dieselbe Empfindung, wobei ihr, wie sie sich ausdrückte, die Objecte in einander liefen, die Augen ermatteten und sich unwillkührlich schlossen. Sie konnte daher gar keine Handarbeiten mehr vornehmen und durfte mit geöffneten Augen nur des Abends nach Sonnenuntergang ausgehen. Aeußerlich war an den Augen nicht das Mindeste zu bemerken. Zu Ende des Sommers nahm dieser Zustand so überhand, daß die Kranke, vom Monat Oktober 1806 an, gar kein Tageslicht mehr ertragen konnte und sich für beständig in einem, mittelst einer, vor dem Fenster angebrachten, grünen Decke, verfinsterten Zimmer aufhalten mußte. Im Januar des folgenden Jahres 1807 fingen sie selbst in dieser Dunkelheit alle nur einigermaßen helle Gegenstände, so wie auch alle grelle Farben an zu blenden, weßhalb nicht bloß die Sachen im Zimmer mit grünen

Decken verhangen werden mußten, sondern sie selbst auch genöthigt ward, sich von dieser Zeit an dunkel zu kleiden und sich beim Essen schwarzer Löffel, Teller u. s. w. zu bedienen. Einige Wochen darauf verursachten ihr auch alle bunten, wenn gleich dabei dunklen Gegenstände schmerzhafte Empfindungen; vorzüglich wurde aber ihr Zustand durch den im Monat März erfolgten Tod ihres Stiefvaters verschlimmert. Der anhaltende Gram und das viele Weinen erhöhten nicht nur die Empfindlichkeit der Augen, sondern führten auch die schon oft genannten Unterleibsbeschwerden von neuem herbei. Letztere ließen zwar im Monat Juni wieder nach, indessen waren die Augen so reizbar geworden, daß das Zimmer noch durch eine zweite Decke verfinstert werden, und die Patientin zugleich dunkle Strümpfe, lange Kleiderärmel und Handschuhe tragen mußte, weil ihre eignen Hände sie zu sehr blendeten. Im Oktober wurden ihr, bei wieder statthabenden Unterleibsbeschwerden, nun auch alle Bewegungen vor den Augen unerträglich, selbst wenn die Gegenstände auch noch so dunkel waren, daher sie beim Essen, beim An- und Auskleiden und überhaupt bei jeden Verrichtungen die Augen schließen und die übrige Zeit sich mit einem großen schwarzen Tuche verhängen mußte, um die Bewegungen ihrer eigenen Hände und Füße nicht zu sehen. Mit dem Anfange des Jahres 1808 sahe sie sich genöthigt, das Zimmer noch um eine dritte Decke verfinstern zu lassen, und dessen ungeachtet durfte sie nur immer nach dem dunkelsten Winkel des Zimmers hinsehen, und mußte bei der geringsten Ortsveränderung sogleich die Augen schließen.

Bis zu diesem Grade war dies Uebel bereits gediehen, als die Kranke sich entschloß, ihre Vaterstadt zu verlassen und nach Königsberg zu reisen, und sich meines persönlichen Beistandes zu bedienen. Schon früher hatte ich ihr schriftlich einigemal meinen Rath ertheilt.

Sie war damals 24 Jahr alt, klein, sehr bleich und mehr von schwächlicher als starker Constitution, außer ihrem Augenübel und einem unbedeutenden Catarrhalhusten aber völlig gesund. Das Zimmer, worin sie sich beständig aufhielt, war so stark verfinstert, daß man beim Eintritte in dasselbe durchaus nichts zu sehen vermochte, sondern wenigstens erst ½ Stunde darin verweilt haben mußte, bevor man große Gegenstände nur im allgemeinen ihren Umrissen nach von einander unterscheiden konnte. Und dennoch sah in dieser dicken Finsterniß die Kranke die kleinsten Objecte mit einer fast microscopischen Deutlichkeit (jedoch ohne Vergrößerung), so, daß sie z. B. nicht nur die feinsten Muster und zartesten Farben auf den Kleidern der sie besuchenden Freundinnen, sondern auch zugleich jeden einzelnen Faden des Zeuges auf das genaueste erkannte; jedoch mußte sie nicht absichtlich, sondern blos zufällig, etwas sehen wollen und daher mit unstätem Blicke nur darüber hinstreifen. Diese Deutlichkeit des Sehens im Dunkeln hatte mit dem Uebel immer gleichzeitig zugenommen und war höchst peinigend für die Kranke; denn wollte sie etwas sehen, und ihr Blick ruhte nur einen Moment auf einem Gegenstande, so wurde das Auge, von der Masse der gesehenen Objecte überwältigt, matt, und schloß sich unwillkührlich, und die Kranke litt an den fürchterlichsten Empfindungen, die aber nicht das Auge betrafen, denn hier fühlte sie blos Druck und Mattigkeit, sondern, ihren Worten nach, in einem nicht zu beschreibenden Seelenschmerze und einer Todesangst bestanden. Vergaß sie sich einmal in der Zerstreuung des Gespräches und ließ ihr Auge einen Augenblick auf einem Gegenstande ruhen, so fuhr sie dann plötzlich mit einem heftigen Schrei auf, sank hierauf in sich selbst zusammen, und war gewöhnlich einer Ohnmacht sehr nahe. Ganz dieselben Empfindungen hatte sie auch, wenn sich etwas vor ihren Augen bewegte, oder auch helle, wenn gleich von ihr nicht gesehene Gegenstände nur in ihre Nähe kamen, wo sie dann sogleich den Widerschein bemerkte, welcher für ein gesundes Auge durchaus nicht wahrnehmbar war. Die sie umgebende Finsterniß mußte immer einen gewissen, für den jedesmaligen Zustand der Augen passenden Grad haben. War das Zimmer nur etwas heller, so erfolgten jene genannten Empfindungen, und war es dunkeler, so wurden die Augen durch Anstrengung matt und schlossen sich unwillkührlich. Die größte Pein litt sie daher, wenn bei trüben Tagen die Sonne sich abwechselnd hinter Wolken verbarg und dann plötzlich wieder hervortrat. Der für die Augen nothwendige Grad der Dunkelheit blieb nicht immer derselbe, waren sie einige Zeit geschlossen gewesen, so erforderten sie mehr Dunkelheit als im entgegengesetzten Falle, weßhalb auch des Morgens, nach dem nächtlichen Schlafe, das Zimmer am meisten verfinstert, und gegen den Abend hin wieder allmählig mehr erhellt werden mußte, so, daß wenn das Fenster am Morgen mit einer Fensterlade und drei grünen wollenen Decken verwahrt war, des Abends blos eine Decke hinreichte. Am spätern Abende wurde durch gehörig angebrachte Lichtschirme ein ähnlicher, gleichmäßiger Dämmerschein hervorgebracht. Der Schlaf machte die Augen bei weitem nicht so reizbar, als wenn sie ohne Schlaf einige Zeit geschlossen wurden. Bisweilen waren sie auch ohne eine merkbare Veranlassung mehrere Tage hinter einander, manchmal auch nur während einiger Stunden des Tages empfindlicher als sonst. Fühlte sich die Patientin am übrigen Körper völlig wohl, so waren gewöhnlich die Augen desto empfindlicher, und wurden es wieder weniger, so bald heftige Kopfschmerzen, Uebelkeiten u. dgl. eintraten. — Einstmals z. B. war dieser Wechsel höchst auffallend, indem die Kranke bei einem Spaziergange am späten Abende von Uebelkeiten und heftigem Erbrechen befallen, in der Angst die Augen öffnete und in diesem Zustande den Anblick des blendenden Schnees ohne schmerzhafte Empfindungen ertrug, beim Nachlasse des Erbrechens aber sogleich die Augen wieder schließen mußte. — Im Zimmer waren der Ofen, die Wände, Spiegel, Schränke und alle nur einigermaßen helle Gegenstände mit dunkelgrünen Decken verhangen, um jede Reflexion des Lichtes zu verhindern. Die Kranke selbst war durchaus dunkel gekleidet, überdies noch mit einem großen schwarzen Tuche verhüllt, und trug beständig einen tief in die Augen gesetzten dunkelgrünen Hut. Alle Bekannte, die sie besuchten, mußten sich ebenfalls schwarz verhüllen lassen, sich so wenig als nur möglich vor ihr bewegen und sich hinter ihrem Rücken setzen, wenn sie ihr nicht jene schmerzhaften Empfindungen verursachen wollten. Niemand durfte es wagen, ihr nur ins Gesicht, viel weniger noch ins Auge zu blicken. Waren die Augen nicht sehr empfindlich, so konnte sie mit zur Erde gesenktem Blicke im Zimmer umhergehen; bei größerer Empfindlichkeit durfte sie sich aber, um den Wechsel der Gegenstände zu vermeiden, nicht von der Stelle bewegen, sondern mußte dann niedrig sitzen und stets nach dem dunkelsten Orte des Zimmers hinsehen; und bei noch größerer Empfindlichkeit konnte sie nur dann die Augen offen erhalten, wenn sie auf dem bloßen Fußboden saß, sich auf einen Ellenbogen stützte, und durch den tief herabgerückten Hut ihren Gesichtskreis möglichst verkleinerte. Ging sie außer dem Hause, so verband sie sich die Augen mit zwei schwarzseidenen Tüchern, in welchen mehrfache Wachsleinwand befindlich war, verstopfte die Oeffnungen unter dem Tuche zu beiden Seiten der Nase aufs sorgfältigste mit kleinen seidenen Polstern, und bedeckte den Kopf mit dem Hute und einem doppelten grünen Schleier. Ungeachtet aller dieser Verwahrung konnte sie aber doch nie in den Sonnenschein gehen, sondern mußte immer nur sehr schattige Oerter, oder die spätere Abendzeit wählen. Führte ihr Weg zufällig über eine von der Sonne beschienene Stelle, so traten augenblicklich in mehr oder minderem Grade jene genannten schmerzhaften Empfindungen ein. Wurde ihr die Zeit in ihrer traurigen Einsamkeit nicht durch Besuch von Freundinnen verkürzt, so dienten ihr das auf dem Rücken gehaltene Strickzeug, der Gesang und das Spiel am verdeckten Claviere oder der Guitarre zur Unterhaltung. In ihrem Betragen war weder Empfindelei, noch schwärmerische Phantasie, noch Eigensinn bemerkbar. Sondern mit religiöser Ergebung und der Fassung eines gebildeten und durch Vernunft beherrschten Gemüths ertrug sie ihr hartes Schicksal, und erwarb sich durch ihre Standhaftigkeit und ihr gesetztes verständiges Benehmen die Achtung aller, die sie näher kennen lernten.

Gegen das Uebel waren nun seit zwei Jahren die mannigfaltigsten und kräftigsten Mittel gebraucht worden, die theils auf das Nervensystem, theils auf den Unterleib und die Drüsen gerichtet waren. Asa foetida, Valeriana, Castoreum, Hyoscyamus, Opium, Nux Vomica, auflösende Extracte, Antimonialia, Mercurialia, Aether, China, die kräftigsten localen Applicationen, selbst der Galvanismus, Visceralklystire, Bäder u. s. w. waren lange gebraucht worden; aber nie hatte sich die mindeste Veränderung des Uebels gezeigt. Ich hatte zuletzt mehrere Monate lang die Belladonna in steigenden Dosen, zuletzt mit Kampfer, Ol. Valer., Kräuterbädern, äußerlich Opium, Hyoscyamus, Aqua Laurocerasi, angewendet, aber nicht die allergeringste Veränderung des Zustandes war zu bemerken.

Von zwei Punkten war ich nun unumstößlich überzeugt: einmal davon, daß dieses Uebel durch die gewöhnliche materielle Materia medica völlig unheilbar sey, und zweitens, daß es keine Localkrankheit des Auges, sondern das Produkt eines allgemeinen krankhaften Zustandes des Nervensystems sey, der nur in den Augen sich am meisten concentrit und ausgebildet habe. Dies erzeugte die Idee, daß dieser Zustand ganz für die magnetische Behandlung geeignet sey, und zugleich die feste Ueberzeugung, daß, wenn irgend Hülfe möglich sey, sie einzig und allein dadurch erhalten werden könne. Diese Idee theilte ich der Kranken

ken mit, und sie ward davon eben so lebhaft durchdrungen. Merkwürdig war es, daß ein anderer Arzt, Hr. Hofrath Jung zu Heidelberg, 150 Meilen von hier, dem, als einem berühmten Augenarzt, ohne mein Wissen, der Bruder der Kranken den Fall vorgelegt hatte, ebenfalls den Magnetismus als das einzige Heilmittel empfahl, welche Nachricht hier ankam, als die Kur schon angefangen war.

Ich wählte zur Anwendung des Magnetismus einen Mann von geprüfter medizinischer Einsicht, ruhiger Stimmung und reiner Moralität — den Ober-Chirurgus Kluge.*) — Er überzeugte sich eben so sehr von der nur auf diesem Wege möglichen Rettung, und nur dieser sowohl bei den Aerzten als bei der Kranken fest gewordene Glaube konnte bei beiden jene Ausdauer hervorbringen, die bei einer sechs Monate lang fast ganz unwirksam scheinenden Behandlung nöthig war, und die doch allein die Wiederherstellung bewirkte.

Ich lasse nun Hrn. Kluge, als den, der die Behandlung unmittelbar besorgte, und am genauesten beobachtete, selbst reden.

„Alle zuvor gebrauchten Arzneimittel wurden nun bei Seite gesetzt und den 28sten März 1808 mit der Kur der Anfang gemacht. In der ersten Zeit bediente ich mich blos der negativen oder calmirenden Manipulation, weil ich bei der Patientin viel Empfänglichkeit vermuthete; allein ich überzeugte mich bald vom Gegentheile, und machte daher in der Folge von der positiven Berührungsart Gebrauch.**) Die Kranke

---

*) Es ist derselbe, dem wir nachher das klassische Werk über den Magnetismus verdankten.

**) Auf eine genaue Beschreibung des ganzen Mechanismus

war, ungeachtet ihres schwächlichen Körpers, nicht blos für die Einwirkung dieses, sondern auch jedes andern

---

der magnetischen Behandlung kann ich mich hier nicht einlassen, da ich dann, um allem Mißbrauche vorzubeugen, auch zugleich die nöthigen Cautelen mit anführen müßte, was aber ganz außer der Grenze einer bloßen Krankheitsgeschichte liegt und schon zum Gebiete der Abhandlung gehört. Ich kann daher, um dem Unkundigen die Sache wenigstens in etwas anschaulich zu machen, hier nur eine flüchtige Uebersicht des artistischen Verfahrens geben, wobei ich aber zugleich warne, dies Gesagte keinesweges als Norm anzusehen, wonach eine magnetische Behandlung unternommen werden könnte, sondern es blos, als für diesen einzelnen Fall geltend, zu betrachten. Um den Magnetismus gehorig anzuwenden, ihn ganz in seiner Gewalt zu haben und allen daraus hervorgehenden, oft sehr heftigen und im voraus nicht immer zu berechnenden Zufällen zweckmäßig zu begegnen, dazu gehört eine genaue und umfassende Kenntniß dieses heroischen Mittels, und es ist mir nur noch neuerdings ein Fall vorgekommen, wo eine mit halber Sachkenntniß unternommene Manipulation sehr üble Folgen nach sich zog und den Magnetiseur in die größte Verlegenheit setzte. Wer daher den Magnetismus wirklich in Anwendung bringen will, den verweise ich auf Wienholt's treffliches Werk (Heilkraft des thierischen Magnetismus nach eignen Beobachtungen. Lemgo 1802. III. Th.) und warne ihn, bevor er dies nicht gelesen und die nöthigen Kenntnisse sich zu eigen gemacht hat, keine magnetische Behandlung zu unternehmen.

Die magnetische Behandlung geschieht hauptsächlich nur mittelst der Hand (daher die Benennung Manipulation) und besteht darin, daß man fortwährend vom Scheitel des vor einem sitzenden Kranken, bis zu dessen Zehen herabstreicht, wobei man mit den Händen entweder in einer Entfernung bleibt, oder, wenn man stärker einwirken will, den Kranken nur leise berührt, dabei aber den Willen hat stark zu drücken. Da laut Erfahrung nur die innere Fläche der Hand hierbei wirksam ist, der Rücken derselben aber nicht, so wendet man erstere beim Herabstreichen, letztere hingegen beim Zurückgehen gegen den Kranken. Die Manipulation ist verschieden, je nachdem man sich blos der Fingerspitzen, oder der ganzen Handfläche dazu bedient. Durch erstere wird die Wirkung mehr auf einzelne Theile concentrirt und demnach intensiv verstärkt, durch letztere hingegen mehr ver-

Reizes höchst unempfindlich; bedurfte sie z. B. bei Verdauungsbeschwerden einer Abführung, oder eines

---

breitet und gleichmäßiger vertheilt; und weil man daher nur hauptsächlich durch jene Reactionen hervorbringen, durch diese sie aber wieder mildern und beseitigen kann, so nennt man erstere die positive, letztere hingegen die negative, oder calmirende Manipulation. Beide können allgemein oder local seyn, je nachdem sie auf den ganzen Körper, oder nur auf einzelne Theile desselben angewendet werden. Eine eigene positive Manipulation ist das Chargiren (Laden, oder Aufwerfen), welches darin besteht, daß man bei vorher zusammengeballter Faust die Finger schnell gegen den Kranken ausbreitet und dabei zugleich eine werfende Bewegung mit der Hand macht, als wolle man eine daran hangende Flüssigkeit auf den Kranken abschleudern. Etwas ähnliches geschieht auch durchs Anhauchen, nur daß dies mehr calmirend wirkt. Im Allgemeinen wird die Wirkung verstärkt, wenn man sich mit dem Kranken auf ein Isalatorium setzt, das ganz nach den Regeln eines elektrischen construirt wird. Auf einzelne Theile concentrirt man die Wirkung, wenn man zwei kleine Stäbe (aus Glas, Siegellack oder Stahl), die als Conductoren zu betrachten sind, in die volle Hand nimmt und den Kranken damit berührt. Das Augenschließen befördert man, wenn man mit dem Ballen der beiden Daumen einige langsame und kräftige Striche über die Augenbraunen, von der Nasenwurzel nach den Schläfen hin, macht, und das Erwecken geschieht durch einige schnelle Striche in derselben Richtung, aber mittelst der äußern Ränder der Daumen (keineswegs durch allgemeine Gegenstriche, wonach oft heftige Zufälle entstehen). Das Wasser magnetisirt man, indem man das Gefäß auf den einen Handteller setzt, mit der Spitze des Daumens der andern zusammengeballten Hand mehrere Linien über die Wasserfläche zieht, sie nachher eine Zeitlang chargirt und dann das Ganze mit einem Glasstäbchen umrührt. Andere feste Körper, als z. B. Glasplatten, magnetisirt man durch öfteres Bestreichen mit den Fingern, oder auch dadurch, daß man sie einige Zeit bei sich trägt. Da diese letztern, wenn sie in Seide gehüllt werden, einige Tage ihre Wirksamkeit behalten, so bedient sich der Kranke in Abwesenheit des Magnetiseurs derselben als Substitute. Alle diese Manipulationen müssen, wenn sie wirksam seyn sollen, nicht blos mechanisch, sondern zugleich mit einer gewissen Willenskraft

Brechmittels, so mußte sie immer die allerstärksten, manchmal doppelten und dreifachen Dosen erhalten;

---

vollzogen werden. — So viel im Allgemeinen über die magnetische Behandlung.

Bei dieser Kranken gebrauchte ich anfänglich nur die calmirende Manipulation, indem ich fortwährend mit den beiden flachen Händen vom Scheitel aus, theils über die Mitte, theils zu beiden Seiten des Körpers, langsam nach den Zehen herabstrich. In der Folge ging ich aber zur positiven Behandlung über, bei welcher ich meine Finger klauenartig bog, die Spitzen der beiden Daumen in die Mitte des obern Theils der Stirne setzte und die übrigen Finger auf den Seitentheilen des Kopfes ruhen ließ, hierauf mit den Daumen zur Nasenwurzel herunter, über die Augenbraunen nach den Schläfen hin strich, hier etwas verweilte, dann dicht vor den Ohren zum Halse herunter ging, mich dem Brustbeine näherte, über die Mitte desselben zur Cardia und Umbilicalgegend herabstrich, an diesen beiden Stellen mich wieder verweilte, dann in divergirender Richtung zu den Schenkeln und längs derselben zu den Knieen herabfuhr, hier nochmals ruhte und endlich zu den Zehen überging. Hierauf umfaßte ich einige Zeit die Schultern, wobei die Spitzen meiner Daumen gegen die Achselhöhlen zu liegen kamen, ging dann zu den Ellenbogengelenken, bei welchen ich wieder etwas verweilte, und endlich zu den Händen über, stemmte die Spitzen meiner Daumen gegen die der Kranken und brachte endlich die der letztern mit einander in Berührung. Diese ganze Manipulation, bei welcher die Daumen hauptsächlich über die großen Nervenstämme herabgeführt wurden und die übrigen ausgebreiteten Finger seitwärts und nach außen in derselben Richtung folgten, dauerte etwas über eine Minute, und wurde von mir während einer Viertelstunde immer von neuem wiederholt. Nach diesem wirkte ich dann jedesmal besonders auf den Unterleib, indem ich entweder die vereinten Fingerspitzen dagegen richtete, oder auch mit dem Daumen von der Cardia aus nach den Schenkeln hin Linien beschrieb, oder indem ich die an einander gehaltenen Fingerspitzen der einen Hand eine Zeit lang gegen die Cardia setzte; während ich die andere flache Hand auf die Lumbalgegend legte, oder die eine Hand auf dem Scheitel und die andere auf der Herzgrube ruhen ließ, in meine Hände hauchte und nach diesem calmirte, oder unmittelbar gegen die Herzgrube hauchte Hierauf wirkte ich noch einige Zeit auf die Augen selbst, wie ich eben so ertrug sie, außer ihrem Augenübel, wo gleichsam alle Reizbarkeit concentrirt war, den heftigsten Schmerz mit einer ungewöhnlichen Kälte und Gelassenheit. Obgleich ich daher in der Folge die positive Behandlung auf alle nur mögliche Weise verstärkte, so konnte ich dennoch die Kranke während der ganzen Kur nicht über den ersten Grad der magnetischen Wirkung hinausbringen; näherte sie sich auch manchmal dem zweiten Grad, so ging sie doch nie in denselben wirklich über. Ungeachtet der Fall nur selten ist, daß Kranke, bei einem so bedeutenden und eingewurzelten Uebel, blos durch den ersten Grad der magnetischen Wirkung zur vollkommenen Heilung gelangen, so hat dieser Grad doch so wenig Auszeichnendes in seinen Erscheinungen, daß ich, um durch stete Wiederholung nicht weitläuftig zu werden, diese Erscheinungen nicht in der gehörigen Zeitfolge, sondern nur im allgemeinen angeben, nach diesem aber den Krankheitszustand geschichtlich durchführen werde."

„Anfänglich empfand die Kranke während der Manipulation blos eine Wärme in der Magengegend und ein Prickeln und Stechen in den Extremitäten, vorzüglich in den Spitzen der Finger und Zehen, welches sich in der Folge in ein Gefühl von Ameisenlaufen über den ganzen Körper verbreitete und zu einem beständigen, unwiderstehlichen Wischen und Reiben Veranlassung gab, wodurch die Manipulation oft sehr

---

solches in der Geschichte näher beschrieben habe, und calmirte dann zu Ende einer jeden Behandlung den ganzen Körper, um alle entstandene Beschwerden wieder zu beseitigen. Außer der Manipulation ließ ich die Kranke magnetisirtes Wasser trinken und ihr bisweilen magnetisirte Glasplatten auf die Cardia und Augenlieder legen.

erschwert wurde. Dieselben Empfindungen erfolgten auch weiterhin, wenn ich nicht über den Körper der Kranken herabfuhr, sondern mich blos durch das Halten ihrer Hände mit ihr in Verbindung setzte. Bisweilen stellte sich ein krampfhaftes Zucken der Augenlieder und einzelner Muskeln der Extremitäten (wie subsultus tendinum) ein; zu einer andern Zeit fühlte die Kranke wieder ein Spannen im Hinterhaupte und den Schläfen, wobei die leiseste Berührung dieser Theile schmerzhaft wurde. Zuweilen erfolgten Zahnschmerzen, ein sehr heftiger Schmerz in der linken Schulter, ein starkes Brennen mit hoher Röthe im Gesichte, den Handtellern uud Fußsohlen, welche Zufälle durch ein positives Berühren vermehrt, durchs Calmiren aber wieder gehoben werden konnten. Oft schoß es der Kranken plötzlich in die Füße, die ihr dann wie mit Blei angefüllt schienen, und ungeachtet aller Anstrengung nicht von der Stelle gerückt werden konnten; auch die Arme wurden zuweilen völlig gelähmt, so bald ich auf sie vorzüglich wirkte. Eine Zeit lang erfolgte dies auch außer der Manipulation bei der leisesten Berührung ihrer Hände; so wollte ich z. B. einmal, während sie Clavier spielte, ihr eine Fingersetzung zeigen, und machte ihre Hand durch meine Berührung auf mehrere Minuten gelähmt und unbrauchbar. Bei anhaltender Berührung der Herzgrube fühlte sie ein Zucken und eine windende, kreisförmige Bewegung in der Tiefe, und bisweilen einen von da aus nach dem Scheitel gehenden Strahl, welche Erscheinungen auch dann erfolgten, wenn ich meine Finger an zwölf Zoll über der Herzgrube entfernt hielt. Wirkte ich mehrere Minuten lang auf diese Stelle, so erfolgten fast immer ein Gefühl von Wehesenn, Uebelkeiten, Stiche in der Brust, Beklommenheit, Herzklopfen, Schaudern und Schwermuth. Durchs Anhauchen der Herzgrube wurden diese Zufälle gemeiniglich noch vermehrt, und nur durchs allgemeine Calmiren gemindert und gehoben. Außer diesen, mit einander abwechselnden Erscheinungen, fühlte sich die Kranke während der Behandlung immer sehr ermüdet, bekam ein Jähnen, Dehnen und Recken des Körpers, der ihrem Gefühle nach wie zerschlagen war, ein Schwererwerden und Drücken der obern Augenlieder (die immer die Zeit über geschlossen seyn mußten und nur bei dicht vorgehaltenen Händen geöffnet werden konnten), Schwere auf der Brust, tiefen Athem, Seufzen, und verfiel manchmal in eine, gegen zwanzig Minuten andauernde Betäubung, während welcher sie nichts um sich wahrnahm, viel, aber unvernehmlich, sprach, und zuletzt mit starkem Herzklopfen plötzlich wieder erwachte. Der, gewöhnlich schwache, Puls wurde bei der magnetischen Behandlung fast immer voller, lebhafter und frequenter, so, daß ich nach derselben in einer Minute 10 — 15 Schläge mehr zählte, als vor derselben. Außer der Magnetisation zeigte sich von allen genannten Erscheinungen nichts, ausgenommen, daß die Kranke immer zu der Zeit, an welcher ich sie den Tag zuvor magnetisirt hatte (denn ich wechselte anfänglich aus Vorsatz mit der Tageszeit, um den Zeitpunkt der mehrern Empfänglichkeit zu erproben), Müdigkeit, Zerschlagenheit, Jähnen, Neigung zum Schlafe, beklemmten Athem und Schwere, Stechen und ein Laufen in den Extremitäten empfand. — Das magnetisirte Wasser machte gar keinen eigenthümlichen, von dem gewöhnlichen Wasser verschiedenen, Eindruck auf sie."

„Da sich in den ersten Monaten gar kein merkliches Einwirken des Magnetismus zeigen wollte, so wurden auch künstliche Magneten zu Hülfe genommen und während der Operation als Conductoren benutzt, aber sie brachten keinen Unterschied in der Wirkung, von der gewöhnlichen Berührung mit meinen Fingerspitzen, hervor. So wurde auch durch Isolirung sowohl der Patientin allein, als mit mir vereint, die Wirkung nicht sonderlich verstärkt. Wendete ich mit dem Isolatorio zugleich ein lauwarmes magnetisirtes Fußbad an, so erfolgte zwar eine größere Neigung zum Schlafe, doch ohne gleichzeitige Verstärkung der übrigen Erscheinungen. Ich magnetisirte die Patientin zu jeder Tageszeit, (bisweilen auch bei heftigem Gewitter) ohne einen bedeutenden Unterschied in dem Erfolge zu bemerken. Außer der Manipulation ließ ich ihr bisweilen, durch öfteres Hineinhauchen magnetisirte Bouteillen, oder durch öfteres Bestreichen magnetisirte Glasplatten gegen die Herzgrube halten, wonach dann immer Jähnen, Müdigkeit, Bekemmung der Brust, Schwere und Stechen in den Extremitäten und, wenn die Kranke diese Substitute mit den Fingern berührte, eine momentane Lähmung der Hände erfolgten. — Eine gleiche Wirkung veranlaßte auch einstmals ein von mir seit vier Tagen nicht mehr gebrauchter und berührter Magnetstab, den ich in einem mit Sammet ausgepolsterten Futterale (durch welches er wahrscheinlich so lange isolirt blieb) bei der Patientin zurückgelassen hatte, die nun in meiner Abwesenheit zufällig das Futteral bemerkte, sich von dem

Inhalte desselben überzeugen wollte, bei der Berührung des Magnets aber plötzlich so an der Hand gelähmt wurde, daß sie, obgleich sie den Magnet vor Schreck schnell von sich warf, dennoch ihre Hand mehrere Minuten lang nicht gebrauchen konnte. — Während der ersten drei Monate verrichtete ich die Manipulation zweimal, in der Folge aber nur einmal des Tages, und zwar gewöhnlich gegen den Abend zwischen 5 und 6 Uhr, weil, wenn ich sie früher unternahm, die Patientin durch das anhaltende Schließen der Augen sich für den ganzen übrigen Tag mehr Empfindlichkeit derselben zuzog. Bei jeder Behandlung wirkte ich zuerst immer auf den ganzen Körper, hiernächst auf den Unterleib, und dann ganz vorzüglich auf die Augen, indem ich häufig mit beiden Daumen von der Nasenwurzel über die obern Augenlieder nach den Schläfen hin strich, die Spitzen der Daumen jedesmal an den äußern Augenwinkeln ruhen ließ, und die Augen alsdann mit den flachen Händen, in die ich zuvor hauchte, einige Zeit bedeckte. Bei Berührung der Augen war die Patientin am allersensibelsten, und ich konnte sogleich ein Erschlaffen und Ineinandersinken des ganzen Körpers mit gleichzeitiger Betäubung veranlassen, wenn ich, während ich mit meinen Daumen die äußern Augenwinkel berührte, zur selbigen Zeit die Spitzen meiner beiden Goldfinger dicht gegen die äußern Gehörgänge der Kranken setzte. Mit der zunehmenden Besserung der Augen minderte sich auch die Empfänglichkeit der Kranken für die magnetische Einwirkung; die Erscheinungen kamen nicht mehr so gehäuft und in der sonstigen Stärke, sondern wurden immer sparsamer und schwächer. Während der Anwendung dieses Mittels erfolgte die Menstruation wieder regelmäßiger als sonst, und die Kranke nahm an Kräften zu; dessen ungeachtet litt sie aber häufig an Kopfschmerzen und Verstopfungen des Unterleibes, gegen welche Lavements gebraucht werden mußten. Wiewohl die Kranke bei gutem Wetter täglich eine Stunde in die Luft ging, so blieb ihre Hautfarbe, wegen des andauernden Lichtmangels, dennoch immer todtenbleich, und wurde nur dann erst allmählich röther, als das Licht auf sie wieder einwirkte."

„Ungeachtet der animalische Magnetismus schon gleich zu Anfange die oben genannten, und zuvor von der Patientin noch nie an sich bemerkten Erscheinungen veranlaßte, so schien er doch nicht eben so schnell auf das Augenübel Einfluß zu haben, denn dieses nahm während der Monate April und Mai so überhand, daß die Kranke fast beständig in der dickſten Finsterniß, auf dem bloßen Fußboden sitzend und auf ihrem Ellenbogen liegend, zubringen mußte. Ihr übrigens an Masse zunehmender Körper wurde dabei so sensibel, daß außer dem Lichtreize auch ein starkes Geräusch, anhaltendes Sprechen und scharfes Denken ihr die größte Bangigkeit und starkes Herzklopfen verursachten. Gegen das Ende des Monats Mai stieg die Empfindlichkeit der Augen aufs höchste, wobei die obern Augenlieder zum ersten Male anschwollen, eiterten und so schmerzhaft wurden, daß die Patientin auch nicht die leiseste Berührung derselben von mir ertrug, und schon Empfindung äußerte, sobald ich ihnen nur meine Fingerspitzen näherte. — In dieser Periode wirkte ich daher auf die Theile nur mittelst der entfernt gehaltenen flachen Hände, ließ aber außerdem die Augen häufig mit stark magnetisirtem Wasser befeuchten. — Mit diesem in der Folge sich immer wieder erneuernden, aber jedesmal schwächer werdenden, Leiden der Augenlieder, das zuvor noch nie da gewesen, und nach meiner Ueberzeugung ganz allein ein Produkt des, auf diese Theile vorzüglich angewandten, Magnetismus war, begann nun aber auch der erste Schritt zur Heilung der Krankheit. Mit dem Anfange des Monats Juni legten sich diese Localbeschwerden, und nun war die Kranke wieder vermögend, sich nach und nach von dem Fußboden mehr zu entfernen, so, daß sie um die Mitte dieses Monats schon wieder (wie vor vier Monaten) mit geöffneten Augen auf einem Stuhle sitzen und in dem Zimmer umhergehen konnte. Gegen das Ende des Monats Juni wurden die Augenlieder von neuem schmerzhaft, dick und eiternd, und die Augen gegen das Licht wieder mehr empfindlich, jedoch nicht in dem Grade, wie das vorige mal. Dieser Zustand dauerte bis in die Mitte Juli's, wo dann die Patientin noch mehr Helligkeit, als im verflossenen Monate ertrug, und es auch schon wagen durfte, mit zufälligem und schnell vorüberstreifendem Blicke einem andern ins Gesicht zu sehen. — Um diese Zeit beging sie einen Diätfehler, welcher ihr wieder alle die schon genannten Indigestionsbeschwerden zuzog, die, ungeachtet einiger dagegen gebrauchten Arzneien, volle drei Wochen anhielten, die Kranke sogar einige Tage, wegen des dabei statt habenden Fiebers, bettlägerig machten und ihren Körper sehr abmagerten, auf die Augen aber nicht mehr einen so nachtheiligen Einfluß, wie ehemals äußerten. — Um die Mitte des Monats August trat wieder eine Periode der mehrern Lichtscheue mit einem Eitern der Augenlieder ein. Da die Empfindlichkeit der Augen diesmal weniger heftig war, und folglich auch das Zimmer nicht mehr so sehr verdunkelt zu werden brauchte, so bemerkte ich jetzt, daß die Augenlieder bei ihrem Intumesciren sich auch zugleich bedeutend entzündeten, welches ich früher in der starken Finsterniß nicht wahrnehmen konnte. Nach dem Aufhören dieses Leidens war die Patientin in der Besserung so weit vorgerückt, daß sie zu Ende desselben Monats die einfache Fensterdecke des Nachmittags um 4 Uhr schon den vierten Theil öffnen lassen konnte. Mit dem Anfange des Septembers erneuerte sich das Schwären der Augenlieder, dauerte acht Tage an, und bei seinem Nachlasse konnte die Fensterdecke des Nachmittags schon über die Hälfte aufgesteckt werden. — In diesem Zeitraume ertrug es die Patientin zum ersten Male, daß ich ihr von der Seite unter den Hut ins Auge sehen durfte. Die Pupille war gehörig contractil, weder zu sehr verengt, noch erweitert, und das braune, stark gewölbte Auge war durchaus hell und klar, und hatte blos, wegen des zur Hälfte gesenkten obern Augenliedes, ein etwas mattes Ansehen. — In der letzten Hälfte des Septembers erfolgten wieder Empfindlichkeit der Augen und Schwären der Augenlieder, nach deren Aufhören die letzte Fensterdecke des Nachmittags um 5 Uhr gänzlich weggenommen werden konnte, und die Patientin nun schon vermögend war, ihren Hut höher als bisher zu tragen. — Das allzuscharfe Sehen hatte sich mit der zunehmenden Besserung der Augen jetzt auch allmählig gemindert. — Mit dem Anfange des Oktobers bezog die Kranke ein für ihre Augen passenderes Zimmer, welches, da es nur ein Fenster hatte und klein war, durchaus ganz gleichmäßig erhellt werden konnte, dagegen das vorige, größere und mit zwei Fenstern versehene Zimmer an der einen Seite immer dunkler war, indem die Kranke das durch zwei Fenster eindringende doppelte Licht nie ertragen konnte, und ein Fenster also immer verdeckt bleiben mußte. Ich glaube dieses Umstandes mit erwähnen zu müssen, da er Einfluß auf das bald darauf erfolgte, so auffallende Besserwerden der Augen gehabt haben kann. — Um die Mitte des Oktobers trat wieder ein Intumesciren und Eitern der Augenlieder ein, wobei die Augen nicht mehr anhaltend, sondern nur während einiger Stunden des Tages empfindlicher waren. Nach dem Aufhören dieses Zustandes konnte gegen das Ende desselben Monats die Fensterdecke schon um 2 Uhr des Nachmittags gänzlich weggenommen werden. Am vierten November öffnete die Kranke während der Manipulation zum ersten Male schon abwechselnd die Augen, und zwei Tage darauf war sie vermögend, während derselben, mit gegen die Schattenseite gewendetem Gesichte, die Augen fortwährend offen zu erhalten. — Durch einen abermaligen Diätfehler zog sie sich wieder Unterleibsbeschwerden zu, welche bis zu Ende Dezembers anhielten, auf die Augen aber nicht den mindesten Einfluß hatten. — Vom siebenten November an konnte sie des Nachmittags bei halb geöffneter Fensterdecke ohne Hut im Zimmer umhergehen, wobei aber ihre Augen noch auf keinem Gegenstande verweilen durften, sondern unstät umherschweifen mußten. Den neunten hatte sie den ganzen Tag über den

Hut nur während zwei Stunden des Vormittags auf, weil zu dieser Zeit die Sonne gegen die einfache Fensterdecke schien; die übrige Zeit des Tages konnte sie ohne Hut ihre geöffneten Augen schon gegen die Lichtseite wenden, und während der Manipulation die Bewegung meiner Hände ertragen. Vom zehnten November an legte sie den Hut gänzlich bei Seite und saß des Abends ohne Lichtschirm mit gegen das Licht gewendetem Rücken. An diesem Tage hatte sie auch schon durchs Fenster einen flüchtigen Blick geworfen und zwei in der Ferne sich zeigende Thürme bemerkt. Vom dreizehnten bis zum zwanzigsten intumescirten und schworen die Augenlieder zum letzten Male, wobei auch die Augen abwechselnd gegen das Licht wieder etwas empfindlicher wurden, jedoch in gar keinem Verhältnisse gegen sonst. Nachdem diese Beschwerden sich gelegt hatten, konnte die Kranke vom zwei und zwanzigsten an ohne Hut im Hause umhergehen, sich mit geöffneten Augen an- und auskleiden, und selbst schon walzen (ein Tanz), da ihr sonst der kleinste Wechsel der Gegenstände zuwider war. — Bemerkenswerth ist es, daß die Kranke erst von dieser Zeit an sich wieder mit gesunden Augen träumte, da sie sonst die ganzen letzten vier Jahre hindurch sich unter allen Verhältnissen immer nur als krank träumte. — Gegen das Ende des Novembers fing sie an, sich weiß zu kleiden und beim unverdeckten Claviere mid darüber weggewandtem Blicke zu spielen. In der ersten Hälfte des Dezembers legte sich ihr unstäter, umherschweifender Blick; sie konnte ihn schon mehr auf Gegenstände fixiren, und selbst einem Andern flüchtig ins Auge sehen, was ihr bis dahin völlig unmöglich war; auch konnte sie mit geöffneten Augen schon nahe vor einem brennenden Lichte stehen, nur mußte sie dann nicht in die Flamme, sondern blos auf den Leuchter sehen. Bis gegen das Ende des Dezembers wurde das Zimmer des Morgens noch stets durch eine dünne Fensterdecke verdunkelt, welche erst gegen den Mittag hin allmählig fortgenommen werden durfte; von dieser Zeit an ertrug aber die Kranke gleich beim Erwachen das helle Tageslicht, konnte nun auch abwechselnd in den Spiegel blicken und sich vor demselben ankleiden. — Im Januar 1809 stellten sich die schon im Oktober 1805 statt gehabten krampfhaften Zufälle von neuem ein, jedoch in einem viel geringeren Grade. Nachdem die Kranke schon seit den letzten Tagen des Dezembers an Obstruction des Unterleibes, öfteren Kopfschmerzen und einem steten Unwohlseyn gelitten hatte, fühlte sie sich am fünften Januar des Morgens beim Erwachen aus einem unruhigen, mit vielen ängstlichen Träumen begleitet gewesenen, Schlafe sehr ermattet, und bekam bald darauf Schwindel, Brausen vor den Ohren, Beklemmung auf der Brust, Kälte in den Extremitäten, und überhaupt die Vorempfindungen einer herannahenden Ohnmacht. Diese Zufälle nahmen schnell zu, gingen erst in ein Unvermögen aller willkührlichen Bewegungen, nach diesem in ein Schwinden der Sinne, und endlich in ein Aufhören des Bewußtseyns mit krampfhafter Erstarrung des ganzen Körpers über, während welcher das Athemholen sehr erschwert, die Augen gebrochen, Nägel und Lippen blau, und der ganze übrige Körper bleich, steif und mit kaltem Schweiße überdeckt, waren. Dieser ganze Anfall dauerte gegen fünf Minuten, und endigte sich nach diesen mit einer kurzen Ohnmacht. Fast den ganzen übrigen Theil des Tages fühlte die Kranke einen sehr heftigen Schmerz und eine Benommenheit des Kopfes, eine große Mattigkeit, und, bei der kleinsten Körperbewegung, das Herannahen einer neuen Ohnmacht; ihr Puls war dabei krampfhaft zurückgezogen und sehr frequent. Den zweiten Tag darauf erfolgte die Menstruation sehr sparsam und hielt drei Tage an. Ungeachtet die Kranke nach dieser Zeit, außer einiger Mattigkeit, sich wieder wohl fühlte, so erneuerte sich dennoch der Paroxismus in derselben Art und zu der nämlichen Tageszeit am achtzehnten, zwanzigsten und sieben und zwanzigsten Januar, kam aber jedesmal immer schwächer, so, daß die Kranke beim letzten Anfalle ihre Sinnlichkeit und das Bewußtseyn behielt, aber nur das Vermögen nicht hatte, sich zu äußern. Bei der stets fortgesetzten Anwendung des Magnetismus erhielt noch die Kranke in diesem Zeitraume gegen diesen Zufall eine sehr concentrirte Infusion aus der Valeriana, mit der Tinctura Rhei aquosa, und dem Spirit. nitric. aether. versetzt, und gebrauchte zugleich die Kämpf'schen Lavements (aus der Rad. Tarax., Valerian., den Flor. Cham. vulg., Verbasc. und der Sapon. ven.), welche letztere dann auch bis in die Mitte des Februars fortgesetzt wurden, von welcher Zeit an die Unterleibsbeschwerden nachließen, die Patientin an Kräften bedeutend zunahm, ihre bleiche Gesichtsfarbe verlor und ein munteres Ansehen bekam. — Die Wirksamkeit des thierischen Magnetismus, während jener Krampfanfälle, habe ich nicht erproben können, indem ich bei ihrem Eintritte nie zugegen war und sie immer sehr schnell wieder vorübergingen. Im Allgemeinen wurden

den aber in diesem Zeitraume die, mit der zunehmenden Besserung der Augen bisher immer sparsamer und schwächer gewordenen Reactionen während der Manipulation mit einem Male wieder sehr verstärkt, erreichten beinahe die Höhe wie zu Anfange der magnetischen Behandlung, und nahmen erst gegen das Ende des Februars wieder allmählig ab. — So sehr auch die ähnlichen Krampfanfälle im Oktober 1805 das Augenübel damals verschlimmerten, so wenig vermochten dies die jetzigen; im Gegentheile besserten sich die Augen zusehends, wobei jenes heilsame Leiden der Augenlieder sich in einem sehr geringen Grade noch einigemal einstellte und sich durch eine höchst unbedeutende, periodische Empfindlichkeit der Augen gegen das Licht mit einem gleichzeitigen Gefühle von Druck in den Augenliedern zu erkennen gab. — Im Anfange des Januars durfte es die Patientin schon wagen, beim Clavierspiele auf die Bewegung ihrer Finger zu sehen, so wie auch ein brennendes Licht zu putzen; und zu Ende dieses Monats konnte sie beim Arbeiten wieder auf ihr Strickzeug sehen und wieder in Gesellschaft am gedeckten Tische essen. Im Februar besuchte sie mit aufgesetztem Hute einigemal das Schauspiel und wohnte nach diesem einem Balle bei, wo sie ohne Hut den Glanz der vielen Kronenleuchter ertrug. Seit der letzten Hälfte dieses Monats waren die Augen keinem periodischen Wechsel von Empfindlichkeit mehr unterworfen, sondern blieben andauernd sich gleich. Die Kranke fing nun an, bei trübem Wetter des Nachmittags auszugehen, und in den ersten Tagen des Monats März ging sie des Vormittags bei hellem Sonnenscheine und blendendem Schnee spatzieren, und bediente sich bald nachher beim Ausgehen keines Hutes mehr. Um die Mitte dieses Monats reiste sie auf einige Tage in ihre Vaterstadt, fing dann bei ihrer Rückkunft an, sich mit Lesen, Schreiben, Musik, weiblichen Arbeiten u. dergl. zu beschäftigen, und trat so wieder ins thätige, weibliche Leben über. — Das Sehvermögen hat durch die Krankheit gar nichts gelitten, und die Kranke sieht wie zuvor mit derselben Schärfe und Deutlichkeit sowohl nahe, als entfernte Gegenstände. — Bis zum ersten März dieses Jahres hatte ich die Magnetisation während 11 Monate fast ununterbrochen täglich, und jedesmal gegen eine halbe bis ganze Stunde lang, fortgesetzt; von dieser Zeit an brach ich aber die Behandlung allmählig ab, wirkte während des Monats März nur einen Tag um den andern, und beendigte im April die Kur gänzlich. In der letzten Zeit erfolgte noch einmal ein geringes Anschwellen der Augenlieder, während dessen sich die Patientin des Lesens enthalten mußte."

„Obgleich bei dieser Kranken durch die Anwendung des thierischen Magnetismus jene höhern, so viele Sensation veranlassenden und so unvorsichtig bestrittenen Erscheinungen des magnetischen Somnambulismus nicht erfolgten, so ist dennoch die Heilkraft dieses Mittels auch hier gar nicht zu verkennen, und jenes wohlthätige, zuvor noch nie dagewesene, sich stets erneuernde und mit der zunehmenden Besserung allmählig vermindernde Leiden der Augenlieder als alleinige Wirkung desselben anzusehen. — Mit der magnetischen Behandlung wurde aber auch ein zweckmäßiges Regimen des Lichts und allmählige Angewöhnung an dasselbe verbunden. Schon der Stiefvater dieser Kranken (ein Arzt) hatte es früher versucht, mit der größten Vorsicht und Ausdauer durch Zwang dem Uebel entgegen zu wirken, überzeugte sich aber endlich von der Unmöglichkeit, auf diesem Wege zur Heilung zu gelangen, indem jedesmal die Empfindlichkeit der Augen dadurch andauernd vermehrt, und so das Uebel bedeutend verschlimmert wurde."

„Da zugleich mehrere auswärtige um Rath befragte Aerzte ebenfalls den Lichtzwang in Vorschlag brachten, so sey es mir erlaubt, noch einige Worte hierüber zu sagen. — Von einigen wurde angerathen, für die Kranke ein nach Mitternacht gelegenes Zimmer (um die Einwirkung der Sonnenstrahlen zu vermeiden und ein immer gleichmäßiges Licht zu erhalten) mittelst vor dem Fenster angebrachter, vielfacher papierner Schieber zu verfinstern, und es dann durch das allmählige Fortziehen dieser Schieber nach und nach wieder zu erhellen. Diese Versuche wurden mit grüngefärbten, leinenen Fensterdecken oft wiederholt, allein ohne den gehofften Nutzen, indem eine jede, mit dem gegenwärtigen Zustande der Patientin nicht übereinstimmende, Verstärkung des Lichtes, und wenn sie auch noch so geringe war, augenblicklich ein unwillkührliches Schließen der Augen, und bei etwas stärkerem Lichtgrade jene schmerzhaften Seelenempfindungen mit andauernd fortschreitender Verschlimmerung des Uebels zur unausbleiblichen Folge hatten. Oft versuchte ich es, die Patientin zu hintergehen und ohne ihr Wissen das Zimmer auf eine fast unmerkliche Art zu erhellen, mußte aber jedesmal von meinem Vorhaben abstehen, weil die Augen dann so lange fest geschlossen blieben, bis der vorige Grad der Dunkelheit wieder hergestellt war. — Eben so wenig konnte auch der Rath eines berühmten Augenarztes in Anwendung gebracht werden, welcher darin bestand, der Kranken kleine, aus dunklem Holze gedrehte, an ihrem einen Rande ausgepolsterte, und an dem andern mit angelaufenen Gläsern versehene, hohle Cylinder fest vor die Augen zu binden, und die Gläser (welche nach Art derer, die man bei astronomischen Beobachtungen, um in die Sonne zu sehen, gebraucht, mit Ruß angelaufen sind) nach und nach mit immer klarern und durchsichtigern zu vertauschen. Wenn anders durch allmähligen Lichtzwang eine Heilung hätte geschehen können, so würde dies Mittel unstreitig das zweckmäßigste gewesen seyn, da es außer allen übrigen Vortheilen auch noch den gewährte, daß die Patientin beim Gebrauche desselben nicht von der menschlichen Gesellschaft hätte abgesondert leben dürfen; allein das Augenübel bestand nicht blos in Lichtscheue, sondern auch zugleich in einem zu scharfen Sehvermögen, weßhalb die Patientin auf keinem Gegenstande verweilen durfte, sondern mit ihrem Blicke immerwährend flüchtig und unstät umherschweifen mußte; befand sich nun ein Gegenstand nahe vor ihren Augen, so wurde gerade dadurch ihr Blick blos auf diesen Gegenstand beschränkt und fixirt, durch die Mannichfaltigkeit der gesehenen Theile des Gegenstandes das Auge aber ermattet, überwältigt und unwillkührlich geschlossen. Schon gleich im Anfange der Krankheit zeigte sich diese Erscheinung, und die Patientin konnte schon damals, bei der noch geringen Empfindlichkeit ihrer Augen, ungeachtet alles Selbstzwanges, weder einen dunklen Schleier vor dem Hute, noch grün gefärbte Brillen vor den Augen tragen. — Man muß den ganz eigenen Zustand dieser Krankheit in ihren kleinsten Verhältnissen selbst beobachtet haben, um sich vollkommen zu überzeugen, daß eine Heilung nur durch innere Einwirkung, keinesweges aber durch äußern Zwang allein möglich war. Ich konnte mich des letztern nur dann erst mit Vortheil bedienen, als, mittelst der schon einigemal wiedergekehrten kritischen Entzündung der Augenlieder, das Sehvermögen schon wirklich gestärkt und verbessert war, die Kranke aber nur noch nicht den Muth hatte, ihre Sehkraft zu versuchen und die durch das jahrelange Leiden ihr zur Gewohnheit gewordenen Gränzen mit innerer Anstrengung dreist zu überschreiten. — Der Magnetismus ganz allein that dem weitern Fortschreiten des Uebels Einhalt, und gab den Impuls zum Rückgange desselben, und der Zwang half beiläufig den letztern blos beschleunigen."

Zum Schluß einige Resultate, die sich aus obiger Geschichte ergeben.

I. Der Magnetismus allein hat diese hartnäckige Krankheit geheilt, denn die Kranke hat die ganzen 6 Monate hindurch, welche die eigentliche Kur dauerte, kein anderes Mittel gebraucht, und alle vorher gebrauchte Mittel hatten nicht die mindeste Wirkung gehabt.

II. Er ist demnach ein Mittel, was noch helfen kann, wo alles andere vergebens ist — und folglich eine höchst wichtige und nicht zu verlachlässigende Acquisition der Heilkunst.

III. Die Einbildungskraft hatte durchaus keinen Antheil an der Wirkung, welches schon daraus erhellt, daß nicht die mindesten Phänomene einer erhöhten Phantasie zum Vorschein kamen, ja daß das Magnetisiren die meiste Zeit ganz ohne sensible Wirkung, und diese, wenn sie sich äußerte, höchst gering und vorübergehend war.

IV. Der Magnetismus kann demnach ohne unmittelbare sensible Reactionen dennoch den Organismus afficiren und die allergrößten Wirkungen hervorbringen. — Dieser Umstand scheint mir von der größten Wichtigkeit, denn einmal beweist er offenbar ein physisches Agens, welches ohne allen psychischen Antheil, ja ohne Wahrnehmnng seiner Wirkung, dennoch wirkt; zweitens zeigt er, daß jene gewaltsamen Crisen, jene Somnambulismen und Wahrsagereien gar nicht wesentlich zur Wirkung gehören, sondern daß, wenn sie auch vielleicht schneller zur Heilung führen, man doch durch längere Fortsetzung bei schwächerem Grade der Intensität eben so gut, und, ich glaube, sicherer seinen Zweck erreichen kann (der Unterschied der Anwendung eines Mittels in kleinen und starken Dosen); ferner, daß man sich durch scheinbare Unwirksamkeit nicht abschrecken lassen darf, und auch hier, wie bei jedem Mittel, die localen unmittelbaren Wirkungen von den entfernten allgemeinen unterscheiden muß, welche auch ohne die ersten erfolgen können; und endlich, daß der vermeintliche Unterschied von Menschen, die für den Magnetismus empfänglich oder nicht empfänglich sind, und wobei der Glaube so viel entscheiden soll, wahrscheinlich nur eingebildet ist, und sich blos auf diese in die Sinne fallenden Reactionen bezieht, die freilich nach Verschiedenheit der Constitution, und besonders des Seeleneinflusses, da seyn oder fehlen können, ohne deswegen die Einwirkung des Magnetismus selbst zu beweisen oder zu widerlegen, welches nur erst hinterdrein durch die Wirkung auf die Krankheit entschieden werden kann.

V. Standhaftigkeit, Vertrauen, und unverdroßne Ausdauer sind unumgänglich nöthige Bedingungen zum glücklichen Succeß, gesetzt auch, daß sich lange gar keine Besserung zeigen sollte. Sechs Monate mußte unsere Kranke magnetisirt werden, ehe sich nur ein Anfang von Besserung zeigte, und dann erfolgte sie in vierzehn Tagen fast vollkommen. Hätte man nach fünfmonatlicher vergeblicher Bemühung aufgehört, so würde man die Krankheit für unheilbar und den Magnetismus für unwirksam erklärt haben, und beides wäre falsch gewesen. — Und wie oft mag dies schon bei fehlgeschlagenen Kuren der Fall gewesen seyn! —

VI. Auch hier erfolgte die Besserung erst, nachdem sich materielle Crisen — Localcrisen der Augen, Anschwellen, Entzündung und purulente Secretion der Augenlieder — eingestellt hatten. — Also auch hier wieder Crise; und immer werden wir wieder auf dies ewige Naturgesetz, was die Alten so rein erkannten, zurückgeführt. Wie oft werden wir nicht bei gewöhnlichen Nervenkrankheiten, mit oder ohne den Gebrauch der Arzneien, durch solche materielle Crisen überrascht, mit denen die Nervenkrankheit aufhört — denn was sind die Hämorrhoiden, die Gichtanfälle, die Hautausschläge, die Geschwüre, genug die sogenannten Metaschematismen anders, durch die sich die Krankheit löset! — Die wahre immaterielle Krankheit verkörpert sich, tritt aus der Sphäre des sensiblen in die des vegetativen Lebens, wird dadurch ein Gegenstand der organischen Chemie, der Absonderung, und dadurch heilbar *).

---

*) Nicht genug kann, besonders jüngern Aerzten, das Studium des klassischen Werks Tissots über die Nerven, und vorzüglich der Abhandlung im 2ten Theile: Ueber die Versetzung auf die Nerven, die Kochung und Crise bei Nervenkrankheiten, empfohlen werden.

XXVII.

Medizinische Praxis der Land-geistlichen.

(Journal der praktischen Heilkunde. XXIX. Band. 5. Stück.)

Es ist eine der wichtigsten Angelegenheiten der Menschheit und des Staats, für die bessere Hülfe des armen Landvolks in Krankheiten zu sorgen. Man vergißt immer noch, daß die Nation sowohl der Kraft als der Mehrzahl nach auf dem Lande lebt, und daß sie von daher aus immer rekrutirt werden muß, wenn sie nicht in den größern Städten und in den höheren Lebensregionen in sich selbst verkrüppeln und untergehen soll. Was hilft es, daß man den sechsten Theil der Nation, der etwa in Städten lebt, mit den glänzendsten Medizinalanstalten und den geschicktesten Aerzten versorgt, während fünf Sechstheile, die auf dem Lande leben, von aller Hülfe entblößt sind; und kann man das eine gute, ja überhaupt nur eine Medizinal-Verfassung nennen, wenn in den Hauptstädten die Aerzte sich drängen, so daß oft auf 1000 Menschen ein Arzt kommt, auf dem Lande hingegen für Massen von 50 ja 100,000 Menschen nur ein Arzt bestellt ist, der eine Fläche von 100 bis 150 Quadratmeilen, folglich eine Unmöglichkeit zu besorgen hat.

Ich gebe zwar zu, daß die einfachere Lebensart, die körperliche Arbeit und der Luftgenuß den Landmann weniger Krankheiten aussetzen, und daß seine unverdorbene Natur ihm mehr Kraft der Selbsthülfe giebt; aber auf der andern Seite darf man nicht vergessen, welche Gefahren eben in diesen Beschäftigungen, in der schlechten Kost, der Unwissenheit u. s. w. liegen, und daß ihn jene Vorzüge nicht vor körperlichen Verletzungen, ansteckenden Krankheiten u. s. w. sichern. Man muß selbst auf dem Lande praktisirt haben, um sich zu überzeugen, wie viel Kinder jährlich durch Vernachlässigung bei der Geburt oder nachher um's Leben kommen; wie viel Männer und Weiber an Brüchen und anderen körperlichen Schäden ihr ganzes Leben hindurch leiden, die im Anfange durch gehörige Hülfe leicht zu verhüten gewesen wären; welche Verwüstungen das venerische Gift auf dem Lande anrichtet, welches bei gehöriger Hülfe im Anfange sehr leicht zu unterdrücken ist, so aber, sich selbst überlassen, sich in ganzen Dorfschaften und Distrikten im Stillen verbreitet, endlich in die Generation übergeht, und dann ein unzerstörbarer Keim des Verderbens wird. Fürwahr, diese Rücksicht allein verdiente das thätigste Zutreten des Staats, wenn wir nicht erleben wollen, daß selbst der Kern der Nation am Ende zu Grunde gerichtet wird.

Genug, das Bedürfniß der Hülfe ist da, und welche Helfer! In der Regel unvernünftige, oft abergläubische Hausmittel, Hebammen und andere sogenannte kluge Frauen, Hirten, Scharfrichter, Hufschmiede, Balsamträger, und, wenn es hoch kommt, Chirurgen, die gar nicht für innerliche Krankheiten gebildet sind, und denen doch, durch einen sonderbaren Widerspruch der Verfassung, indem sie officiel blos die Erlaubniß zur äußern Praxis erhalten, doch zugleich stillschweigend die innere Behandlung der Armen und des Landvolks überlassen wird.

Man fängt endlich an, diesen Mangel immer mehr zu fühlen und ihm mit Ernst abzuhelfen. Im Königreiche Bayern hat man am ersten einen entscheidenden Schritt gethan, indem man eine eigne Klasse von Aerzten zu diesem Zwecke unter dem Namen von Landärzten und eigne blos für sie bestimmte Lehr-Anstalten errichtet hat. Es ist hier nicht der Ort, über diesen wichtigen Gegenstand eine ausführliche Untersuchung anzustellen, was ich auf eine andere Zeit verspare, und worüber ich schon bei Gelegenheit der Reil'schen Schrift: Ueber Pepinieren, im XXIV. Bande dieses Journals, einige allgemeine Data mitgetheilt habe. Das große Problem bleibt immer dies: für das Landvolk, in den ihm gewöhnlichen Krankheitsfällen eine hinlängliche Anzahl von, höherer Aufsicht untergeordneten, Helfern zu schaffen, welche die dazu nöthige Geschicklichkeit besitzen, ohne auf größere Vortheile oder wissenschaftliche Selbstständigkeit Anspruch zu machen, und ohne dadurch Gefahr zu laufen, eine neue Klasse von Pfuschern zu bilden, die um so gefährlicher seyn würden, da sie vom Staate legalisirt wären.

Für jetzt sey es mir nur erlaubt, von einer Klasse von Staatsdienern zu sprechen, die ihrer Natur und Lage nach gewiß zu diesem Zwecke ganz vorzüglich geschickt sind, die Landgeistlichen. Die Gelegenheit hierzu giebt mir ein Fall, der sich so eben im Preußischen Staate ereignet hat, und der, so viel ich weiß, der erste in seiner Art ist.

Ein würdiger Landgeistlicher in Schlesien, Herr Grünewald, der schon lange eine große Vorliebe für die Heilkunde gehabt und sich durch eigenen Fleiß so viel Kenntnisse darin erworben hatte, daß er schon vielen seiner Gemeinde hülfreich gewesen war, und darin allgemeines Zutrauen genoß, entschloß sich endlich, um diesen Ansprüchen auf eine rechtmäßige und befriedigende Weise entsprechen zu können, diese Wissenschaft noch akademisch zu studieren, und sich durch die gesetzmäßig verordneten Prüfungen das Recht zur Ausübung derselben zu verschaffen. Er wendete sich hierüber an das Ministerium, und erhielt die Erlaubniß zur innern Praxis, in sofern er sich durch die gesetzmäßig vorgeschriebenen Prüfungen dazu qualificirt haben würde, und unter der Bedingung, daß, so bald seine geistlichen Obern deren Ausübung neben dem Predigtamte irgend nachtheilig fänden, er entweder dieses oder jenes ohne Weitläuftigkeit niederlege. Hierauf erbat er sich auf so lange von seinen geistlichen Obern die Erlaubniß, seine Gemeinde zu verlassen, die unterdeß ein anderer Geistlicher versah, ging nach Berlin, hörte die nöthigen Collegia, erwarb sich den Doktorgrad, absolvirte den anatomischen und klinischen Cursus, so wie das öffentliche Examen mit vielem Beifall, hat nun die Approbation als ausübender Arzt erhalten, und stellt das erste Beispiel einer legalen Vereinigung beider Geschäfte in einer Person dar.

Es ist gewiß, daß die Lage des Geistlichen ihn ganz vorzüglich zu dem ärztlichen Geschäfte eignet, dazu aufruft, ja ihn oft dazu verpflichtet, wenn er den Grundsatz hat: Homo sum, nil humani a me alienum puto, und wenn er vom Samariter im Evangelium die Ansicht des Nächsten, und die Art, ihm beizustehen, gelernt hat. Es fehlt ihm bekanntlich so wenig an Zeit, daß die meisten Herren Landprediger noch immer ein anderes Geschäft oder Liebhaberei zur Ausfüllung der freien Stunden nebenbei treiben, z. B. Oekonomie, Naturgeschichte, Seidenbau u. dergl. Er genießt das vollkommenste Zutrauen seiner Gemeinde, und wird dadurch, daß er ihr auch in leiblichen Uebeln rathen kann, ein noch innigeres Vertrauen erhalten, kennt sie auch wiederum am genauesten, und kann folglich weit besser manche Ursachen der Krankheiten erkennen und entfernen, und dadurch nicht nur gewissere Heilung, sondern selbst Verhütung der Krankheiten bewirken, als ein fern herbeigerufener Arzt. Grade das, was bei dem Landmanne die Hauptsache ist, die ersten Anfänge äußerer und innerer Uebel, die gewöhnlich vernachläßigt werden, und dann zu schwer ja oft gar nicht mehr heilbaren Uebeln anwachsen, kann er entdecken, und durch wenige oft unbedeutende Mittel das heben, was in der Folge oft der ganzen Macht der Kunst widersteht.

Er kann dadurch erst, im vollen Sinne des Worts, Vater seiner Gemeinde werden, zu dem sie sich in allen ihren Bedrängnissen, nicht blos geistlicher, sondern auch leiblicher Art, wenden, und Hülfe finden kann; und das Band, was sie vereint, wird noch weit inniger werden. In den alten Zeiten war ja das Priesterthum immer mit dem Heilgeschäfte vereinigt, und der göttliche Stifter unserer Religion, das Ideal des wahren Priesters, vereinigte beständig beide Geschäfte: Predigen und Heilen. Auch mir sind schon mehrere Landgeistliche bekannt worden, die beide Geschäfte vortrefflich zu vereinigen wußten, und selbst, ohne wirkliche Aerzte zu seyn, sich so viel allgemeine medizinische Kenntnisse erworben hatten, daß sie bei gewöhnlichen Fällen rathen, auf die bedeutendern aufmerksam machen, auf die Herbeirufung des Arztes dringen, und alsdann diesem zum Berichterstatten, so wie zur Ausführung seiner Befehle behülflich seyn konnten, welches letztere auf dem Lande ein Hauptpunkt ist.

Nur muß, nach meiner Meinung, sorgfältig darauf gesehen werden, daß alles vermieden werde, was theils die Würde, theils die Ausübung des geistlichen Geschäfts, als seines Hauptberufs, beeinträchtigen könnte, und dazu würden folgende Restrictionen nöthig seyn:

I. Daß er die medizinische Hülfe ganz unentgeldlich ausübe.

Dies ist nöthig, einmal, damit er öffentlich beweise, daß es ihm nicht um irdischen Gewinn, sondern rein um's Wohlthun zu thun sey, durch welche Ansicht allein das Geschäft geheiligt und eines Geistlichen würdig gemacht wird; ferner, damit nicht Gewinnsucht sich einmische, und ihn veranlasse, diesem Geschäft eine größere Ausdehnung zu geben, die seinem Hauptberuf nachtheilig werden könnte, auch damit alle diejenigen abgehalten werden, die es etwa blos aus solchen niedrigen Absichten unternehmen möchten, und endlich, damit er nicht durch unterlassene Zahlungen und Geldforderungen in Zwistigkeiten mit seiner Gemeinde verwickelt werde, die seiner geistlichen Würde schaden könnten.

II. Daß er die ärztliche Hülfe nur seiner Gemeinde und den zunächst angränzenden persönlich leisten dürfe, um nicht durch Reisen seinen Hauptberuf zu vernachläßigen.

III. Daß er sich blos mit Ausübung der innern Heilkunst, aber nicht der Chirurgie und des Accouchements beschäftige.

Beide letztere Beschäftigungen würden zu oft die Würde und den Anstand seines Hauptberufs compromittiren, der immer die erste Rücksicht verdient. Doch könnten diejenigen Fälle der Chirurgie ausgenommen werden, wo der geringste Zeitverlust Lebensgefahr oder unheilbare Folgen nach sich ziehen würde.

XXVIII.

Merkwürdige Bestätigung der außerordentlichen Kraft der Ipecacuanha in kleinen Gaben *).

(Journal der praktischen Heilkunde. XXIX. Band. 5. Stück.)

Ein seit vielen Jahren an ein sitzendes Leben gewöhnter Geschäftsmann pflegte alle 6, 8 Wochen in einen Zustand von Unverdaulichkeit und Hypochondrie zu verfallen, der sich durch mangelnden Appetit, ein sehr beschwerliches Gefühl von Druck in der Magengegend, Spannung und Aufgetriebenheit derselben, und Hartleibigkeit auszeichnete, und den Kopf so einnahm, daß es ihm sowohl an Lust, als an Kraft zur

*) Es ist bekannt, daß die Ipecacuanha in sehr kleinen Gaben eine große Wirkung auf das Nervensystem äußert, die man sonst eine krampfstillende nannte, und für die ich noch jetzt, trotz des Anathema, was über dieses Wort ausgesprochen worden ist, kein anderes weiß. Sie hebt, zu ¼ Gran, alle Stunden oder öfter gereicht, Krampfhusten, Engbrüstigkeit, Blutflüsse, besonders aus Lunge und Gebärmutter, wenn sie nervös, d. h. krampfhaften Ursprungs sind, krampfhafte Verstopfungen des Darmkanals, selbst den Ileus, wie auch krampfhafte Hemmungen aller übrigen Se- und Excretionen, und eben so kräftig Diarhoeen und Dysenterien aus dieser Ursache.

Arbeit gebrach, und hypochondrischer Mißmuth und Angst sich seiner bemächtigten. Sein Arzt gab ihm dann einige Tage auflösende, hierauf ausleerende, und zuletzt bittere Mittel, womit dann das Uebel auf eine kurze Zeit gehoben zu seyn pflegte. — Als er vor einigen Jahren denselben Zufall wieder bekam, consultirte er mich; er war sehr hypochonder, ganz ohne Eßlust, und das drückende, spannende Gefühl in den Präcordien war ihm besonders lästig. Auch waren dießmal vorübergehende Uebligkeiten und Neigung zur Diarrhoe vorhanden. — Ohnerachtet ein Brechmittel angezeigt war, so nahm ich mir doch vor, um ihn nicht zu sehr an die Ausleerungsmittel zu gewöhnen, ihm die Ipecacuanha statt in vollen, erst in kleinen Dosen zu geben, um zu versuchen, ob nicht durch diesen feineren, und doch dabei höchst durchdringenden Reiz, das Präcordialnervensystem umgestimmt, die gastrischen Secretionen verbessert, und so durch die erhöhte und regulirte Thätigkeit dieser Organe auch die materielle Anhäufung verarbeitet werden könnte, ohne stärkere Ausleerung, und dadurch neue Schwächung, nöthig zu machen. — Ich verschrieb ihm daher 2 Gran Ipecacuanha mit 1 Drachme Elaeosacharum Foeniculi, in acht Theile getheilt, so daß jede Dosis $\frac{1}{4}$ Gran Ipecacuanha enthielt. Davon nahm er alle 2 Stunden eines. Nach zweitägigem Gebrauch dieses Mittels — also durch 4 Gr. Ipecacuanha — war er von seiner Beschwerde völlig befreit. Ich ließ ihn noch 8 Tage täglich eins nehmen, und er befand sich, ohne weder Ausleerungs- noch Stärkungsmittel gebraucht zu haben, so wohl, und sein Appetit und seine Verdauungskraft so vollkommen wieder hergestellt, daß ich ihn von allem weiteren Arzneigebrauch frei sprach. — Er hatte nun ein solches Zutrauen zu diesen Pulvern, daß, als nach einigen Monaten der Zufall wieder kam, er sogleich seine Zuflucht dazu nahm, und wenige Dosen derselben waren hinreichend, ihn zu heben. Seitdem ist der Zufall, trotz der fortdauernden sitzend-arbeitsamen Lebensart, immer seltener gekommen, und auf immer geringere Gaben gewichen, und dieser Mann, der sonst die Apotheker fast immer beschäftigte, hat seit 2 Jahren gar keine andere Medizin gebraucht, und auch von den Pulvern, die er nun als Panacee stets bei sich führt, immer nur eins bis zwei nöthig gehabt, um seine Gesundheit wiederherzustellen.

XXIX.

Verhütung und Heilung der Lungensucht, auf Erfahrung gegründet.

(Journal der praktischen Heilkunde. XXX. Band. 1. Stück.)

Bekanntlich wird die Lungensucht von vielen Aerzten als eine völlig unheilbare Krankheit angesehen und auch dem gemäß behandelt, das heißt — nicht behandelt. Denn die Kur einer Krankheit mit der Ueberzeugung ihrer Unheilbarkeit unternehmen, ist im Grunde ein völliger Widerspruch, da die Unmöglichkeit der Heilung auch den Zweck der Heilung aufhebt, und dieser allein es ist, worauf eine Kur gegründet werden kann. Ja nirgends so sehr, als in der Medizin, bestätigt sich dies, was eigentlich von allen menschlichen Unternehmungen gilt, daß die Ueberzeugung von der Unmöglichkeit die Unmöglichkeit selbst hervorbringt. Denn nicht gerechnet, daß ein solcher Ausspruch den Kranken geradezu tödten kann *), daß

*) Man wird mir wohl zugeben, daß die Ankündigung des Todes feindlich aufs Leben wirkt; aber daß sie selbst den bestimmten Entschluß des Sterbens hervorbringen kann, und wie sehr sich also ein Arzt vor jenem

die Umstehenden dadurch lästig in der Anwendung der Mittel werden. Selbst auf die eigene Seele des Arztes, der den Gedanken faßt und ausspricht, wirkt er lähmend. — Die Unheilbarkeit einer Krankheit aussprechen, heißt wirklich ihre Unheilbarkeit decretiren. — Hoffnung, Muth, Selbstvertrauen und Erhebung der Seele sind zugleich mit vernichtet, und was kann wohl der Mensch, wenn ihm diese Eigenschaften fehlen? — Nur in den Regionen der Hoffnung und des Muths sind jene genialischen Blicke in das Verborgene, jene glücklichen und kühnen Einfälle (Eingebungen möchte man sie oft nennen), jenes unermüdete Ausdauern und Ankämpfen gegen den hartnäckigen Feind möglich, wodurch eben das Unmögliche erst möglich wird. — Man sollte daher nicht blos in dieser Krankheit, sondern auch in allen andern, nichts so sehr fürchten, als den Gedanken der Unheilbarkeit, und ihn, als den größten Feind jedes Unternehmens, aufs sorgfältigste verbannen. — Es sollte in unserem Kriegswesen, so gut wie in dem eigentlichen, ein Kapitalverbrechen seyn, von Uebergabe zu sprechen, und ich stehe dafür, sie

---

Ausspruch hüten müsse, das erfuhr unser trefflicher Selle auf eine schmerzliche Weise. Er hatte einen braven Offizier in der Kur, der lange an einer unheilbar scheinenden Lungensucht litt. Der Kranke dringt endlich in seinen Arzt, ihm zu sagen, ob er gerettet werden kann oder nicht. Lange weigert sich dieser, aber endlich, auf die Versicherung, daß er es wegen verschiedener Einrichtungen durchaus wissen müsse, und daß ihn, als einem den Tod kennenden, diese Nachricht gar nicht affiziren werde, glaubt der Arzt, einem solchen Manne könne er ohne Bedenken die Wahrheit sagen, und entdeckt ihm die Unheilbarkeit seines Uebels. — Der Kranke dankt ihm herzlich, der Arzt entfernt sich, aber eine Stunde darauf wird er wieder gerufen und findet ihn — todt. Er hatte sich gleich darnach erschossen.

würden weniger existiren. — Ueberdies bitte ich doch die, die so leicht das Wort unheilbar aussprechen, einmal ernstlich zu bedenken, was sie sagen. Wie viel gehört doch dazu, um den Grad des Uebels und das Maas und die Macht der noch übrigen schöpferischen Lebenskraft so genau gegen einander abzuwägen und zu berechnen, als ein solches Wort erfordert! Wie viel tiefer müßten wir dazu in das Innere der organischen Natur eingedrungen seyn, als es uns bis jetzt gelungen ist! Wie oft haben wir nicht schon erfahren, daß da, wo alles verlohren schien, durch unerwartete Naturhülfen oder ein kräftiges Einwirken der Kunst noch wahre Wunderkuren möglich wurden! *) Sind nicht jetzt Krankheiten als heilbar anerkannt, die das Alterthum für unheilbar hielt? Ist nicht der Tod selbst zuweilen nur scheinbar, und also die unheilbarste aller Krankheiten zuweilen noch heilbar? Giebt es nicht in langwierigen Krankheiten periodische Veränderungen, wo zu einer Zeit ein Uebel heilbar ist, was es zu einer andern Zeit nicht war? Können nicht durch den Fortgang des Uebels selbst neue Wege sich bilden, neue Kräfte sich entwickeln, andre vicariirende Organe und Thätigkeiten eintreten, wodurch eine unheilbare Krankheit heilbar, wenigstens das Leben erhalten wird? Wie viel können nicht zufällige äußere Einwirkungen und Veränderungen der Umstände zu einer völligen Umwandelung der ganzen innern Lage wirken? Selbst neue Entdeckungen und Fortschritte

*) Zur Bestätigung dieses und zur Stärkung des Muths ist die Sammlung von Erfahrungen sehr zu empfehlen, die Herr Dr. Struve unter dem Titel: Triumpf der Heilkunst, veranstaltet hat.

in dem Reiche der Wissenschaften können gemacht werden, wodurch uns neue Mittel und bisher unbekannte Wege zur Rettung eröffnet werden. Wie genau sollte man überhaupt unterscheiden, Heilbarkeit der Krankheit und Erhaltung des Lebens; — denn selbst noch bei der Unmöglichkeit des einen, kann noch das andere zu erhalten seyn. — Genug, bei genauer Untersuchung wird sich finden, daß mit zunehmender Vollkommenheit der Heilkunde, so wie der absolut lethalen Wunden also auch der absolut lethalen Krankheiten immer weniger, und der per accidens oder per se curablen immer mehr werden müssen. — Der Ausspruch der Unheilbarkeit ist in der That sehr oft von Seiten des Arztes nichts anders, als der Ausspruch seiner Unwissenheit, oder vielmehr jener Allwissenheit, die der höchste Grad der Unwissenheit ist.

Meine Absicht ist hier, auch die Unheilbarkeit der Lungensucht einer genauern Prüfung zu unterwerfen, die Möglichkeit ihrer Verhütung und Heilung in manchen Fällen durch Thatsachen zu bekräftigen, und zu neuen Versuchen aufzumuntern. — Nicht neue Theorien über die Natur der Krankheit aufzustellen, sondern die Hoffnung und das Streben zur Rettung anzufeuern, und Ideen anzugeben, die dahin führen können; das ist mein Zweck. — Möge er erreicht werden!

Ich halte es für die Pflicht jedes Arztes, der eine lange Reihe von Jahren hindurch viel Erfahrung gesammlet hat, und dem das Urtheil der Welt gleichgültig worden ist, gerade über die schwierigsten, und die Bemühung am wenigsten lohnenden Krankheiten die Resultate seiner Erfahrung rein und unbefangen mitzutheilen. Aber es schien mir doppelte Pflicht, diesen Gegenstand von neuem zur allgemeinen Beherzigung zu bringen, da wir in neuern Zeiten vielleicht in keiner Krankheit so wenig Fortschritte, ja selbst so wenig Bestrebungen dazu *), gemacht sehen, als in dieser, und leider, außer der allgemeinen Ueberzeugung von der Unheilbarkeit dieser Krankheit, bei einem großen Theil der Aerzte das allmächtige Wort Asthenie jeden andern Gedanken bei der Lungensucht verschlungen und die ganze Kurart derselben auf exitiren und roboriren, China und Opium, reducirt zu haben scheint.

Unterscheidung der constitutionellen und accidentellen Lungensucht.

Der erste und wichtigste Gegenstand für die Bestimmung der Heilbarkeit und die Heilung der Lungensucht selbst, ist, nach meiner Meinung, die Unterscheidung in die constitutionelle und accidentelle. Die Lungensucht ist entweder eine in der ganzen Konstitution, und sowohl der allgemeinen, als örtlichen Organisation schon vom Anfange an begründete Krankheit, oder sie ist eine, ohne diese Prädispotion durch blos örtliche Ursache erzeugte Lokalaffektion. Zuweilen kommt beides zusammen, und es entstehen die gemischten Fälle.

In der ersten Art ist die Lungensucht offenbar eine allgemeine Krankheit, oder vielmehr das letzte Resultat einer allgemeinen Krankheitsanlage, die von der Geburt an durch das Leben selbst und durch alle Suc-

*) Eine sehr ehrenvolle Ausnahme macht Herr Hofmedikus Storr durch seine Abhandlung über die Lungensucht im XXVI. Bande dieses Journals.

cessionen, Entwickelungen und Zufälle des Lebens hindurch auf diesen endlichen Zweck, Zerstörung der Lungen, hin arbeitet, langsamer oder rascher, je nachdem die Konstitutionsanlage dazu stark oder schwach ist, und je mehr begünstigende oder aufhaltende Umstände darauf wirken. — Sie stellt sich äußerlich und sehr karakteristisch unter der krankhaften Form dar, welche wir phthisische Disposition und Architektur nennen, und deren Grundzüge folgende sind: Ein langer Hals, schmächtiger, lang ausgedehnter Wuchs, platte oder seitwärts eingedrückte Brust mit flügelförmig hervorstehenden Schulterblättern, begrenzte Wangenröthe, leichtes Aufsteigen des Blutes ins Gesicht, besonders nach Tische, heiße Hände auch vorzüglich nach dem Essen, öftere Anfälle von Husten, trocken oder feucht, öftere Katarrhe, die dann lange dauern, wenig Vermögen den Athem zu halten, und bei Anstrengungen von Laufen, Steigen, Singen u. dergl. Mangel an Luft. Alle Krankheitsursachen, Leidenschaften, Unverdaulichkeit, Erkältung, fieberhafte Bewegungen, wirken zunächst und am merklichsten auf die Lunge, als den schwächsten Theil, und erregen wenigstens ein vorübergehendes Hüsteln, oder einen Schmerz in der Brust, oder eine Beklemmung des Athems. — Große Reizbarkeit, besonders des Blutsystems, zartes Gefühl, und eine besondere Gleichgültigkeit gegen diese Krankheit, und beständige Selbsttäuschung über ihre Anzeigen, vollenden die Karakteristik.

Was den innern Grund dieser Konstitutionsanlage betrifft, so liegt er in folgendem: Fehler des Brustgebäudes, wodurch der Raum für die Lunge beengt, und ihre Ausbildung, Ausdehnung und Verrichtung erschwert wird — Schwäche der Lungen, und zwar jene Art, die ich irritable Schwäche nenne, die mit kränklicher Reizbarkeit, besonders des Blutsystems des Organs, verbunden ist — und eine unverhältnißmäßig erhöhte und prädominirende Reizbarkeit des ganzen arteriösen Systems, wodurch eine beständige Neigung zu Irregularitäten der Circulation, Blutcongestionen und wirkliche, oder auch nur scheinbare Vollblütigkeit unterhalten wird. — Da diese Eigenschaften ihren Grund in der ersten Conformation haben müssen, so wird es erklärbar, wie die phthisische Anlage durch die Zeugung hervorgebracht und fortgeerbt werden kann, welches leider der häufigste Fall, und bei keiner Krankheit so unausbleiblich gewiß ist, wie bei dieser.

Die nothwendige Folge dieser Anlage muß seyn, daß die bei diesem Zustande des Blutsystems immer sich unverändert erzeugenden Congestionen immer ihren Weg nach dem schwächern und reizbarern Theile, den Lungen, nehmen, daß, so wie bei einem solchen Zustande des ganzen Systems jede Kleinigkeit einen Sturm erregt, so auch dieser jederzeit den Lungen am stärksten zurückgegeben wird, und daß dieses an sich schon das blutreichste Eingeweide des ganzen Körpers, es in einer solchen Konstitution doppelt werden und die Lunge der Sitz einer beständigen Congestion seyn muß, die dadurch noch gefährlicher wird, daß der beengte Raum, der keine freie Ausdehnung verstattet, sie gleichsam fixirt, den Abfluß hindert, und die Congestion leicht in Stockung verwandelt. Auch muß durch diese anhaltende Vollblütigkeit des Theils die

Reizbarkeit desselben immer mehr erhöht werden. — Bei einem solchen permanenten Zustande kann es nun gar nicht fehlen, daß nicht alle hinzukommende, auch geringe, Reizungen, oberflächliche Entzündungen (gewöhnlich catarrhalische Affectionen genannt) und bei stärkern Veranlassungen stärkere und wahre Entzündungen sich erzeugen, welche selten völlig zertheilt werden, sondern in Verhärtung oder Eiterung übergehen; oder daß der Drang der eingesperrten Blutmasse die Mündungen der Gefäße erweitert oder sie gar zerreißt und Bluthusten erzeugt, wovon ebenfalls Verhärtungen uud Vereiterungen die Folge seyn können; oder daß der Secretions- und Reproductions-Prozeß des Organs anomalisch wird und übermäßig häufige und verdorbene Schleimabsonderung, oder jene Pseudorganisationen und Desorganisationen entstehen, die unter den Namen Verhärtungen, Lungenknoten, Tubercula, bekannt genug, und von sehr mannigfaltiger Beschaffenheit sind.

Und so bildet sich allmählig aus dieser phthisischen Constitution die Phthisis selbst aus; denn wir haben nun die drei Organisationsfehler daraus hergeleitet, entstehen sehen, deren Daseyn erst die wirkliche Lungensucht bildet, und zugleich ihre drei verschiedene Arten bestimme: Verhärtung (Phthisis sicca), Vereiterung (Phthisis purulenta), Lungenschleimsucht Phthisis mucosa. Weiter kann ich diesen Gegenstand hier nicht verfolgen, da es meine Absicht nicht ist, eine Abhandlung über die Lungensucht überhaupt zu schreiben, und ich darüber auf den dritten Theil meines Systems verweise, der nächstens erscheint. Meine Absicht war nur, zu zeigen, wie die phthisische

Anlage zur wirklichen Krankheit wird, und daß sie dies, sich selbst überlassen, werden muß.

Die zweite Art der Lungensucht ist die, welche ohne Konstitutionsanlage durch örtlich auf die Lungen wirkende Ursachen hervorgebracht wird, und also ursprünglich nur eine örtliche Krankheit ist. Diese Ursachen sind entweder wirkliche Verletzungen und Wunden, oder accidentell erregte Blutergießungen, Entzündungen oder Metastasen von Krankheitsstoffen, besonders das Maserngift, psorische und scrofulöse Dyscrasie, Gicht und Rheumatismus. Aber auffallend zeigt sich's hier, wie wichtig die Dispotion bei dieser Krankheit ist. Bei einem Menschen ohne phthisische Anlage mit weitgebautem Thorax, sind oft die heftigsten Lungenwunden, Entzündungen, Blutstürze nicht im Stande Lungensucht zu erregen, da hingegen bei dem entgegengesetzten Falle der geringste örtliche Zufall der Art schon das Signal zum Anfange der Lungensucht giebt. — Man kann, nach meiner Erfahrung, mit Gewißheit annehmen, daß drei Viertheil aller Lungensüchtigen zur ersten Klasse gehören, und also die konstitutionelle Lungensucht weit häufiger ist als die accidentelle.

Bestimmung der Heilbarkeit und Unheilbarkeit.

Das Hauptaxiom ist: Je mehr die Lungensucht prädisponent ist, desto schwerer ist sie zu heilen, je mehr sie accidentell und je weniger phthisische Architectur und Disposition vorhanden ist, desto eher kann man sich Hoffnung dazu machen. Ja man kann bei der erstern Art mit Recht sagen, es ist überhaupt nur

Präservatifkur möglich, denn die Disposition kann nie ausgerottet werden.

Schlechterdings und entschieden unheilbar und tödtlich ist die Lungensucht nur in folgenden Fällen: Wenn sie schon völlig ausgebildet und erblichen Ursprungs ist; wenn sie mit einem sehr fehlerhaften Bau der Brust verbunden ist; wenn sie schon das letzte Stadium erreicht hat, d. h. wenn der Auswurf sehr kopiös und faulicht riechend und schmeckend, das Fieber anhaltend, der Durchfall colliquatif ist, und die Füße angelaufen sind. Beim weiblichen Geschlechte gesellt sich hierzu noch ein Hauptzeichen, das Ausbleiben des Monatlichen, welches allemal eine sichere Anzeige der nun unaufhaltbaren Zerstörung des Organismus ist. Doch muß man den Fall ausnehmen, wo das Ausbleiben des Monatlichen gleich Anfangs vorhanden, und nicht Folge, sondern Mitursache der Lungensucht ist, wie bei der chlorotischen Phthisis.

In allen andern Fällen, und wo diese Zeichen noch nicht da sind, muß man, nach meiner Meinung, die Kur der Lungensucht mit Hoffnung der Heilung unternehmen. Nicht daß man nun immer, oder auch nur oft, seinen Zweck erreichen werde, nein, im Gegentheile, auch dann möchten sich die glücklichen Fälle zu den unglücklichen nur etwa wie 1 zu 30 verhalten. Aber es sind doch unleugbare Erfahrungen vorhanden, daß auch bei allen Anzeigen der entschiedensten Lungensucht, bei eiterähnlichem Auswurfe, schleichendem Fieber, Morgenschweißen, Abmagerung und Schwäche dennoch Wiederherstellung möglich war, und, da wir nun nicht bestimmte Zeichen genug haben, um den heilbaren Fall von dem unheilbaren zu unterscheiden, so ist es Pflicht, auch die 29 unheilbaren mit der angestrengtesten Sorgfalt zu behandeln, um den dreißigsten heilbaren zu retten, und man sieht leicht ein, daß es nur auf diese Art möglich ist, einmal glücklich zu seyn, wenn man sich die Mühe nicht verdrießen läßt, zwanzig, ja vierzigmal vergebens gearbeitet zu haben.

Bei vielen Aerzten ist es ein ausgemachter Grundsatz, da, wo eiterartiger Auswurf ist, die Krankheit als unheilbar anzusehen. Aber ich frage, was heißt denn Eiterauswurf? Gewöhnlich nennt man ihn so, wenn er gelbgrünlich, salzigt oder faulicht schmeckend ist und im Wasser zu Boden fällt. Aber man beobachte doch einen starken Schnupfen oder Brustkatarrh, und man wird eine eben solche gelbgrünliche, oft salzigt, oft faulicht schmeckende Materie wahrnehmen, die offenbar nichts anders ist, als eine fehlerhafte Drüsenabsonderung. Und wie langwierig eine solche Absonderung seyn kann, ohne Eiterung zu seyn, beweisen ja hinlänglich die chronische Gonorrhoee, Blennorrhoee und Augenliederentzündung. — Eben dies gilt von dem Untersinken im Wasser. — Man hat daher chemische Prüfungen zur Unterscheidung vorgeschlagen, aber abgerechnet, daß wir das Eiterprodukt, wenn es auch da ist, nie ganz rein ohne Schleimbeimischung aus den Lungen erhalten können, so ist es auch nun völlig entschieden, daß das chemische Verhalten des Eiters von der ihm zum Grunde liegenden coagulablen Lymphe abhange, daß diese bei jeder Absonderung einer entzündeten Oberfläche vorhanden ist, und daß deshalb die Schleimabsonderung einer entzündeten Fläche sich chemisch eben so verhält als wirkliches Eiter. — Folglich selbst diese Analyse wird uns nie einen entscheidenden Aufschluß über das Daseyn des Eiters geben; und daraus erhellet ganz unwiderleglich die Unzureichenheit jenes Bestimmungsgrundes der Unheilbarkeit. Vielmehr muß gerade darin uns das dringendste Motif liegen, bei jeder Lungensucht die Kur als möglich anzusehen, weil wir bei der Ungewißheit der Erkenntniß des Eiters immer noch annehmen können, daß es nur verdorbene Schleimabsonderung ist. — Aber selbst wenn wirkliche Eiterung vorhanden ist, schließt dies die Möglichkeit der Heilung noch nicht aus, wie wir hernach sehen werden.

Andere setzen den Fall der Unheilbarkeit der Lungensucht darin, wenn schon wirkliche Destructionen oder Desorganisationen vorhanden sind; ein Wort, das jetzt überhaupt unglaublich gemißbraucht wird, und sehr häufig nur zur Bezeichnung der Regionen dient, wo der Kopf oder das System des Arztes geschlossen sind. — Aber was sind dies für Desorganisationen und Destructionen, welche die absolute Unheilbarkeit mit sich führen? — Verhärtungen? — Aber man kann ja sein ganzes Leben hindurch Knoten in den Lungen tragen, und dabei alt werden, wovon jeder Arzt Beispiele genug um sich sehen wird. — Verwachsungen? — Es ist bekannt, daß die halbe, ja fast ganze Lunge mit der Pleura verwachsen seyn konnte, ohne tödliche Folgen. — Vereiterungen? — Auch davon sind entschiedene Thatsachen vorhanden, daß wirkliche Abscesse in den Lungen glücklich geheilt wurden. Wie viel Lungenwunden bei Menschen und Thieren sind nicht vollkommen verwachsen?

Wir müssen daher die Heilbarkeit der Lungensucht nach andern Gesichtspunkten erörtern und bestimmen.

Es lassen sich hierüber, meiner Meinung nach, folgende Grade festsetzen:

Die heilbarste ist die Schleimlungensucht, wenn sie in einem gar nicht, oder nur wenig disponirten Körper entsteht, und der Auswurf noch nicht salzigten Geschmackes ist; wenn sie Folge einer oberflächlichen Lungenentzündung, oder eines vernachlässigten Katarrhs ist; selbst, obwohl schwerer, wenn sie von einer Metastase entsteht, vorausgesetzt, daß es noch in unsrer Macht ist, die Grundursache dieser Metastase zu heben oder sie abzuleiten; endlich, wenn sie Folge einer Entwickelungsperiode ist, z. E. die chlorotische Lungensucht, die bei jungen Personen in der Zeit der ersten Entwickelung der Menstruation eintritt, vorausgesetzt, daß man die Hindernisse dieser Entwickelung zu heben und der Thätigkeit des Organismus die rechte Richtung zu geben vermag.

Schwerer heilbar ist die trockene oder tuberculöse Lungensucht, weil sie mehrentheils Folge einer allgemeinen scrofulösen Drüsenkonstitution ist, welche nie ganz ausgerottet werden kann. Doch giebt es Fälle, wo sie mehr local und accidentell, — Folge vorhergegangener Entzündungen oder Metastasen — ist, und diese sind heilbar. Und selbst im erstern Falle findet, wenn gleich keine radicale, doch eine palliative Kur, und oft lange Erhaltung des Lebens, statt.

Am schwersten heilbar ist unstreitig die eiterige Lungensucht; aber auch hier, wie verschieden sind die Fälle, und auch unter diesen mehrere, die ganz unleugbar heilbar sind. — Dahin rechne ich einmal die Eiterung, wenn sie nur oberflächlich ist, wie dies öfters der Fall nach oberflächlichen Lungenentzündungen zu seyn pflegt, wo die innere Substanz der Lunge noch nicht angegriffen ist. — Ferner der Lungenabsceß, welcher mit festen Häuten umgeben ist, so, daß der Eiter die Substanz der Lunge nicht angreifen kann, und entweder verschlossen, oder an einer Stelle geöffnet ist, wo der Eiter ungehindert Abfluß hat. Hier kann das Leben ohne bedeutende Störung des Organismus, ja zuweilen mit vieler Munterkeit und Wohlseyn, fortdauern — wovon mir ein höchst merkwürdiges Beispiel bekannt ist —, ja es kann nach und nach, durch den Fortgang der Zeit und gehörige Behandlung der Absceß sich immer mehr verkleinern und sich zuletzt, oft nach 10, 20 Jahren erst, ganz schließen. — Endlich, wenn der Absceß eine günstige Lage nach außen hat, mit den äußern Bedeckungen verwächst, entweder durch Natur oder Kunst geöffnet wird, und nun ein äußeres Geschwür bildet. — Also unheilbar sollte man eigentlich nur die Lungeneiterung nennen, die ein offenes und um sich fressendes Geschwür in der Substanz der Lungen bildet und diese verzehrt. Und doch auch da können noch heilbare Fälle existiren, wie offenbar die Beispiele von Personen beweisen, welche ehedem an Lungenkrankheiten gelitten hatten, und deren Lungen man bei der Leichenöffnung in beträchtlichen Stellen verzehrt und völlig verheilt fand.

Phthisis phlogistica und atonica.

Ehe ich weiter gehe, muß ich eines für die Behandlung höchst wichtigen Unterschiedes der Lungensucht gedenken, der sich nicht auf den Organisationsfehler der Lunge, sondern auf die Verschiedenheit der

Constitution des ganzen Körpers gründet; der Unterschied unter Phthisis phlogistica (florida) und atonica.

Es ist ein Unterschied, nicht der Lungensucht, sondern der Lungensüchtigen. Wir bemerken nämlich unter denselben deutlich ausgedrückt, zwei wesentlich verschiedene Klassen. — Bei der ersten zeigt sich uns ein mehr sanguinisches Temperament, röthere Farbe, mehr Wärme, die leicht in Hitze ausartet, ein lebhafter, voller, leicht harter Puls, große Geneigtheit zu Blutcongestionen, Nasenbluten, Hämorrhoiden, Lungenblutungen, zu Entzündungen, mehr Muskularkräfte, mehr trockner als feuchter Husten, festere Faser; Wein, Gewürze, China, und am meisten Eisen, auch in den kleinsten Gaben, bringen sogleich Blutwallungen und Lungenreizungen hervor. — Bei der andern Klasse hingegen ist das Temperament träger, die Reizbarkeit des Blutsystems geringer, das ganze Ansehen mehr bleich und kachectisch oder chlorotisch, die Faser schlaffer, weniger Röthe und thierische Wärme, der Puls weicher, kleiner, weniger erregbar, viel Neigung zu Schleimanhäufungen in allen schleimabsondernden Oberflächen, und so auch den Lungen. Starke Reize, und besonders die oben genannten Substanzen, bringen keine auffallende Wirkung im Blutsysteme hervor. — Der Grund dieser Verschiedenheit liegt zunächst in der Beschaffenheit des Gefäßsystems und des Blutes. Im erstern Falle ist das Blutsystem das herrschende und überwiegende im Organismus, die Reizbarkeit desselben exaltirt, die Sanguification sehr schnell und leicht, das Blut in Menge vorhanden, reich an Wärme und Coagulabilität; daher der ganze Organismus mehr oxygenirt, phlogistisirt, zu Erhitzungen, Blutcongestionen und Entzündungen geneigt, der ganze Lebensprozeß rascher, daher auch leichter in fieberhafte und hectische Combustion übergehend. — Im letztern Falle ist die Reizbarkeit und Kraft des Gefäßsystems schwächer, das Blut in geringerer Menge und mehr wässerigt oder schleimigt, folglich der ganze Organismus mehr zur Atonie, Verschleimung, Stockung und Unthätigkeit gestimmt. — Man sieht leicht ein, was dieser Unterschied für einen wesentlichen Einfluß auf die Krankheit eines Organs haben muß, das das blutreichste im ganzen Körper, und eigentlich nur ein Theil des Blutsystems und wirklich ganz Blutgefäß ist, und wie sehr die ganze Form, der Gang der Krankheit, und die Behandlung dadurch verändert werden müssen. — Im erstern Falle wird die Blutcongestion der Lunge stärker und permanenter, der Lungenzustand immer dem entzündlichen nahe, und leicht in wirkliche, wenigstens lokale Entzündung (die Pleuritis occulta, die gefährlichste bei der Lungensuchtanlage) übergehend, die Geneigtheit zum Blutspeien sehr groß, der ganze Gang der Krankheit rascher und zerstörender, und die Wirkung aller das Blut bewegenden Agentien leicht nachtheilig seyn. Das, was die Lunge und das Gefäßsystem stärken soll, wird, indem es die Blutcongestion dahin vermehrt, leicht örtlich schaden, und, indem es eine Blutergießung und Entzündung in der Lunge erregt, statt zu bessern, vielmehr die Anlage schneller ihrem Ziele zuführen. Dies gilt vorzüglich von starker Muskularbewegung, Genuß einer scharfen, reinen Luft, Wein und excitirend-stärkenden Mitteln. — Im zweiten Falle hingegen, wo die Blutcongestion nach den Lungen, ihre Reizbarkeit und Entzündungsanlage weit geringer ist, können alle, selbst erhitzende Stärkungsmittel, und so auch die körperlichen und Lungenbewegungen weit sicherer und reichlicher benutzt werden, und müssen es, wenn der Zweck der Stärkung vollkommen erreicht werden soll. Hier ist der Fall, wo Salvadori's Methode so trefflich wirkt, und wo wirklich eine fatiguante Lebensart, ein Campagneleben, die beste Kur werden kann. Das sind die Fälle, wo selbst Wein, gewürzte Speisen, China, Myrrhe, Meccabalsam und andere erhitzende balsamische Mittel die trefflichsten Dienste geleistet haben. Aber wie nachtheilig müssen sie im ersten Falle seyn, und wie viel Unglück hat schon die Vernachlässigung dieses Unterschiedes bewirkt! — Daß dieser Unterschied in der Natur nicht so scharf abgeschnitten ist, wie hier, daß es vom höchsten Grade der ersten bis zu dem der zweiten Klasse unzählige Stufen, Uebergänge und Nüancirungen giebt, die der vorsichtige Arzt ausfinden, und danach die Anwendung der Mittel abstufen muß, versteht sich von selbst.

Heilung der werdenden Lungensucht.

Wir müssen bei der Heilung wohl unterscheiden die lungensüchtige Anlage, die werdende Lungensucht, und die wirklich ausgebildete Krankheit. In den beiden ersten Fällen ist der Zweck Verhütung, im letzten Heilung der Lungensucht. — Wollte Gott, daß man den erstern Zweck, sowohl von Seiten der Kranken, als der Aerzte mehr beherzigte; es würden gewiß viele Schlachtopfer dieser grausamen Krankheit entgehen und glücklich durch die gefährlichen Zeiten bis zu denen

Lebensperioden geführt werden können, wo die Natur sie selbst mehr vor der Krankheit schützt. Aber leider, gewöhnlich wird dieser Zeitpunkt versäumt, denn selten vermag ein Mensch in der Jugend die Aufopferungen zu machen, die dazu nöthig sind, und gewöhnlich ist gerade diese Klasse der Menschen die aller unbekümmertste um ihr physisches Schicksal. Und doch ist's eben hier, wo meistens nur durch Verhütung zu retten ist.

Die Grundideen der Verhütungskur sind folgende: Stärke die Lungen und das Gefäßsystem; — Vermindere die Lungencongestion und verhüte ihre Folgen: Entzündungen, Blutergießungen ꝛc. — Entferne aufs schleunigste diese Ereignisse und alle andere Veranlassungen, welche den Uebergang in die Lungensucht beschleunigen könnten; — Hebe die entfernten Ursachen und Constitutionsfehler, welche die Krankheit begründen oder begünstigen. Ich werde nun die einzelnen Indicationen besonders abhandeln.

Stärkung der Lunge und des Gefäßsystems.

Was die erste Indication, Stärkung der Lungen und des Gefäßsystems betrifft, so kann ich hier nicht genug drei diätetische Mittel empfehlen, denen ich ohne Bedenken den ersten Rang unter den Verhütungsmitteln der Lungensucht einräume: frische Luft, körperliche Bewegung und Lungenübung.

Die sicherste, gründlichste und naturgemäßeste Stärkung eines Organes kann nur durch Mittheilung ihm angemessener, belebender und nährender Stoffe und durch Uebung bewirkt werden. Dies sind die Stärkungsmittel, welche die Natur vorzeichnet und die tägliche Erfahrung bestätigt. Cursus reddit veloces, lucta robustos. — Obige Mittel vereinigen beides. Das Leben in freier Luft erhält die Lungen, dieses für die Luft organisirte, durch sie lebende Organ, in einer ihr angemessenen, ihre Kraft jeden Augenblick belebenden, und ihre Substanz heilsam restaurirenden Umgebung, und erhält dadurch am sichersten ihre Gesundheit und organische Integrität. — Körperliche Bewegung in freier Luft stärkt nicht allein durch Uebung und Gebrauch die Lungen und den ganzen Körper, sondern theilt uns auch die belebenden Einflüsse der Luft in zwiefachem Grade mit. Ueberdies ist es entschieden, daß nichts die kränkliche Reizbarkeit des Gefäßsystems, so wie des ganzen Körpers, so verbessern und die Blutzirkulation so reguliren kann, als dieses Mittel; nicht zu vergessen, daß auch die Empfindlichkeit der Haut gegen Erkältung dadurch abgehärtet und so die Anlage zu Catarrhen, eine Hauptveranlassung zum Uebergange in Lungensucht, abgeschnitten wird. — Lungenübung durch Lautsprechen, Vorlesen, Singen endlich, stärkt nicht allein dies Organ und giebt seiner Substanz mehr Festigkeit und Kraft, sondern vermag selbst allmählig etwas zur Erweiterung des Brustgebäudes beizutragen, und so selbst die Structuranlage zur Lungensucht zu verbessern.

Ich brauche nur zur Bestätigung meines Satzes auf die auffallende Seltenheit der Lungensucht bei

Landleuten gegen die Bewohner der Städte aufmerksam zu machen. In den Städten ist es der sechste, achte, ja in London der vierte, auf dem Lande der zwanzigste, dreißigste, der die Lungensucht bekommt. In der That, das Mißverhältniß ist so ungeheuer, daß es keines weitern Beweises bedarf, und der einzige Grund ist das luftigere, bewegtere Leben des Landvolks; denn daß es nicht die größere Frugalität desselben ist, erhellet daraus, daß die geringere Volksklasse in den Städten, die eben so frugal lebt, dennoch dieser Krankheit ungleich mehr unterworfen ist. *) Ja es zeigt sich, zu noch größerer Bestätigung dieses Grundes, selbst in den Städten ein Unterschied in Absicht der Frequenz dieser Krankheit; je kleiner und ländlicher sie sind, desto seltener, je größer, volkreicher, zusammengedrängter, enger gebaut sie sind, desto häufiger ist sie, und ich trage daher kein Bedenken, folgenden Satz als den entschiedensten und wichtigsten in dieser Materie aufzustellen. Die Frequenz der Lungensucht steht in directem Verhältnisse mit der Luftverderbniß, und zwar besonders mit der durch animalisches Leben bewirkten. — Luft ist der Lebensquell, das Element der Lunge, so wie Licht das des Auges; von ihrem Einflusse hängt ihr Leben und Gedeihen zunächst ab.

---

*) Diese Erfahrung ist zugleich ein Gegenbeweis gegen Beddoes, der in der Fleischnahrung die Sicherung gegen die Lungensucht findet, da der Landmann höchstens alle 8 Tage Fleisch erhält, und gerade in dieser Klasse sie weit seltener ist, als in den vornehmern Ständen, die nun jetzt, durch unrichtige Diätgrundsätze, so weit gekommen sind, daß sie fast nichts als Fleisch genießen.

Ja man erinnere sich, was bei schon vorhandener Lungensucht, Reisen, Landleben, Vertauschung einer sitzenden Lebensart mit einer bewegten in freier Luft, für wundervolle und radikale Kuren bewirkt haben, wobei offenbar Luft und Bewegung das einzig Helfende war. Rush erzählt von einigen lungensüchtigen Kranken, die zum Kriegsdienste gezwungen, und durch die Campagne geheilt wurden. Selbst Salvadori's Kurart der Lungensucht beruht auf Luft und Bewegung, und hat, wenn sie nur nicht übertrieben wird, einen sehr reellen Werth.

Von dem Nutzen der Lungenübung kann ich außer mehrern mir bekannten Beispielen vorzüglich eins eines mir sehr nahen Freundes anführen. Dieser war aus einer Familie, in der die Lungensucht von väterlicher Seite nicht selten war, und selbst zwei Schwestern von ihm daran gestorben waren. Er hatte ganz den phthisischen Körperbau, war von Jugend auf österem und langwierigem Husten, zuweilen Bruststichen und Brustfiebern unterworfen, und bekam bei der geringsten Anstrengung, Laufen, Bergsteigen, kurzen Athem. Sein Vater, der selbst Arzt war, bemerkte dies, und machte es zum Gesetz, daß er täglich eine, auch zwei Stunden in freier Luft thätig, doch ohne Erhitzung, herumspatzieren, und Vor- und Nachmittags eine Stunde lang laut vorlesen mußte. Diese Gewohnheit setzte er auch nachher, durch die der Lungensucht besonders nachtheiligen Jahre, pünktlich fort, vermied Wein und starke Getränke und allen Genuß der physischen Liebe bis zum 25sten Jahre; und dieser Lebensart hat er es zu danken, daß er nun, über 40 Jahre alt, völlig frei von Lungenbeschwerden, und sogar im

Stande ist, täglich öffentliche Reden zu halten, wozu ihn sein Beruf verpflichtet, und worin er noch jetzt, und gewiß mit Recht, das fortdauernde Präservativ gegen den ihm angebornen Feind und eine deutlich fühlbare Stärkung der Lunge findet.

Was die Anwendung dieser Mittel selbst betrifft, so muß ich noch einige Bemerkungen beifügen. — Zuerst erhellet daraus, wie wichtig es auch in dieser Hinsicht bei der physischen Kinderzucht ist, die Kinder von Anfang an täglich in die Luft zu bringen. Gewiß es ist eins der sichersten Mittel, ihre Lungen (im wahren Sinne des Wortes) abzuhärten, gesund zu organisiren, und dadurch der Entstehung der Lungensucht vorzubeugen. — Für einen Menschen, der schon die Anlage zur Lungensucht hat, würde unstreitig das beste seyn, ihn auf das Land, und zwar in eine trockene Gegend, zu versetzen, um ihn da den ganzen Tag in freier Luft ländliche Geschäfte verrichten zu lassen. Ich bin überzeugt, daß dadurch der Anlage am kräftigsten entgegen gearbeitet, und die Lungensucht am sichersten verhütet werden kann. Erlauben die Umstände nicht eine solche gänzliche Veränderung der Lage, so müssen wenigstens täglich einige Stunden dem Spatzirengehen oder Reiten gewidmet werden. Am heilsamsten ist das Gehen auf ungleichem Boden, wo man bald allmählig auf- bald abwärts steigen muß; nur mit Beobachtung der Regel, welche bei einer jeden Bewegung, die zum Stärken dienen soll, gilt, daß sie nur bis zum Anfange einer gelinden Ausdünstung fortgesetzt wird, denn sobald sie weiter geht, stärkt sie nicht, sondern schwächt. Heftige Bewegungen, wohin ich das Laufen, Voltigiren, Tanzen rechne, müssen vermieden werden, und so auch einseitige Bewegungen, wobei die Arme allein und heftig angestrengt werden, wohin das Fechten, Sägen, Holzspalten u. dergl. gehören; Sie veranlassen ungleiche Vertheilung des Blutes, ziehen dasselbe nach der Lunge, und können zu Blutspeien und Lungenentzündung Gelegenheit geben. — Eben so ist es mit der Lungenübung. Die beste und sicherste ist, täglich einigemal, aber nie über eine Stunde lang, und nie bei vollem Magen, laut und mit voller Stimme vorzulesen. Auch das natürliche Singen kann dazu dienen; aber das zur Kunst getriebene Singen, das Blasen der Instrumente, halte ich nicht für zuträglich, weil die Liebhaberei und Kunst, die sich hier hinzugesellt, leicht dazu führen, daß man zu weit geht, und die Lunge über ihre Kräfte anstrengt.

Ueberhaupt muß bei diesen Mitteln, so wie bei der ganzen übrigen Behandlung, auf den Grad der Kräfte, die phthisische Anlage und die Beschaffenheit der Constitution Rücksicht genommen werden. — Die Kräfte: — je schwächlicher das Subjekt ist, desto vorsichtiger und kürzer müssen diese Kraftübungen angestellt werden. — Der Grad der phthisischen Anlage: — je stärker sie ist, je mehr der Raum der Lunge verengt ist, desto vorsichtiger und mäßiger die Kraftanstrengung, und insbesondere muß dabei auf die Empfindungen des Kranken gesehen werden. Sobald die Anstrengung einen Stich oder Schmerz in der Brust, oder einen Husten, oder eine Heiserkeit (was besonders beim Sprechen der Fall ist) erregt, so ist dies ein Beweis, daß die Anstrengung zu stark ist, und man muß sie mäßigen. — Vorzüglich aber ist es die verschiedene Constitution des Körpers, woauf gesehen, und wonach die Bewegung bestimmt werden muß. Ich erinnere hier an das, was oben vom Unterschied des phlogistischen und atonischen Lungensüchtigen gesagt worden ist. Im ersten Fall ist die größte Vorsicht in Absicht körperlicher Bewegungen, besonders Lungenbewegung, nothwendig, und nie darf der dem Subjekt angemessene Grad überschritten werden. Selbst der Luftreiz wirkt auf diese Klasse auf eine ausgezeichnete Art. Eine zu trockne, feine, oxygenirte Luft, wie z. B. die der hohen Gebirgsgegenden, der trockne Ostwind, wirken auf solche Lungen viel zu reizend, und beschleunigen den Uebergang in die Lungensucht, da ihnen hingegen eine etwas saturirte, besonders mehr Kohlenstoff und Wasserstoff haltende, Luft, z. B. die Luft tiefliegender Gegenden, die Seeluft, trefflich bekommt. Von dieser Klasse gilt eigentlich das, was die Erfahrung von dem großen Nutzen der Seereisen bei Lungensucht aufgezeichnet hat. — Bei der zweiten Klasse hingegen ist die stärkste, ja strapazende, Bewegung, und der Genuß der Gebirgsluft, die reine trockne Luft, zuträglich.

Noch ist zu bemerken, daß sich die Regel des freien Luftgenusses nicht blos auf den täglichen Genuß derselben außer dem Hause, sondern auch auf die Luft der Wohnung bezieht, und daß auch hier dafür gesorgt werden müsse, daß der Kranke oder Krankheitskandidat immer in einer reinen und erneuerten Luft lebe, ein Umstand, der gewiß von der äußersten Wichtigkeit ist, und in dessen Vernachlässigung gewiß sehr oft der Hauptgrund der immer zunehmenden Krankheit liegt. Ich rechne dahin, daß die Wohnung nicht feucht und nicht auf der Erde aufstehend, sondern der

Sonne ausgesetzt und hoch sey, daß die Fenster täglich geöffnet und frische Luft eingelassen werde, und daß man besonders des Nachts in einer kühlen, reinen Luft, nicht in der warmen, mit den Tagesdünsten angefüllten Stube schlafe, welches letztere ich für Schwächung der Lunge und Ausbildung der phthisischen Anlage äußerst begünstigend und bisher zu wenig berücksichtigt gefunden habe.

Außer diesen positiven diätetischen Mitteln muß ich aber noch zwei negative nennen, die mir eben so wichtig und gewiß ganz unentbehrliche Bedingungen sind, wenn jemand der Lungensucht entgehen oder sie überwinden will. Sie sind die Vermeidung des Genusses der physischen Liebe und der spirituösen Getränke. Beides ist von unglaublicher Wirkung zur Entwickelung der phthisischen Anlage und zur Beschleunigung ihrer Fortschritte. — Das erste schwächt auf eine ganz eigenthümliche und ausgezeichnete Art die Brust, vermöge des genauen Zusammenhanges, der zwischen beiden Organen statt findet, und der durch Veränderung der Stimme bei der Entwickelung der Mannbarkeit, durch den Einfluß des Kastrirens darauf, und bei dem weiblichen Geschlechte durch die während des Monatlichen häufig bemerkte Veränderung des Geruchs des Athems, also der Lungenabsonderung, zeigt. — Es ist eine bekannte Bemerkung schon der alten Welt: Omnes phthisici sunt salaces, und zwar nicht blos die wirkliche Lungensucht, sondern schon die Anlage dazu bringt mehr Geschlechtstrieb und Reizbarkeit mit sich. Dies bestätigt nicht allein jene starke Sympathie noch mehr, sondern macht auch diese Warnung doppelt nöthig, da es gewiß ist, daß diese Ausschweifungen von solchen Personen am häufigsten begangen werden, und sicher eine der wirksamsten aber unerkannten Ursachen der überhand nehmenden Lungensucht sind. Ich bin nicht allein theoretisch, sondern auch durch Erfahrung überzeugt worden, daß Enthaltsamkeit eines der kräftigsten Präservative gegen diese Krankheit ist. — Was von dem natürlichen Genusse der Liebe gilt, gilt in noch weit höherem Grade von dem onanitischen. Am allergefährlichsten aber ist die Frühzeitigkeit beider Ausschweifungen. Wenn sie in die ersten Zeiten der Entwickelung der Mannbarkeit, die an sich schon der phthisischen Anlage so gefährlich sind, fallen, dann reißen sie unwiderstehlich und schnell den Organismus zu der Kranheit hin. — Für das weibliche Geschlecht wird dieser Genuß dadurch noch nachtheiliger, weil die Folgen desselben, das Wochenbette und noch mehr das Stillen, neue Ursachen der Schwächung und Zerstörung der Lungen werden. Wie oft habe ich nicht Personen gesehen, die sich bei aller phthisischen Anlage dennoch mehrere Jahre hindurch recht gut erhielten, bis sie verheirathet wurden; das erste Wochenbett entschied den Uebergang in die Lungensucht, und that es nicht das erste, so that es das zweite oder dritte gewiß. — Was den Genuß der spirituösen Getränke betrifft, so brauche ich nur zu sagen, daß ich kein gewisseres Mittel kenne, jemanden, der auch keine Anlage dazu hat, phthisisch zu machen, als das Uebermaaß dieses Genusses. Wie viel mehr muß er es nun bei denen thun, die schon die Anlage haben? Man sehe alle starke Branntweintrinker an, sie werden am Ende entweder, wenn sie eine schwache Brust haben, phthisisch, oder wenn dies nicht ist, doch sicher asthmatisch, welches im Grunde ebenfalls Lungensucht, nur in einer andern Form, nämlich der nicht fieberhaften, ist; denn nach meiner Meinung sind Phthisis und Asthma nur dadurch verschieden, daß in dem letztern Falle der ganze Organismus nicht so in Mitleidenschaft gezogen, kein Fieber erregt wird, und also die Destruction des Ganzen nicht so schnell und sicher erfolgt. — Die Spirituosa haben, außer daß sie die stärksten Reize für das Gefäßsystem sind, auch noch eine ganz specifisch örtliche Wirkung auf die Brust, und erregen nach diesem Theile, mehr als nach irgend einem andern, die heftigsten Blutcongestionen und Reizungen, nicht blos als Folge des ersten Impulses, sondern auch der nachher noch fortdauernden Exhalation der inflammablen Theile. Jeder wird dieß bei dem Genusse eines starken Branntweines empfinden; eine Art von Vollseyn in der Brust, eine vorübergehende Beklommenheit, auch wohl Herzklopfen und kurzer Reizhusten sind die unmittelbaren Folgen, und man kann deshalb den Branntwein als eine wahre Lungenprobe betrachten. Je schwächer, reizbarer, phthisisch disponirter die Lunge ist, desto schneller und stärker werden diese Erscheinungen folgen. Ein solcher muß nun geradezu die Spirituosa als sein tödlichstes Gift betrachten, und als ein solches fliehen. — Vom Weine gilt dies in geringerem Grade. Zuweilen ein Glas eines leichten, oder mit Wasser vermischten, Weines wird nicht schaden, besonders wo die Constitution mehr atonisch ist. Doch wird jeder, der sich vor der Lungensucht schützen will, am besten thun, bis zum dreißigsten Jahre sich dessen möglichst zu enthalten, und um so mehr, je mehr die Anlage sanguinisch ist. — Die Hauptregel der phthisischen Prophylaxis bleibt immer: Abstine venere et vino.

Was die positiv stärkenden Arzneimittel betrifft, die in Beziehung der Lungenschwäche angezeigt zu seyn scheinen, so muß ich gestehen, daß ich bei ihrem Gebrauche die größte Vorsicht nöthig halte, und überzeugt bin, daß man dadurch weit öfterer die Lungensucht befördert als verhütet hat. — Denke man sich den Lungenzustand in diesem Falle, der ja nicht blos Schwäche ist, sondern mit Blutcongestion, erhöhter Reizbarkeit des Gefäßsystems, oft einer chronisch entzündlichen Beschaffenheit, oft mit Verhärtungen der Lungen verbunden ist; was wird da erfolgen, wenn wir hitzige und adstringirende Stärkungsmittel anwenden? Die flüchtigen werden die Blutcongestion vermehren und leichtlich Entzündung und Bluthusten erregen; die fixen, China u. dergl., werden dasselbe bewirken, und zugleich durch ihre zusammenziehende Kraft leicht die Stockungen in den Lungen vermehren und die Verhärtungen fixiren; beide folglich den phthisischen Zustand befördern. — Es kommt also hier alles auf Unterscheidung der Fälle, und besonders der oben bestimmten zwei Hauptgattungen der Lungensüchtigen — Phthisis phlogistica und atonica — an. Ist es wahre und reine Lungenschwäche mit verminderter Reizbarkeit derselben (torpide Schwäche, atonische Lungensucht, wie dies bei der reinen Schleimlungensucht der Fall ist) in einem überhaupt schlaffen und atonischen Körper, dann ist der einzige Fall, wo man diese Klasse der positiven Stärkungsmittel, und zwar besonders China, Cort. Quercus, Salicis,

Lichen Islandicus, mit Nutzen anwenden kann. Hier werden selbst die hitzigsten balsamischen und ätherischen Mittel, Balsamus de Mecca, Peruvianus, Asphaltöl, selbst Eisenmittel, oft die besten Dienste thun, ja zuweilen die einzigen seyn, die helfen können. — Ist hingegen der Lungenzustand mit mehr Reizbarkeit der Lungen und des arteriösen Systems verbunden, so müssen diese Mittel ganz wegbleiben, und es paßt nichts zur Stärkung, als das Isländische Moos und andere, nicht erhitzende Gelatinosa nutrientia; auch Mineralsäuren können hier von Nutzen seyn. — Ist die Reizbarkeit der Lungen und des Blutsystems aber noch größer, und der Zustand vorhanden, den ich oben als Constitutio phthisica phlogistica geschildert habe, dann passen gar keine Roborantien, sondern sie sind wahre Gifte, welche den Uebergang in die Lungensucht, und, wenn diese schon vorhanden ist, die Zerstörung der Lungen, beschleunigen; und hier sind die einzigen Stärkungsmittel, außer den diätetischen, die nicht erhitzenden Gelatinosen, nährende Mittel, Milchkuren, besonders Eselsmilch, Selterwasser mit Milch, Milchzucker, Amylum Hordei und ähnliche Mittel. — Sind Lungenknoten vorhanden, so sind alle Roborantien, und, bei einem reizbaren Zustande, selbst der Lichen Islandicus, schädlich, indem sie nicht nur die Stockung vermehren, sondern auch leicht durch ihren Reiz und den durch sie erregten stärkern Antrieb des Blutes, Entzündung in den Verhärtungen erregen, wodurch sie immer vergrößert werden, ja selbst in Eiterung übergehen können.

Ueberhaupt ist die erhitzende (heiße), oder

nichterhitzende (kalte) Qualität der Arzneimittel, ein Gegenstand von weit größerer Wichtigkeit, als man gewöhnlich glaubt, und ein Unterschied, der nicht blos von Reiz- und Stärkungsmitteln, sondern auch von allen andern Mitteln, Nervenmitteln, Secretion befördernden Mitteln u. s. w, gilt, und von dem, da er zu wenig beachtet zu werden scheint, man mir erlauben wird, hier etwas ausführlicher zu sprechen. Der Grund dieses Unterschiedes beruht nehmlich theils darauf, ob ein Mittel mehr oder weniger auf das arteriöse (irritable) System wirkt und es in Thätigkeit setzt, theils, ob es seiner chemischen Natur nach mehr oder weniger Wärmestoff enthält, und also den lebenden Körper chemisch phlogistisirt, oder nicht. — Wir finden hierin eine auffallende Verschiedenheit in allen Klassen der Arzneimittel. Es giebt purgierende Mittel, die zugleich das Blutsystem in Bewegung bringen und erhitzen (Aloe, Jalappa, Senna, Rhabarber), andere, die dies nicht thun (die Mittelsalze, Tamarinden, Manna, ꝛc.); es giebt Diaretica calida (Canthariden, Squilla, Juniperus) und non calida (Nitrum, Digitalis, Alcali); es giebt Nervina calida (alle ätherischen, nur in sehr verschiedenen Graden) und non calida (Mineralsäuern, die Oxyden des Zink, Bismuth, Antimonium, Hyoscyamus, Digitalis). Und so sind auch die Reiz- und Stärkungsmittel verschieden, calida und non calida. Zu den letztern rechne ich: Mineralsäuern, Alaun, die vegetabilischen Adstringentien: Terra japonica, Gummi Kino, Radix Tormentillae, Bistortae. Je reiner das adstringirende Prinzip, oder der Gerbestoff in ihnen enthalten ist, desto weniger erhitzend sind sie. Ist der bittre Stoff damit verbunden, wie z. B. beim Cort. Salicis, Fraxini, Hippocastani, Herb. Salviae, Millefolii rc., oder ist derselbe herrschendes Prinzip, wie z. B. bei der Quassia, Columbo, Gentiana, Absinthium, so wird die erhitzende Kraft in demselben Verhältnisse auch stärker. Und ist vollends mit dem adstringirenden und bittern Stoffe noch ein flüchtiger, ätherischer Stoff verbunden, wie dies bei der China im höchsten, bei der Caryophyllata, Arnica, u. s. w. in geringerem Grade statt findet; so ist auch die erhitzende Kraft am stärksten, so wie auch die stärkende Kraft am vollkommensten. — Diese Bestimmungen sind nicht durch Spekulation entstanden, auch habe ich nicht untersucht, ob sie in eines der gangbaren Systeme passen, sondern sie sind Produkte langer und unbefangener Beobachtung, und ich stelle sie mit jener, nur dadurch möglichen Zuversicht auf, daß jeder, der sehen kann und will, sie in der Erfahrung bestätigt finden wird. — Aber wie wichtig dieselben in der Behandlung dieser Krankheit seyn müssen, erhellt schon aus dem oben Gesagten. Wo der Unterschied der mehr oder weniger irritablen Natur des arteriösen Systems von so entscheidendem Einflusse ist, da muß es wohl die sich auf dieses System beziehende, mehrere oder mindere Reizkraft der Mittel nicht weniger seyn. — Ich rathe daher jederzeit die größte Vorsicht bei Anwendung der erhitzenden Roborantien in Fällen der Lungensucht oder der Lungensüchtigen Anlage; und, da es Fälle geben kann, wo man im voraus nicht zu bestimmen im Stande ist, ob sie passend seyn werden oder nicht, (wohin besonders die oben angeführte Vereinigung eines atonischen Systems im Ganzen mit reizbaren und blutreichen Lungen gehört,) so empfehle ich sehr, auf folgende Symptome aufmerksam zu seyn: Ob sie dem Kranken Beängstigung, oder kurzen Athem, trocknen Husten, Brennen in der Brust, flüchtige Stiche in derselben, oder fieberhaften Puls erregen. Stellen sich diese Symptome ein, so ist der Gebrauch gewiß nachtheilig, und eine unvorsichtig fortgesetzte Anwendung kann sehr leicht eine Lungenentzündung, oder einen Bluthusten erregen, und beides pflegt dann das Signal, der Uebergangspunkt, zur vollendeten Lungensucht zu seyn. Die sorgfältigste Verhütung dieser höchst entscheidenden Localzufälle muß uns immer das wichtigste Regulativ bleiben.

Und nun einen Blick auf die Kurmethode, die, in ihrer Einseitigkeit, auch bei dieser Krankheit nichts als Asthenie sehend, die Kandidaten derselben ohne Unterschied mit Branntwein, gewürzten Speisen, China, auch wohl gar schon mit Opium behandelt, und zu der Höhe der Erregung zu heben sucht, in der allein sie Heil und Trost findet. Ließe sich wohl bei dem größten Theile derselben ein planmäßigeres und sicheres Mittel ersinnen, ihre Zerstörung zu beschleunigen? Ist nicht gerade die Höhe der Erregung das, was am gewissesten den Kulminationspunkt des Ueberganges in die Lungensucht herbeiführt, oder was daher ein vorsichtiger Arzt aufs sorgfältigste zu verhüten sucht? Ist's nicht eben ein mittlerer, ja bei vielen ein schwacher Erregungsgrad allein, wodurch solche Menschen lange beim Leben erhalten, ja zuweilen noch geheilt werden können? *) — Oder wäre es möglich, daß man jener Methode den Vorzug deswegen geben könnte, weil sie wirksamer ist, und schneller über das Leben entscheidet? — Ich glaube nicht, daß irgend ein rechtschaffener Arzt diesen Gedanken im Ernste fassen kann, da er weiß, daß Erhaltung und Verlängerung des Lebens unter allen Lagen das erste, heiligste und unverletzlichste Gesetz der Heilkunde ist und bleiben muß.

Es bleibt also entschieden, daß — den einzigen Fall ausgenommen, wo es reine Atonie der Lunge, mit allgemeiner schlaffer, reizloser Constitution, ohne Vollblütigkeit und Tuberkeln ist — die indirekte Stärkung, durch freie Luft, Bewegung, Vermeidung aller Ueberreizung, selbst Entleerung der zu ausgedehnten Gefäße, weit passender ist, als die direkte durch roborirende Arzneimittel. — Will man etwas Positives thun, so kenne ich bei verdächtigen Lungen nichts besseres, als den Gebrauch der gelatinosen vegetabilischen Stoffe, besonders des Amylum Hordei (Hordeum praeparatum), die Milch, und die kohlensauern nicht eisenhaltigen Mineralwasser. Ich kann nicht genug beschreiben, wie viel Nutzen ich von dem lange fortgesetzten, und immer von Zeit zu Zeit wiederholten

*) Ich kann dies nicht ausdrucksvoller, als mit den einfachen Worten einer ehrlichen Frau sagen, deren Mann, nachdem er lange hektisch kränkelnd, unter der Leitung eines vorsichtigen, mehr negativ als positiv wirkenden Arztes hingelebt hatte, zuletzt unter den Händen eines kräftigen Erregers schnell verschieden war: „Bei unserm vorigen Herrn Doktor war er immer schwächlich und matt, aber der neue Herr brachte ihn gleich in die Höhe, er war so munter, wie er noch nie gewesen war, wie er aber in der schönsten Höhe war, leider! da starb er."

Gebrauch jenes Mittels gesehen habe, und wie es sichtbar die Fortschritte des Uebels aufgehalten und die Ausbildung der Lungensucht verhütet hat. Man läßt alle Morgen eine halbe Unze mit Milch, auf die nämliche Art wie Chokolade, unter beständigem Umrühren zerkochen, wodurch es in eine Geleeartige Auflösung verwandelt wird, und dies mit Zucker genießen. In wichtigern Fällen kann es auch Abends wiederholet werden. Dies wird halbe und ganze Jahre fortgesetzt. — Doch bemerke ich noch in Absicht der Roborantien, daß die Zeit des Frühjahrs und Spätherbstes diejenige ist, wo sie noch am besten vertragen werden und auch am nöthigsten sind, und ich empfehle in allen Fällen, wo keine offenbare Contraindication vorhanden ist, immer in diesen Zeiten 4 Wochen lang den Gebrauch des Lichen Island. machen zu lassen, wovon ich die trefflichsten Wirkungen zur Präservation gegen die Lungensucht gesehen habe.

Verminderung der Lungencongestion und Verhütung ihrer Folgen.

Lungencongestion (beständige Vollblütigkeit der Lungen) ist, wie oben gezeigt worden, die unmittelbare Folge der lungensüchtigen Anlage, und daher der unzertrennliche Begleiter, zugleich aber auch das gefährlichste Produkt derselben, in sofern sie es ist, wodurch die Organisation der Lunge selbst angegriffen, nach und nach zerstört, und so der Uebergang der Anlage in die Lungensucht selbst bewirkt wird. — Jede anhaltende Ueberfüllung eines Gefäßsystems bringt Schwäche und Atonie desselben hervor. Indem also die Lungengefäße immer mit Blut überladen und aus=

gedehnt sind, wird die Lungenschwäche, folglich der Hauptmoment der Lungensuchtsanlage, immer bedeutender; durch die beständige Anhäufung der Säfte wird die Absondernng der Lungen vermehrt und alterirt, daher die beständige Schleimanhäufung und Schleimverderbniß, materielle Veranlassung des Hustens. Durch Blutanhäufung und den damit immer verbundenen erhöhten Wärmegrad, wird jederzeit die Reizbarkeit des Theils erhöht, und er dem entzündlichen Zustande näher gebracht, wovon die Folge hier ist, daß der geringste Reiz Husten, Störung der Funktion und leicht Entzündungen der Lungen erregen kann. Die durch Congestion unterhaltene Ausdehnung der Gefäße bewirkt endlich, daß eine gelegentliche Vermehrung des Blutantriebes oder Ausdehnung des Blutes um so leichter, besonders in einem Eingeweide, das von Natur schon so mürbe und zarte Textur hat, ein Zerreißen der Gefäße, oder eine Erweiterung ihrer Mündungen, folglich einen Blutdurchbruch hervorbringen kann, ein Ereigniß, das in solchen Fällen immer das allerunglücklichste und gefährlichste ist, und die Lungensucht fast immer nach sich zieht.

Es bedarf keines weitern Beweises, daß die beständige Rücksicht auf die Lungencongestion ein unentbehrliches Bedingniß einer rationellen Behandlung der Lungensucht, besonders der Verhütungskur ist, und zwar in doppelter Hinsicht: theils als Hauptobjekt der Kur, theils als Regulativ für die andern Heilzwecke und Mittel, deren Anwendung durchaus darnach modificirt und geleitet werden muß, wenn sie nicht schädlich werden sollen.

Die Verminderung und Hebung der Lungencongestion beruht zwar zunächst auf der gehörigen Stärkung der Lungen, in sofern die Lungenschwäche der Hauptgrund derselben ist, demnächst aber, da diese Stärkung nur langsam, zuweilen gar nicht möglich ist, und selbst die Stärkungsmittel in der nächsten Wirkung leicht die Blutcongestion vermehren, in der ableitenden Methode und dem passenden Gebrauche der Gegenreize. *)

Die Hauptmomente dieser Methode sind: Erhöhung der Thätigkeit anderer, besonders äußerer Organe und Systeme, um durch den dadurch bewirkten Zufluß des Blutes die Lungen freier zu machen; Beförderung der natürlichen Excretionen, und Erregung neuer, künstlicher Secretionen; vorsichtige Verminderung der Blutmenge, wenn wahre Vollblütigkeit vorhanden ist; und Wiederherstellung örtlicher, habitueller Blutflüsse, wenn deren Unterdrückung die Lungen mit Blut überfüllt.

Ich werde hier die Mittel nennen, die in diesem Falle die passendsten sind, und die mir die Erfahrung als hülfreich dargestellt hat.

Das erste bleibt immer körperliche Bewegung. Denn nichts in der Welt ist so geschickt, eine gleichförmige Vertheilung des Blutes im ganzen Körper, und besonders die Richtung desselben nach der äußern Oberfläche zu bewirken, als dieses, von der Natur so laut gebotene, und leider so oft vernachläs-

---

*) Ueber den Sinn und die Grundsätze dieser praktisch so wichtigen und unumstößlich fest begründeten Methode, verweise ich auf mein System der praktischen Heilkunde 1. Band. Antagonistische Methode.

sigte, Mittel, welches ich unbedenklich für das allgemeinste Präservativmittel aller chronischen Krankheiten, und vorzüglich aller derer, die in Congestionen und Obstructionen des Unterleibes und der Brust ihren Grund haben, erkläre. Und was diesem Mittel für diesen Fall noch einen höhern Werth giebt, ist die Kraft desselben, die Sensibilität mit der Irritabilität ins Gleichgewicht zu setzen. So wie unterlassene Muskularbewegung allgemein die Sensibilität erhöht, und dadurch eine der entscheidendsten und gewiß allgemeinsten Ursachen der Nervenkrankheiten wird (daher sie in der Regel das Eigenthum der sitzenden Menschen, höhern Stände, des weiblichen Geschlechtes sind), eben so ist ihre Wiederherstellung das sicherste Mittel, dieses nervöse Uebergewicht aufzuheben, die Sensibilität in alle Systeme gleichmäßig zu vertheilen, und dadurch auch dem Blutsysteme jene anomalische Reizbarkeit, jene Geneigtheit zu irregulairen, einseitigen Bewegungen (Congestionen) zu nehmen. — Ueber ihre Anwendung und die Regeln des Gebrauchs in diesem Falle, ist schon oben das Nöthige gesagt worden.

Zunächst nach diesem nenne ich die lauen Bäder. — Ihre Hauptwirkung ist auch, durch eine sanfte, in allen Punkten der Oberfläche gleichförmig vertheilte Reizung eine sanfte, gleichförmige Vertheilung des Blutes in allen Theilen des Körpers hervor zu bringen, und besonders aber es stärker nach den äußern Theilen und der Oberfläche hinzuleiten, und dadurch innere Organe von der Blutüberladung zu befreien. In dieser Hinsicht hat dies Mittel selbst noch Vorzüge vor dem ersteren Mittel, indem bei jeder etwas starken körperlichen Bewegung, durch die vermehrte Blutcirkulation auch das Blut stärker nach den Lungen getrieben wird, welches hier nicht der Fall ist. — Ich bin daher völlig überzeugt, daß ein gehöriger, diätetisch regelmäßig fortgesetzter Gebrauch lauer Bäder, eins der gewissesten Mittel ist, die Lungensucht, selbst bei großer Anlage, zu verhüten, ja sie im Anfange selbst zu heilen, wie mehrere Fälle meiner Praxis mich davon überzeugt haben. — Die beste Art der Anwendung ist, wöchentlich zweimal ein laues Bad, ganz einfach, oder höchstens mit ein Paar Loth Seife versetzt, eine halbe Stunde lang zu nehmen, diese Gewohnheit aber Jahre lang ununterbrochen fortzusetzen. — Schon der diätetische Gebrauch der lauen Fußbäder (einen Tag um den andern mit Senfpulver vermischt) kann, bei Neigung zu Lungencongestionen, außerordentlich viel thun, wenn er anhaltend fortgesetzt wird.

Ferner wollene Bekleidung der Brust und der Füße, und in manchen Fällen des ganzen Körpers. — So gewiß die zu leichte Bekleidung eine Hauptursache vieler Lungensuchten (jetzt besonders bei den Damen) ist, so gewiß gehört eine wärmere zu den wesentlichsten Verhütungsmitteln. Nicht allein daß durch den feinen Hautreiz der Antagonismus der Haut erhalten, und die Anhäufung der Säfte in den Lungen vermindert wird, so wird auch dadurch Erkältung und ihre so nachtheiligen Wirkungen, Catarrh, Lungenentzündung u. dergl. verhütet. — Daher ist es auch durchaus nothwendig, daß es wollene Bekleidung sey, und auf der bloßen Haut getragen werde. — Nur muß ich hierbei eine Bemerkung machen, die überhaupt von allen wollenen Hautbekleis dungen gilt und von praktischer Wichtigkeit ist. — Die gewöhnlichen flanellnen Zeuge sind zu dicht, je feiner, desto dichter; dadurch entsteht die üble Folge, daß die Materie der Ausdünstung nicht frei verfliegen kann, sondern zwischen der Haut und dem Flanell aufgehalten wird, und da ein Dampfbad bildet (gleich dem Auflegen des Wachstaffets), welches nothwendig die Haut am Ende paralysiren und erschlaffen muß, auch eben dadurch leicht zu chronischen, frieselartigen und andern Ausschlägen Gelegenheit giebt. Genug, die transpirable Haut wird in schwitzende verwandelt, welches immer ein Nachtheil ist. — Dies vermeidet man, wenn man ein wollenes Zeug wählt, welches porös ist. Hier hat man den nämlichen Grad des wollenen Hautreizes, und doch nicht, weil die ausdünstende Materie frei verdunsten kann, jenen Grad der Hitze und jenes Dampfbad; man genießt folglich den Nutzen ohne den Nachtheil. — Unstreitig haben deshalb die gestrickten wollenen Zeuge, und zwar jene mit weiten, erbsengroßen Intervallen, den Vorzug vor allen übrigen.

So viel man auch in neuern Zeiten a priori gegen den Gebrauch künstlicher Geschwüre eingewendet hat, so habe ich mich dadurch doch nie irre machen lassen, und die Erfahrung hat mich gerechtfertigt. Sie macht mir's zur Pflicht, sie auch hier aufzuführen, als ein sehr wirksames, nicht zu vernachlässigendes Präservativmittel der Lungensucht. — Ohne mich hier auf die Theorie ihrer Wirkungsart einzulassen, worüber ich meine Meinung schon anderswo*)

*) Mein System der prakt. Heilkunde. I. Band. Antagonistische Methode.

gesagt habe, will ich nur die Fälle angeben, wo sie nützlich sind, und die Bestimmungen, mit welchen sie angewendet werden müssen. — Am nothwendigsten und heilsamsten sind sie bei solchem Husten und anfangender Lungensucht, welche Folgen einer unterbrochenen Crisis, oder einer unterdrückten, natürlichen oder krankhaften (aber nothwendig gewordenen) Absonderung, oder einer fehlerhaften Stoffentwicklung oder Zumischung der Säfte sind; genug, bei derjenigen Art, welche man mit Recht die metastatische nennt, denn die vermehrte und fehlerhaft modificirte Lungensecretion ist hier nichts anders, als ein Antagonismus der Lungen, eine vicariirende Thätigkeit derselben. Vorzüglich gehört die arthritische und rheumatische hierher, d. h. diejenigen Fälle, wenn die Phthisis Folge unterdrückter Hautfunction oder eines vorhergegangenen Rheumatismus oder Gichtzufalles anderer Theile ist. Hier bedarf es oft gar keines andern Mittels, als der lange genug fortgesetzten künstlichen Geschwüre. — Eben so, wenn die Lungensucht Folge eines habituell gewordenen und schnell ausgetrockneten, chronischen Geschwüres, oder Fußschweißes, oder Schnupfens, oder weißen Flusses, oder Exanthems ist; und endlich, wenn sie auf eine unterbrochene Crisis bei akuten, hauptsächlich exanthematischen Fiebern entsteht, und unter diesen besonders nach den Masern. — Ein Hauptmoment der Kur, nächst der allgemeinen Behandlung, ist hier immer dies, daß entweder die unterdrückte Secretion, oder Localaffection wieder hergestellt, d. h. die Krankheit wieder auf ihren ursprünglichen Ort verpflanzt, oder, wenn dies nicht angeht, oder nichts hilft, ein anderes, stellvertretendes Organ krank ge=

macht wird. Dies geschieht durch Erregung einer neuen pathologischen Absonderung, denn so muß man sich die Wirkung eines künstlichen Geschwürs denken. Es ist daher gar nicht dasselbe, wenn man sich diese Mittel blos als Hautreize denkt, und auch nur so, als Rubefacientia nämlich, anwendet. Eben der Eiterungsprozeß, als ein organisch-chemischer Secretionsprozeß, dessen Natur und Beziehung auf den ganzen Organismus wir noch lange nicht genug kennen, ist es, was hier wirkt, den leidenden Theil befreit, und das aufgehobene Gleichgewicht wieder herstellt, man mag sichs nun als materielle Metastase, oder als einen chemischen Abscheidungsprozeß, oder als vicariirende Thätigkeit, oder als Polaritätsveränderung denken — genug, das Faktische bleibt dasselbe und wird es ewig bleiben, mögen auch die Theorieen wechseln wie sie wollen. — Ich könnte es durch eine Menge eigener Erfahrungen bestätigen, wo die hartnäckigsten Husten und Brustbeschwerden, die sich schon sichtbar der Lungensucht näherten, durch nichts weiter geheilt wurden, als durch unterhaltene künstliche Eiterung, oder, wo die passendsten innern Mittel nicht eher wirksam wurden, als bis diese äußern damit verbunden wurden. — Aber, wenn sie diese Wirkung leisten sollen, so kommt sehr viel auf die Art, den Ort und die Zeit an. Was das erste betrifft, so müssen sie aus der Klasse der reizenden Suppuratorien gewählt werden, daher das gewöhnliche Fontanell nicht hinreicht, sondern entweder ein Vesicatorium perpetuum, oder das Mezereum gewählt werden muß, welches letztere ich wegen seines, sich auf die ganze Haut erstreckenden, Reizes am wirksamsten gefunden habe. *) — Der Ort ist am besten auf einem der beiden Oberarme in der Gegend der Insertion des Deltoideus; — bei anhaltenden Localschmerzen in der Brust, auf die Stelle der Brust selbst; — bei vorher da gewesenen, supprimirten Geschwüren, zugleich auch auf diese Stelle. — Die Dauer der Anwendung muß dem Grade und der Hartnäckigkeit des Uebels angemessen seyn. Nicht nach Tagen, sondern nach Wochen und Monaten läßt sich die Wirkung erwarten und bestimmen; je hartnäckiger das Uebel, desto fortgesetzter muß der Gebrauch seyn, und bemerkt man Besserung, so muß man nicht eher nachlassen, als bis es ganz gehoben ist. — Das einzige, was hierbei in Betracht kommt, ist der Grad der Reizbarkeit und Schwäche. Sowohl diese, als jene, wenn sie in einem sehr bedeutenden Grade vorhanden sind, verbieten einen zu starken Reizgrad oder eine zu profuse Eiterung; doch ist dies in diesem Grade der Krankheit selten der Fall.

---

*) Die beste Methode ist, die Stelle erst damit in Eiterung zu setzen, und dann mit einem suppuratorischen Pflaster zu bedecken, aber hierauf nicht täglich, sondern nur einen Tag um den andern, oder wenn die Stelle zu trocknen anfängt, die Rinde wieder aufzulegen.

Ich kann nicht unterlassen, hier noch der beim Keichhusten und andern Uebeln so höchst wirksamen Brechweinsteinsalbe zu erwähnen, welche als eine der stärksten chemischen Hautreize, und zugleich als ein spezifische Secretion erregendes Mittel von ausnehmendem Nutzen auch in diesem Falle ist, und oft alle andre Exutorien übertrifft. Nur muß hiebei seine Wirkung auch chronisch gehalten werden, d. h. man muß es nicht bis zum höchsten, bekanntlich hier bis zur Causticität steigenden, Grade kommen lassen, sondern die Einwirkung bis zur Entstehung der spezifischen Pusteln fortsetzen, dann aber ein oder zwei Tage inne halten und nur zur Unterhaltung dieses Grades fortfahren.

Ein Hauptmoment dieses Theils der Präservativkur ist die Sorge für freie Cirkulation und Secretion des Unterleibes. — Die Verbindung beider Systeme ist so genau, daß schon im naturgemäßen Zustande Affectionen der Abdominaleingeweide leicht auf die Lungen wirken; wie viel mehr muß dies der Fall bei einem schon prädisponirten und geschwächten Zustande der Lungen seyn, wo sie als schwächerer Theil um so mehr der Gegenstand der consensuellen Reflexe und der Congestionen werden müssen? — Am meisten kommen hier die Hemmungen der Thätigkeit der Abdominaleingeweide in Betracht, und zwar theils die Unthätigkeit des gastrischen Systems (habituelle Leibesverstopfung, Infarcten), theils die Hemmung der Thätigkeit des Abdominalblutsystems (Hämorrhoidalcongestion, Plethora abdominalis). — Beide Zustände wirken nachtheilig auf die Lungen, erzeugen und vermehren Blutcongestion und Secretionsfehler derselben, und können auf diese Weise Husten, ja selbst Lungenblutung und Entzündung veranlassen. — Man habe also bei allen solchen Lungensuchtsanlagen ein wachsames Auge auf Verstopfungen und gastrische Anhäufungen, lasse erstere nie über einen Tag dauern, ohne durch leichte, aber nicht erhitzende Mittel zu Hülfe zu kommen, schaffe letztere bald durch Digestiv- oder Ausleerungsmittel weg; besonders aber sey man immer aufmerksam auf die Abdominalvollblütigkeit, und entferne sie theils durch die dazu nöthige Diäteinrichtung, theils durch die dabei am wirksamsten befundenen Mittel, die Auflösung des Graswurzel- und Taraxacum-Extractes mit Tart. tartarisatus, und die mit antiphlogistischen verbundenen Schwefelmittel; —

sind die Congestionen bedeutend, oder ist der sonst vorhandene Hämorrhoidalfluß unterdrückt, durch Blutigel an den Mastdarm.

Und nun zum Schluß noch ein Hauptmittel: die kleinen Aderlässe. — Man lasse sich nicht durch das Geschrei von Lebensschwächung und Gefahr irre machen, was eine Zeit lang leider dieses wichtige Mittel fast ganz aus der Medizin verdrängt hat, und worüber ich oft schon Klage geführt habe. — Man bedenke doch, daß die kleine Schwächung von ein Paar Unzen Blutverlust gar nicht in Betracht kommt gegen die Gefahr, in die die örtliche Affection und die dadurch mögliche Desorganisation eines so wichtigen Lebensorgans das Leben selbst setzt. — Man bedenke, daß die Lungen das blutreichste, phlogistischeste und am meisten zu Entzündungen geneigte Organ sind, welches unter allen am meisten Blutausleerungen erfodert, und am besten erträgt, selbst wenn im übrigen Organismus kein Uebermaaß an Kraft, ja selbst Herabstimmung vorhanden ist. — Rettung des wichtigsten Lebensorgans von der Zerstörung, Entfernung des örtlichen Leidens, was hier durch die Wichtigkeit seines Sitzes eine Menge allgemeiner Leiden überträgt und ein gewisser Keim der allgemeinen Zerstörung zu werden droht — dies allein muß unser herrschender Gedanke seyn. Der Blutverlust mit seinen Folgen für's Ganze läßt sich wieder gut machen, diese örtliche Versäumniß, und ihre Folgen, die dadurch bewirkten Zerstörungen, aber nicht, und wer sich hier durch Furcht des Schwächens von Blutausleerungen abhalten läßt, der gleicht einem Manne, der, bei dem Anfange einer Feuersbrunst das Wasser zum Löschen spart, aus Furcht, er möchte das Haus zu sehr einweichen und seiner Festigkeit schaden, darüber aber dem Feuer Zeit läßt, sich so zu verbreiten, daß das Ganze darüber verloren geht. — Ja ich trage kein Bedenken zu behaupten, daß ein gewisser Grad von Schwächung, d. h. Herabstimmung des Blutsystems durch die gefährlichen Jahre der Jugend hindurch, das beste Verhütungsmittel der Lungensucht und Erhaltungsmittel des Lebens werden kann, in allen Fällen, wo eine lebhafte Blutzirkulation und Vollblütigkeit den Uebergang drohen. — Es ist daher nicht Vorliebe für irgend eine Meinung, sondern der treue Rath unbefangener und bewährter Erfahrung, wenn ich die Aerzte dringend auffordere, diese ältere Methode nicht zu vernachlässigen, und die kleinen Aderlässe, als Präservativmittel der Lungensucht, hoch zu schätzen. Eine Menge Beispiele könnte ich anführen von Personen, welche allein durch diese Methode mit beständiger Anlage zu Lungensucht und Bluthusten durch die gefährlichsten Jahre bis zur völligen Sicherung glücklich hindurch geleitet worden sind, und wie viele leben noch jetzt gesund und gerettet, die ich vor zwanzig und mehr Jahren nach diesen Grundsätzen behandelte, und die nun, als lebendige Zeugen und Sachwalter derselben vor mir stehen. — Solche Zeugen geben eine Gewißheit, die kein Raisonnement, sey es auch noch so verführerisch, geben, und eben so wenig erschüttern kann. — Doch muß ich noch einige genauere Bestimmungen hinzufügen. Zuerst und vorzüglich ist diese Methode zu empfehlen, bei denen zur phlogistischen Lungensucht disponirten, mit reizbarem Blutsysteme, Vollblütigkeit, Reichthum an Wärmestoff, Geneigtheit zu Congestionen, Phlogosen, Hämorrhagien begabten, oder die schon einmal Bluthusten hatten. Hier ist es rathsam, so oft sich Anzeigen von Lungencongestion (Beklemmung, schwerer Athem, trockner Husten, Stiche, oder fixirtes Brennen auf der Brust) einstellen, und die gewöhnlichen kühlenden Mittel, nebst kühlender Diät nichts helfen wollen, sogleich 4 Unzen Blut am Arme wegzulassen, bei Vollblütigen auch mehr, bis zu 8 und 10 Unzen. Eben so bei denen, welche an Hämorrhoidal- und Menstrualcongestion leiden, wo jedoch das Aderlaß am Fuße, oder das Anlegen von Blutigeln am After oder an den Genitalien, vorzüglicher ist. — Bei denen, zur atonischen Phthisis disponirten, ist zwar in der Regel Blutausleerung nicht nöthig und auch nicht zuträglich, doch können auch hier Complicationen von allgemeiner und örtlicher Vollblütigkeit vorkommen, die es nöthig machen. Ich muß nämlich hier wieder erinnern, daß die Idee von Plethora nichts weniger als eine Chimaire und ein Vorurtheil alter Zeiten ist, wie man sie einige Jahre hindurch mit so vielen andern nützlichen Wahrheiten vorzustellen gesucht hat, sondern, daß es Naturen giebt, deren Assimilations- und Sanguificationskraft so lebhaft ist, daß sie, selbst aus wenig nährenden Substanzen, schnell und viel Blut bereiten, wodurch die Menge des Bluts sowohl, als die Energie dieses Systems immer unverhältnißmäßig erhöht wird, und das Blutsystem ein Uebergewicht in der ganzen Oekonomie bekömmt, so wie bei andern das Nervensystem. — Daher die zwei Hauptklassen der pathologischen Verschiedenheit der Menschen: sanguinisch und nervös. — Dies gilt nicht blos von individuellen,

len, sondern auch von sexuellen, nationalen und climatischen Verschiedenheiten der Menschen. — Das ganze weibliche Geschlecht giebt uns ein Beispiel der natürlichen Plethora. Hier wird beständig, wegen der Bestimmung des Weibes zum Doppelleben, ein Ueberschuß von Blut erzeugt, der zur Ernährung des Kindes, erst im Mutterleibe, und dann an der Brust bestimmt ist, und der, wenn er dazu nicht verwendet wird, alle Monate durch ein örtliches Aderlaß (die Menstruation) ausgeleert werden muß, wenn die Gesundheit bestehen soll; (daher ich auch eigentlich Schwangerschaft und Säugen für den naturgemäßen Zustand des vollendeten Weibes, das Menstruationsleben hingegen für den nicht normalen, also einen pathologischen Zustand, ein bloßes Surrogat, vicarürende Thätigkeit, halte). — In Absicht des nationellen und klimatischen Unterschieds, zeugt es sich am deutlichsten bei den südlichen, besonders der französischen Nation, die im Ganzen zur ersten Klasse gehört, im Gegensatz des Holländers und Niederteutschen, die mehr den Karakter der letztern tragen. — Es kann ferner durch zu reichliche und zu nahrhafte Speisen, bei unthätigem Leben, eine solche Repletion entstehen, daß sie zuletzt den Normalgrad übersteigt und das Gleichgewicht gegen die bewegende Kraft stört. — Und endlich kann die Hemmung natürlicher oder dem Organismus nothwendig gewordener Blutausleerungen (des Menstrual- oder Hämorrhoidalflusses) sowohl örtliche, als allgemeine Vollblütigkeit hervorbringen. — In allen diesen Fällen wird sich die Blutmenge am stärksten in dem Theile, der der schwächste und am wenigsten widerstehend ist, mithin hier in den Lungen, anhäufen und Gefahr bringen, und hier wird also auch, bei einem übrigens nicht sthenischen Zustande, eine vorsichtige Blutausleerung, als örtliches Befreiungsmittel des überladenen Organs, sehr wohlthätig seyn, um Bluthusten und andern gefährlichen Lokalaffectionen vorzubeugen. — Ist ein solcher Grad von Schwäche vorhanden, daß man die Kraft des Herzens nicht unmittelbar zu mindern wagen darf, so ist die Anwendung der örtlichen Blutausleerungen, durch Blutigel oder Schröpfköpfe, vorzuziehen. — Ist die Lungencongestion Folge eines anomalischen Hämorrhoidalandranges, oder eines unterdrückten Hämorrhoidal- oder Menstrualflusses, so muß sie durch Wiederherstellung desselben, und, wenn es nicht möglich ist, durch Anlegung der Blutigel an Mastdarm oder Genitalien, von Zeit zu Zeit wiederholt, gehoben werden. — Ich wiederhole es nochmals: Bei Leuten mit phthisischer Anlage ist die gewöhnliche Regel: in ungewissen Fällen das Aderlaß lieber zu unterlassen, als zu unternehmen — gerade umgekehrt, und heißt so: Es ist weniger Gefahr dabei, das Aderlaß anzuwenden, als es zu unterlassen — versteht sich, in kleinen Portionen; und es ist unglaublich, was in solchen Fällen schon eine Ausleerung von 4 Unzen für entscheidende Wirkung auf die lokale Befreiung der Lungen haben kann, und wie unschädlich sie für den übrigen Organismus ist. Ich habe mehrere solcher Kranken gesehen, die sich durch eine Reihe von Jahren, zwischen 20 und 30, manchmal alle 4, dann wieder alle 8 Wochen, und sofort, eine Tasse Blut wegnehmen ließen, und sich nun nach glücklich überstandener Zeit der Gefahr, vollkommen wohl befinden. Andere bedürfen es nur alle viertel oder halbe Jahr. *)

Hebung der entfernten Ursachen und allgemeinen Konstitutionsfehler, die der Krankheit zum Grunde liegen.

In dieser Hinsicht ist die Behandlung so verschieden, als die Krankheit, welche der Lungensucht zum Grunde liegt. Sie ist die Kur dieser verschiedenen Kranheiten, auf die Lunge bezogen, und den allgemeinen Gesetzen der phthisischen Kur untergeordnet.

Man kann sich nicht genug gewöhnen, diese Rücksicht in die Kur aufzunehmen, da zuweilen diese indirekte Kur allein schon zur Heilung der Lungensucht hinreicht, so lange das Localleiden noch rein symptomatisch und noch nicht idiopatisch geworden ist; und da sie wenigstens immer dazu beiträgt, die eigentliche Kur zu erleichtern und zu vervollkomnnen.

Es können hier nur Andeutungen gegeben werden, weil sonst die ganze Kur dieser verschiedenen Krankheiten beigebracht werden müßte.

Vor allem muß ich auf dem gastrischen Ursprung, oder wenigstens Complication der Lungensucht aufmerksam machen. — Es ist ganz unleugbar,

*) So wie von der natürlichen Vollblütigkeit, so auch von dem Nutzen dieser Methode, giebt uns das weibliche Geschlecht den besten Beweis. — Die Menstruation — und was ist sie anders, als ein monatliches Aderlaß von 4 bis 6 Unzen? — ist ihnen das größte Präservativmittel der Lungensucht. Bei der stärksten Anlage dazu, können sie lange leben, ohne lungensüchtig zu werden, wenn nur diese Periode ungestört fortdauert. — Sobald sie durch irgend eine Ursache — sey es auch durch Schwangerschaft — gehemmt wird, erfolgt der Uebergang sehr leicht.

und durch vielfache Erfahrung, auch mir, völlig bestätigt, daß es einen Zustand giebt, der alle Symptome einer anfangenden Lungensucht, Husten, entweder trocken oder feucht, Beklommenheit der Brust, flüchtige oder fixe Schmerzen in derselben, schleichendes Fieber, Abmagerung darstellt, und dennoch nicht durch die gewöhnlichen antiphthisischen Mittel, sondern nur allein durch gastrische, Brechmittel, Auflösungsmittel, Abführungen geheilt werden kann. Es erhellt hieraus, daß in diesen Fällen der Grund der Krankheit ursprünglich nicht in der Lunge selbst, sondern im gastrischen Systeme liegt, und daß hier die Lungenaffection nur eine sympathische, oder antagonistische Affection ist, welche durch einen, in dem Verdauungssystem herrschenden, fehlerhaften Zustand, Unthätigkeit, fehlerhafte Assimilation und Secretion, oder auch materielle Anhäufungen, hervorgebracht, und nur durch solche Mittel gehoben wird, welche dieses System befreien, ihm seine normale Thätigkeit wieder geben, und dadurch das Gleichgewicht wieder herstellen. — Man nenne es nun gastrischen Ursprung der Krankheit, oder Phthisis ex hypochondriis, (ein Name, den ihm die Alten gaben, und der ein neuer Beweis der schon längst anerkannten Existenz dieses Falles ist,) oder einen Fehler der Reproduction, man erkläre es nach dieser oder jener Theorie, oder leugne die Theorie ganz, das ist alles einerlei, — das Factum bleibt und wird ewig bleiben, und wird immer die Theorie nöthigen, ihm, so gut sie kann, sich nachzubilden. Auch bieten uns ja die Gemüths- und Sinneskrankheiten einen ganz analogen Fall an. Sie entstehen ebenfalls oft blos sympathisch aus dem Unterleibe, und werden nur durch die gastrische oder eröffnende Methode geheilt. — Hier, wo es uns blos auf Erfahrungssätze und praktische Tendenz ankommt, ist es genug, diese Ansicht aufgenommen, und die darauf sich gründende Regeln der Behandlung angegeben zu haben. — Wenn demnach bei einem phthisisch erscheinenden Zustande sich gastrische Symptome und gestörte Verdauung zeigen, und die gewöhnlichen Brustmittel nicht helfen, oder gar verschlimmern, so wende man resolvirende Mittel, und dann, nach den Anzeigen, entweder Brechmittel oder Abführungsmittel an. Ein Mittel, wodurch ich viele Brustbeschwerden dieser Art geheilt habe, ist folgende Auflösung: Rec. Extr. Tarax. Drachmas tres, Extr. Gram. Drachm. sex, Tart. tartaris. Unc. unam, Vin. Antimon. Huxh. Drachm. duas. Oxym. Squill., Syr. Cap. Ven. ana Unc. unam, Aqu. Foenic. Unc. sex. Solve et misce. D. S. Alle 3 Stunden 2 Eßlöffel voll. — Ist erhöhte Reizbarkeit, Krampfhusten, dabei, so wird noch ein halber Scrupel Extr. Hyosciami hinzugesetzt. Mit Nutzen kann dabei noch Molken oder Selter-Wasser getrunken werden. — Ist dies Mittel aber umsonst, und bleiben die gastrischen Beschwerden, dann übertrifft das Brechmittel alle andern an Wirksamkeit. Ich vergesse nie das Beispiel eines Freundes, der 4 Monate lang von dem heftigsten Husten gequält, unter dem Gebrauch des Isländischen Mooses und anderer hochbelobten antiphthisischen Mittel immer schlimmer geworden war, und nun durch seine Abmagerung, schleichend Fieber, Nachtschweiße, jedermann als ein wirklicher Phthisicus erschien. Ein einziges Brechmittel bewirkte eine totale Veränderung. Der

Husten, das Fieber, die Schweiße ließen sogleich nach. Ein zweites Brechmittel vollendete die Kur. Und solcher Fälle könnte ich mehrere anführen. Besonders bei Kindern sind sie häufig, und man kann da nicht genug empfehlen, diese Ansicht anzunehmen und diesen Heilweg einzuschlagen.

Eine andere, ebenfalls sehr wichtige, Rücksicht ist die scrofulöse Constitution, als Grundlage der Lungensucht. Sie ist eine der häufigsten und gefährlichsten, denn sie erzeugt die scrofulöse oder tuberculöse Lungensucht, die unter die schwer heilbaren gehört; sie kann sich lange verstecken, unter dem Scheine des Wohlbefindens innere weitere Fortschritte machen, und dann plötzlich mit der größten Heftigkeit ausbrechen. Dies liegt in der Natur des Scrofelübels *). Es ist bekanntlich eine Krankheit des Lymph- und Drüsensystems, folglich des Hauptorgans der Reproduction. So wie dies durch den ganzen Körper und alle Systeme verbreitet ist, so auch diese Krankheit; so wie dies in dem Geschäfte des Wachsthums, der Entwicklung, der Perioden des Lebens, die vorzüglichste Rolle spielt, so auch diese Krankheit; so wie dasselbe der Hauptsitz des animalischen Chemismus und der Metamorphose ist, so bringt auch diese Krankheit die auffallendsten pathologischen Erscheinungen in Form und Mischung der organischen Productionen, Hautkrankheiten, Geschwülste, Verhärtungen, Desorganisationen hervor; so wie dies der Außenwelt am nächsten steht, und gleichsam der Uebergang und Vermitt-

*) Ich muß hierüber auf mein Buch verweisen: Ueber die Erkenntniß und Kur der Skrofelkrankheit.

ler zwischen ihr und dem innern Organismus ist, so auch diese Krankheit; sie bleibt mehr als irgend eine in der genausten Beziehung auf die Außendinge, Luft, Nahrung, Reinlichkeit u. dergl., und kann dadurch modificirt, verbessert und verschlimmert werden. — Dies alles gilt nun auch von der scrofulösen Lungensucht, die nichts anders ist, als eine Darstellung der Entwicklung des allgemeinen Scrofelübels in der Lunge. Man kann das ganze Leben hindurch scrofulös seyn, ohne Lungenscrofeln zu bekommen, aber man ist doch bei dieser Anlage nie sicher dafür; man kann in der Kindheit viel an Scrofeln, auch selbst scrofulöser Lungenaffection, gelitten haben, und mit den Jahren der Pubertät verliert sich alles; Man kann aber auch durch eine solche Entwicklungsperiode scheinbar frei geworden seyn, und dennoch, nach 10, 20 Jahren bricht das Uebel wieder mit einem Male aus und befällt die Lungen. Ich habe noch Leute, die von Kindheit auf von Zeit zu Zeit an scrofulösen Zufällen, bald von dieser, bald von jener Art, gelitten hatten, aber zuletzt mehrere Jahre frei gewesen waren, gegen das 40ste Jahr hin, in die scrofulöse Lungensucht fallen und daran sterben sehen. Besonders wichtig ist hier der Metaschematismus der innern und äußern Scrofelkrankheit. So lange die Krankheit in äußern Theilen, als Hautkrankheit u. s. w. hervortritt, bleiben gewöhnlich die innern Organe frei; sobald die äußere Darstellung durch Naturwirkung oder Kunst gehemmt wird, fangen leicht innere Systeme an zu leiden. — Genug, wo scrofulöse Constitution und phthisische Anlage vorhanden sind, da kann man immer erwarten, daß über lang oder kurz die scrofulöse

Lungensucht eintreten werde, und in solchen Fällen kann ich nicht genug dafür warnen, äußere Scrofelsymptome, besonders Exantheme und Geschwüre, nicht zu schnell, und etwa blos örtlich zu supprimiren, weil sonst desto leichter, bei fortdauernder Grundursache, die Krankheit die Tendenz nach innen, und hier nach den Lungen nehmen wird. — Dies gilt besonders auch von der Kur des Kropfes durch das bekannte Specificum, den gebrannten Seeschwamm. Sehr oft habe ich gesehen, daß, wenn man bei dieser Anlage, durch den Gebrauch desselben den Kropf gehoben hatte, unmittelbar darauf die scrofulöse Lungensucht ausbrach. Ja selbst das Wegnehmen scrofulöser Drüsen am Halse und der Brust bei solcher Lungenanlage ist mit Gefahr für die Lunge verbunden, und sehr leicht wählt nun das Uebel, das sein äußeres Ablagerungs- oder Secretionsorgan verloren hat, die Lunge dazu, und es entsteht scrofulöse Lungensucht, wovon ich ebenfalls Erfahrungen habe. Daher auch in allen solchen Fällen, zur Sicherung, die Erregung und lange Unterhaltung künstlicher Geschwüre in der Nachbarschaft des vorher affizirten Theils nichts weniger als ungereimt, sondern vielmehr gar sehr zu empfehlen ist. — Hier ist eigentlich nur die Rede von dem Falle, wo schon die Lunge wirklich tuberkulös affizirt ist, doch ohne noch ausgebildete Lungensucht. Die Diagnosis ist hier oft sehr schwer, wenn nämlich der Kranke nur einzelne, wenige Knoten in den Lungen hat, wobei er Monate lang, ja länger zubringen kann, ohne eine Beschwerde in der Brust zu empfinden. Doch werden folgende Zeichen nicht irren lassen: Wenn man den Kranken schnell und tief einathmen läßt, so muß er husten; beim Laufen, starken Sprechen, Erhitzung, Genuß spirituöser Getränke, heftigen Gemüthsaffekten, bekommt er einen kurzen, trockenen Husten; auch bei solchen Gelegenheiten, zuweilen auch plötzlich ohne alle Veranlassung, einen flüchtigen Stich in der Brust, oder einen brennenden, drückenden Schmerz, der immer auf derselben Stelle wiederkehrt. — Die Hauptsache der Behandlung besteht hier in der allgemeinen Kur der Scrofelkrankheit *) mit beständiger Rücksicht auf die Lungen, theils zur Beschränkung jener Kurart, theils zur Schützung und Befreiung dieses Organs. — Freier Luftgenuß, reine, trockne Luft, Ortsveränderung, Bewegung, besonders zu Pferde, Reinlichkeit, Bäder, der Gebrauch sanft auflösender vegetabilischer Stoffe, die frisch ausgepreßten Kräutersäfte (besonders Tussilago, Chaerefolium, Taraxacum), ähnliche Extracte (die oben angeführte Solution), der Gurkensaft, sanft schmelzende Mittelsalze, Tartarus acetatus, tartarisatus, Antimonialia, Molken, Selter-Wasser, Eger-Wasser mit Milch, künstliche Geschwüre, sind die Hauptmittel. Von den stärker wirkenden Mitteln sind die Baryta muriatica und die Cicuta die einzigen, welche ich mit Sicherheit empfehlen kann. Alle übrigen, die Mercurialmittel, die Kalien, der gebrannte Schwamm, die Belladonna, das Carlsbad und andere sonst treffliche Resolventia sind hierbei entweder gar nicht, oder nur mit der äußersten Vorsicht anzuwenden. Nicht genug kann ich wiederholen: Man kann zeitlebens Knoten in den Lungen haben,

*) Auch hierüber kann ich mich hier nicht weitläuftig auslassen. Man findet sie vollständig in dem oben genannten Buche.

alt dabei werden, und ohne Phthisis sterben. Aber immer ist ein solcher Knote als ein Keim zur Lungensucht zu betrachten, der durch örtliche Reizung und Entzündung sich vergrößern, vervielfältigen und in Eiterung übergehen kann. Es kommt also darauf an, alles zu vermeiden, was eine solche Entzündung erregen kann, sei es nun diätetisch oder pharmaceutisch, und dahin gehören alle stark wirkende, reizende, erhitzende Resolventia, denn eben dadurch haben sie ihre Kraft, daß sie in der innern Organisation der Verhärtung eine lebhafte Erregung und Formentation hervorbringen, die eben so gut in Entzündung, als in Zertheilung ausschlagen kann. — Noli me tangere, bleibt gewöhnlich die sicherste Regel.

Auch der catarrhalisch-rheumatische Ursprung und Karakter der Krankheit fordert die größte Aufmerksamkeit. Der Fall ist sehr häufig, daß die ganze Lungenaffection nichts anderes ist, als ein Katarrh oder Rheumatismus der Lunge. Beide Affectionen sind nur in der Form verschieden, in der Ursache völlig eins; denn die Quelle beider ist unterdrückte oder fehlerhafte Hautthätigkeit. Diese kann nun entweder Folge einer äußerlichen Ursache, Erkältung, besonders chronische (die schlimmste und häufigste unter allen, am meisten feuchte Wohnung) seyn, oder einer schon constitutionell gewordenen kränklichen Empfindlichkeit und Reizbarkeit der Haut seyn, wovon Unregelmäßigkeiten und Hemmungen die unausbleibliche Folge sind (catarrhalische, rheumatische Constitution). Beides führt sehr leicht zur Lungensucht, denn die beiden absondernden Oberflächen der Haut und Lunge stehen bekanntlich in genauer Sympathie, und zwar in antagonistischer Beziehung, die Lunge übernimmt die Hautsecretion, und eine solche catarrhalische oder rheumatische Phthisis ist ursprünglich nichts anderes, als ein Antagonismus der Lunge gegen die Haut, eine auf die Lunge übertragene Hautsecretion. Nach diesem Gesichtspunkte muß sie auch anfangs behandelt werden, und er ist zur Heilung hinreichend. Oertlich und allgemein hautreizende Mittel und Diaphoretica vollenden die Kur. Dauert diese Affection freilich zu lange, so hört sie zuletzt auf sympathisch zu seyn, und wird idiopathisch; das heißt: durch die Fortdauer anomalischer Thätigkeit der Lunge wird zuletzt dies Organ selbst in seiner Substanz und innerem Wesen angegriffen, selbst desorganisirt. Man weiß, wie häufig vernachlässigte Katarrhe die Ursache der Lungensucht sind, und in den meisten dieser Fälle würde gewiß die Lungensucht verhütet worden seyn, wenn man früher diese Ansicht genommen, und die so wichtige Regel beobachtet hätte, keinen Catarrh, wenn er über 14 Tage dauert, der Natur zu überlassen. — Die Diagnosis beruht auf der Erkenntniß der ersten Ursache, darauf, daß wir den Kranken als ein Subjekt kennen, das immer bald an catarrhalischen, bald an rheumatischen Uebeln litt, daß die Lungenaffection die Folge eines vernachlässigten Catarrhs oder Rheumatismus war, oder, daß der Kranke vorher an einem Rheumatismus anderer Theile litt, nach dessen Verschwinden die Lungenaffection entstand. — Die Kur besteht in Wiederherstellung der Hautthätigkeit, Ableitung der Reizung, und Stärkung der Lunge. Gesunde, trockne Wohnung, Luftgenuß, Bewegung, flanellne Bekleidung, die Friktion, laue Bäder, künstliche

Geschwüre, Guajac, Schwefel, Antimonium, Dulcamara, Senega, Phellandrium, Aconitum, nach den Umständen mit Lichen, Polygala, China verbunden, sind die Hauptmittel.

Die hämorrhoidalische Anlage. Sie ist doppelt: entweder accidentell (durch gelegentliche Ursachen), oder constitutionell — durch Erbschaft, oder auch, wenn die gelegentlichen Ursachen so stark und anhaltend eingewirkt haben, daß ihr Produkt zuletzt in die Constitution übergeht. — Das Wesen des hämorrhoidalischen Zustandes besteht in einer entweder permanenten oder periodischen Vollblütigkeit des Unterleibes, besonders des Pfortadersystems und der Hämorrhoidalgefäße, wovon die Folge ist, eine beständige Tendenz, entweder zu Congestionen und Blutergießungen in die nächsten Gefäße (Hämorrhoidalfluß, blinde Hämorrhoiden), oder in entfernte Organe, unter welchen dann die Lungen eine Hauptstelle einnehmen. Daher ist die Wirkung auf die Lunge zwiefach: entweder es bleibt bei der Congestion, wo dann Engbrüstigkeit (oft langwierige, Asthma haemorrhoidale), vermehrte Schleimabsonderung, Schleimsucht, Schleimhusten, Phthisis pituitosa, entstehen — oder es kommt zum wirklichen Durchbruch des Bluts (Haemoptysis haemorrhoidalis, Haemorrhoides pulmonum), wovon dann, wie bei jeder Lungenblutung, Entzündungen, Verhärtungen, Vereiterungen die Folgen seyn können. — In beiden Fällen ist es klar, daß Lungensucht dadurch hervorgebracht, und, wo schon Anlage ist, diese dadurch beschleunigt werden kann; und es erhellt hieraus, wie wichtig diese Rücksicht für die Präservativkur ist. — Doch lehrt die

Erfahrung, daß im Ganzen Hämorrhoidalblutungen weniger gefährlich sind als andere, da sie oft als ein kritischer Prozeß blos durch Erweiterung der Gefäßmündungen erfolgen, und keine Entzündung, keine Desorganisation nach sich ziehen. Auch kommt es hier, wie immer, hauptsächlich auf die vorhandene größere oder geringere Disposition zur Lungensucht an. Fehlt diese, so kann das Hämorrhoidalblut in großen Quantitäten durch die Lunge gehen, und eine ganze Reihe von Jahren periodisch diesen Weg nehmen, ohne Lungensucht zu erzeugen, da hingegen, bei großer Disposition, oft schon ein unbedeutender Durchbruch die gefährlichsten Folgen nach sich zieht. — Die Präservativkur besteht hierbei darin, außer der allgemeinen Rücksicht auf die entfernte Ursache, die Abdominalcongestion nie zu der Höhe kommen zu lassen, daß davon ein nachtheiliger Andrang nach oben zu fürchten wäre. Daher Verhütung der Leibesverstopfung, die hier so gewöhnlich und dafür so begünstigend ist, angemessene Beförderung der Thätigkeit des venösen Systems im Unterleibe, Auflösung der schon vorhandenen Verstopfungen, Vermehrung der Intestinalabsonderung. Die Mittel, die alle diese Wirkungen im vollkommensten Grade vereinigen, und daher mit Recht als spezifische Antihämorrhoidalia betrachtet werden, sind: die Verbindungen des Extr. Gram. und Taraxaci mit Tartarus tartarisatus (in obiger Solution) und der Schwefel in kleinen Dosen, am besten Lac sulphuris zehn und mehrere Gran mit Cremor Tartari alle Abend. Nächst diesem körperliche Bewegung, und vor allem Vermeidung aller spirituosen, gewürzhaften, das Blut sehr aufregenden Getränke und Speisen, für denen überhaupt jeder Hämorrhoidarius sich sorgfältig zu hüten hat. — Ich kann versichern, daß ich durch obige Mittel oft die hartnäckigsten Brustbeschwerden dieser Art glücklich geheilt habe, die schon für anfangende Phthisis gehalten wurden, und es auch, auf andere Weise, oder eben als Phthisis behandelt, gewiß geworden wären. — Ist der Hämorrhoidalfluß schon zur Gewohnheit geworden, oder ist dringende Gefahr des Durchbruches durch die Lunge vorhanden, oder schon früher dagewesen, dann ist die Anlegung der Blutigel an den Mastdarm das einzige und sicher helfende Mittel. Und das Hauptmittel bleibt auch hier der Schwefel, dieses merkwürdige Mittel, was in einer so bestimmten Beziehung auf den Hämorrhoidalzustand steht, daß es auch die entferntesten und mannichfaltigsten Krankheiten zu heilen vermag, sobald sie diese Quelle zum Grunde haben. Es ist entschieden, daß man die Lungensucht durch Schwefel heilen kann, wenn sie hämorrhoidalischen Ursprungs ist.

Ist die Lungensucht Folge eines supprimirten Ausschlages oder Geschwürs (Phthisis psorica), so hilft Wiederherstellung desselben durch passende diaphoretische und hautreizende Mittel, oder, wenn dies nicht hinreicht, Ersetzung derselben durch künstliche Geschwüre. Bei dem nicht selten vorkommenden Falle, wo ein durch Schwefel- oder Vitriolsalbe zu rasch supprimirter Krätzausschlag phthisischen Husten erzeugte, habe ich mit Vergnügen die Wirkung des Schwefels beobachtet. Er allein machte die Kur, so wie bei allen durch Krätzmetastase erzeugten Uebeln, und wenn man auch zuweilen noch Nebenmittel nöthig hat, so werden diese doch ohne den Schwefel nichts ausrichten. In hartnäckigen Fällen kann man seine Kraft am besten durch Antimonium und Opium verstärken.

Aber noch ist eine der wichtigsten allgemeinen Ursachen zu bedenken: die Nervenschwäche, und zwar derjenige Grad derselben, welcher schon in Störung der Nutrition und ihrer Fundamentalfunction, der Blutzirculation, eingreift, und demnach Abmagerung und schleichendes Fieber zur Folge hat. — Man nennt diesen Zustand auch Phthisis (eigentlich Tabes) nervosa. Sie tödtet entweder durch allmählige immer größere Abnahme der Kräfte, und zuletzt gänzliche Erschöpfung und Lähmung, oder eben dadurch, daß sie zuletzt die Lungen angreift und Lungensucht erregt. — Hier ist folglich die Lungensucht nichts als ein Nervenprodukt, und sie wird verhütet und im Entstehen geheilt durch alle Mittel, die kräftig in's Nervensystem einwirken, und sein inneres Leben erhöhen — vorzüglich durch den reichlichen Gebrauch der China, (selbst in Substanz wird sie hierbei trefflich vertragen,) Quassia, Columbo, des Lichen, der Caryophyllata, des Eisens. Hier passen die so gerühmten antiphthisischen Mittel mit Eisenvitriol, selbst martialische Mineralwasser. Stärkende Bäder, Bewegung, Luftgenuß, Gemüthsaufheiterung sind dabei, wie bei jeder Nervenkur, unentbehrlich. — Oft aber ist die Sensibilität und Irritabilität dabei so erhöht, daß alle diese Stärkungsmittel schaden, indem sie den gereizten Puls noch mehr reizen, den Husten vermehren, und, statt zu stärken, schwächen. Hier ist Verminderung der Reize und An=

wendung mildernder und kräftig, aber ohne Reiz, nährender Stoffe das Heilsamste zur Stärkung und zur Heilung der werdende Lunngensucht. Die Milchkur, besonders Eselsmilch, die süßen Molken, vorzüglich Pomeranzenmolken (die ich hierbei nicht genug empfehlen kann), Salep, Hordeum praeparatum, Schneckenbrühen, die Gallerte von Isländischem Moos, laue Bäder, mit Milch oder sanft stärkenden Kräutern versetzt, Luftgenuß, Aufheiterung, sanfte Bewegung, besonders zu Pferde, thun hierbei Wunder; und erst, wenn das Uebermaaß der Reizbarkeit gehoben ist, wende man China an, aber in der feinsten, mildesten Form, z. B. im Aufguß mit Molken, Selterwasser, oder das ächte, kalt bereitete (nicht das gewöhnlich sogenannte) Garaysche Extract, oder Chinasalz.

Schleunige Entfernung alles dessen, was Gelegenheitsursache des Uebergangs der Disposition in die Lungensucht werden könnte.

Alles, was fieberhafte Reizung im Blutsystem erregt und unterhält, alles, was topisch der Lunge afficirt, kann das Moment des Ueberganges der Anlage in die Krankheit werden. Lange kann ein solcher Candidat sein Leben fristen, wenn er auf diese Ursachen aufmerkt und sie vermeidet; ein einziger Zufall dieser Art zieht ihn unwiderbringlich ins Verderben. Der Uebergang geschieht entweder langsam und unvermerkt, oder schnell. Ersterer ist um so gefährlicher, weil man ihn weniger bemerkt, und ihn der phthisische Candidat, wegen der ihm von Natur eignen Gleichgültigkeit, noch weniger achtet.

Folgen=

Folgendes sind die Ereignisse, durch welche, nach der Erfahrung, die Anlage in die Lungensucht überzugehn pflegt, und die demnach bei jedem solchen Kranken unsre größte Aufmerksamkeit verlangen.

Jedes Fieber, sowohl remittirendes, als intermittirendes, wenn es lange dauert, oder mit Brustaffection verbunden ist, kann den Uebergang bewirken. Daher am meisten die Nervenfieber und Brustfieber. Es ist ein sehr häufiger Fall, daß Nervenfieber erst in der dritten Woche, im Stadium der Crise, Husten und Auswurf erregen, der bei Nichtdisponirten sich nach einigen Wochen verliert und einen Theil der Crise ausmacht, aber bei Disponirten bleibt und ein phthisisches Stadium nach sich zieht. Daher sey man bei solchen Personen dabei sehr aufmerksam, und lasse, wenn diese Folge eintritt, sogleich den Lichen Island., nach den Umständen mit China oder Dulcamara versetzt, brauchen, welches hierbei das beste Mittel ist, und lange genug fortsetzen.

Ich muß hier das Sem. Phellandrii aquat. als ein Hauptmittel der phthisischen Präservativkur erwähnen. Sowohl in diesem, als in allen andern Fällen solcher Uebergangskrankheiten ist der Nachgebrauch dieses Mittels, in Verbindung des Lichen und der Dulcamara, gewiß ein Hauptmittel, und nie zu versäumen.

Die gefährlichsten Feinde sind Catarrhe. Sie kommen am häufigsten, scheinen am unschädlichsten, werden daher am wenigsten beachtet, und führen eben dadurch unbemerkt und desto sicherer ans Ziel. — Der bekannte Ausspruch Tissot's, daß mehr Menschen an Catarrhen stürben, als an der Pest, gilt hauptsächlich von dieser Folge, und hat seine vollkommene Richtigkeit, denn zuverlässig kann man von allen Lungensüchtigen den dritten Theil rechnen, wo ein vernachlässigter Catarrh entweder die originaire Ursache, oder wenigstens die Veranlassung des Ueberganges der Anlage in die Lungensucht war. — Jede catarrhalische Affection muß demnach in einem solchen Körper mit der größten Sorgfalt abgewartet und behandelt, Erkältung und Erhitzung verhütet, besonders der Gebrauch erhitzender Getränke (mit denen überhaupt bei schnupfigten und catarrhalischen Zufällen, welche in ihrem Anfange immer als oberflächige Entzündungen der Schleimhäute zu betrachten sind, unglaublich viel Uebel gestiftet wird), vermieden, und die passenden diaphoretischen Mittel angewendet werden. Sobald sich aber der Catarrhalhusten in die Länge zieht, so muß sogleich das Phellandrium, der Lichen und die Polygala, im hartnäckigern Falle mit künstlichen Geschwüren verbunden, angewendet werden, welche Methode hierbei, nach meiner Erfahrung, gewiß die wirksamste ist, um das Uebel in der Entstehung zu unterdrücken.

Jede pleuritische und pneumonische Affection kann das Signal des Uebergangs werden, und erfordert die größte Aufmerksamkeit. Hier ist das Hauptmittel ein kleiner Aderlaß, und ich rathe bei jedem phthisisch-disponirten, wenn er Seitenstechen oder irgend einen fixen brennenden Schmerz in der Brust mit trocknem Husten bekommt, jedesmal, ohne erst zu untersuchen, ob es sthenisch oder asthenisch sey, ein kleines Aderlaß am Arm der leidenden Seite zu unternehmen, oder wenigstens, bei zu großer Schwächlichkeit oder Nervosität, Blutigel an der Stelle zu setzen, hierauf Nitrum, kühlende Mittelsalze mit Vinum Antimonii, völlig antiphlogistische Diät, und, wenn der Schmerz auf die Blutausleerung nicht weichen will, sogleich ein Vesicatorium auf die leidende Stelle anzuwenden, und, wenn es darauf nicht bald nachläßt, und keine Indication zu Wiederholung des Aderlassens vorhanden ist, Calomel und Senega zu Hülfe zu nehmen. — Ich kann hier nicht genug auf den höchst wichtigen Unterschied aufmerksam machen, der zwischen Zertheilung und Beschwichtigung einer Entzündung ist. Leider war die zeither übliche Brown'sche Opiatpraxis mit der letztern zufrieden. Durch den Gebrauch des Opiums und der Reizmittel beruhigte sie die Schmerzen, das acute Fieber verlor sich nach Endigung seiner Perioden, und damit war man zufrieden, nannte das eine Heilung, weil der Kranke nun wieder herumgehen, essen und trinken konnte, und bemerkte nicht, daß kurzer Athem, Husten, oft auch ein noch gereizter Puls zurückgeblieben war, der dem Kenner hinreichend bezeugte, daß die Entzündung nicht vollkommen zertheilt sey, sondern einen verborgenen Feind, entweder Verhärtung oder einen Eiterkeim, in der Lunge zurückgelassen habe, der zwar nicht gleich, aber früher oder später gewiß, die Lungensucht erzeugte. — Je mehr der Kranke schon vor der Krankheit an Lungenknoten litt, desto nöthiger ist das Aderlaß und die antiphlogistische Behandlung.

Was von pneumonischen Affectionen gesagt ist, gilt in noch höherem Grade von der Lungen-Blutung. — Jede, auch die unbedeutendste, muß bei einer solchen Disposition als höchst wichtig betrachtet werden. Also alles muß geschehen, um sie so schnell als möglich aufzuheben und unschädlich zu machen. Jede Stunde länger Blutdurchschwitzen hat Gefahr, und der Zweck des Arztes muß zunächst mehr auf Hemmung des Blutflusses, als auf die Ursachen gerichtet seyn. — Demnach — nicht wenn es gefordert, sondern wenn es nur nicht durchaus verboten ist — ein mäßiges Aderlaß am Arm, höchste Ruhe, und wenn es activer Art ist, Nitrum, Cremor Tartari, Hyosciamus, Digitalis, verdünnte Säuern, Gegenreize; ist es passiv, Alaun, China, Terra Catechu, Lichen, rc. — Ableitung der Hämorrhoiden, Menstrualcongestion — gehörige lungenstärkende Nahrung.

Eines der bedenklichsten Ereignisse, was einem solchen Phthisis-Candidaten begegnen kann, ist: die Masernkrankheit. Sie greift spezifisch die Lunge an, kann einem gar nicht Disponirten den Keim der Lungensucht geben, wie vielmehr da, wo er schon ist, ihn zur Entwicklung und Reife bringen. Deswegen erfordert die Behandlung bei solchen Subjekten verdoppelte Sorgfalt, und alles beruht auf zwei Punkten: Einmal daß das sorgfältigste diaphoretische Verhalten vom Anfang bis zur völligen Beendigung der Krankheit, d. h. bis zur Beendigung der Abschuppung fortgesetzt werde: zweitens daß jede sich während der Krankheit einfindende pneumonische Affection der Lunge, Schmerz, Stechen, Beklemmung, sogleich durch Aderlaß, Vesicatorien, Calomel und andere passende Mittel so schnell wie möglich zertheilt werde. — Auch muß man alles thun, den Reizhusten während der Krankheit durch schleimicht-ölichte Mittel, Hyosciamus, auch, wo es passend ist, Opium, zu mindern, und seine Fortdauer nach der Krankheit abzukürzen, wobei ich bitte, nicht blos an Schwäche, sondern an die hier so leicht zurückbleibenden Tuberkeln zu denken, und also nicht blos in China und Lichen seine Hülfe zu suchen, wodurch vielmehr leicht die Tuberkeln vermehrt, und die Bildung der Phthisis befördert wird, sondern vielmehr in Molken, Selterwasser, auflösenden, sanft bittern Extracten, künstlichen Geschwüren, besonders in einer Mischung von Schwefel, Sulphur Antimonii und Extr. Cicut., wovon ich bei hartnäckigem Husten nach den Masern die herrlichste Wirkung gesehen habe.

Von ganz besonderm und entscheidendem Einfluß auf die Ausbildung der Lungensucht, ist das Generationsgeschäft beim weiblichen Geschlecht! — Personen mit phthisischer Anlage können lange, ja bis ans Ende ihres Lebens, von der Phthisis verschont bleiben, wenn sie nicht heirathen. — Die Schwangerschaft mit der dadurch vermehrten Congestion nach Brust und Lunge, giebt das Signal des Uebergangs. Zwar wird während der Schwangerschaft die Krankheit noch nicht deutlich, wie überhaupt dieser Zeitpunkt, als höchster Concentrationsmoment der bildenden Kraft auf einen zweiten Organismus, die Bildungen, auch die krankhaften, im Bildenden retardirt; wie sich dies deutlich zeigt durch die während der Schwangerschaft nicht fortschreitenden Geschwülste, Gewächse, Geschwüre, die nicht heilenden Wunden und Knochenbrüche, Wechselfieber. Aber nach Endigung derselben tritt sie dann desto auffallender hervor, und das Wochenbett ist dann gewöhnlich der in die Augen fallende

Moment des Uebergangs. Am allergewissesten aber wird derselbe bestätigt, wenn nun noch das Säugen hinzukommt, welches, durch die dabei immer fortdauernde Congestion der Säfte nach den Lungen, in Verbindung der damit verbundenen Schwächung dieses Organs, die Lungensucht unwiderruflich herbeiführt. — In solchen Fällen ist daher entweder Vermeidung der Schwangerschaft, oder wenigstens des Säugens, das einzige Präservativ der Lungensucht.

XXX.

Friedenschluß des Brown'schen Kriegs. Röschlaub's Schreiben an Hufeland, und Antwort des Letztern. *)

(Journal der praktischen Heilkunde. XXXII. Band. 1. Stück.

Anderthalb Jahrzehente sind nun verflossen, seitdem ich gegen Sie als Gegner auftrat. Fast ein Jahrzehent dauerte der, von uns geführte, Kampf. Jedem von uns war es so ganz um die Verfechtung des Wahren und um die Bekämpfung des Irrigen zu thun. Daher wohl die, nicht seltene, Bitterkeit unseres Kampfes. Seit einem halben Jahrzehente nun enthalte ich mich alles Kampfes gegen Sie. Warum dieses? — Die Liebe zur Wahrheit, und dieselbe Offenheit, mit welcher ich für die Wahrheit gegen Sie zu kämpfen strebte, sagt mir, daß ich es uns beiden, und daß ich es unseren Lesern schuldig sey, darüber eine deutliche und rücksichtlose Erklärung abzulegen.

*) Da die Brown'sche Fehde so wesentlich mit meinem Leben sowohl als mit der Geschichte der neuern Medizin verwebt ist, so schien mir die Aufnahme dieser Schlußschriften derselben in diese Sammlung nicht unpassend.

Offen also und der Wahrheit getreu sei hiemit Folgendes erkläret. Nähere und strengere Untersuchungen, welche ich seit dem Jahre 1805 über die wichtigsten Gegenstände der ärztlichen Doctrin und Kunst anstellte, zeigten mir einleuchtend, daß in Hinsicht mehrerer dieser Hauptgegenstände gerade dasjenige, was Sie gegen mich behaupteten, ich gegen Sie bestritt, wenn nicht durchaus wahr sey, doch der Wahrheit zunächst liege; daß ich demnach in mehreren Hauptpunkten unseres Kampfes Ihnen den Preis des Kampfes, nämlich das Wahre verfochten zu haben, zuerkennen müsse.

Zugleich muß ich, eben so offen und der Wahrheit getreu, erklären, daß ich dasjenige, was mich vorzüglich bewog, den Kampf aufzunehmen, nämlich das näher therapeutische, wie ich es früherhin behauptete, darum keineswegs auf gleiche Weise für irrig anerkenne; daß ich vielmehr die meisten meiner früheren therapeutischen Behauptungen, und mit diesen viele meiner pathologischen und anderen Behauptungen, durch die neueren Untersuchungen noch fester begründet und bestätiget, viele freilich auch berichtiget und verbessert finde. Auch kann ich nicht bergen, daß ich die innige Uebereinstimmung, oder vielmehr, die wesentliche Einheit der, in meinem (nun vollständig entworfenen) Systeme der gesammten Medizin von den ersten Grundzügen der Physiologie an bis zu der Technik am Krankenbette durchgeführten, Ansicht mit eben jenen Behauptungen, welche ich fast ein Jahrzehent hindurch bestritt, und seitdem wahr finde, eben sowohl, als mit denjenigen, welche ich jetzt, wie vormals, behaupte, so wie mit den wichtigsten Lehren der großen Aerzte aller Zeiten, vorzüglich eines Hippokrates und J. Brown, als einen ganz besonderen Vorzug meines neuen Systemes ansehe.

Um das so eben angedeutete näher zu bezeichnen, bemerke ich folgendes. Unter die Hauptgegenstände des von uns bestandenen Streites gehören ohne Zweifel die folgenden Fragen:

1) Findet in Krankheiten des Menschen eine causa continens materialis, als in eigentlichem Sinne so zu nennende materia morbifica, statt?

2) Sind die von den Alten unter den Namen: Rohheit, Kochung, Ausscheidung, Reinigung u. s. f. angedeuteten Vorgänge in Kranken wirklich vorhanden, und stehen sie wirklich in der, von den Alten angenommenen, Beziehung zu dem Prozesse der Heilung?

Standhaft stritten Sie immer für die Bejahung beider Fragen: ich behauptete das Gegentheil von beiden, und zwar bis zum Jahre 1805. Allein die, von diesem Jahre an von mir mit aller Strenge angestellten Untersuchungen zeigten mir, daß ich nicht nur Thatsachen in der Natur anstritt, sondern daß ich auch damit gerade dasjenige verwarf, welches, richtig angeschauet, mich allein über Punkte befriedige, worüber ich viele Jahre mich unbefriediget sah.

Zum Kampfe gegen Sie, und insbesondere zur Bestreitung der eben gemeldeten Behauptungen von Ihnen, wurde ich auf folgende Weise aufgeregt. Nachdem ich sieben Jahre hindurch über alle Zweige der Medizin größtentheils nach Boerhaave, Gaubius, M. Stoll, Selle, Mellin u. dergl. m. Vorlesungen gehöret, und die meisten mehrmalen repetirt, in den Werken eines P. Alpin, Sydenham, van Swieten, Grant, Tissot, u. a. m. mich zu belehren gesucht, und das vierte Jahr schon in fleißigem Beobachten im Krankenhause zu Bamberg so wie in Privathäusern geübt hatte; fiel es mir ungemein auf, daß die wirkliche Erfahrung am Krankenbette so gar oft mit den therapeutischen Lehrsätzen, die ich aus Schriften und mündlichem Vortrage hatte kennen gelernt, in wahrem Kontraste sich mir zeige. Daher, je mehr und je schärfer ich beobachtete, desto zweifelhafter kamen mir jene Lehrsätze vor. Da ich nun dafür hielt, solche (therapeutische) Lehrsätze gehen nothwendig aus der sogenannten Humoralpathologie hervor; so mußten mir die Lehrsätze der Humoralpathologie gleich verdächtig werden. Ich sehnte mich nach besserer und richtigerer Belehrung, und forschte redlich und eifrig nach allem, woraus mir diese werden möge. In den Schriften mehrerer Nervenpathologen fand ich — zwar schöne pathologische, — nicht aber die gesuchte therapeutische, Belehrung. Nach langem inneren Kampfe endlich schienen mir J. Brown's Elementa Medicinae das, was ich verlangte, zu gewähren. Denn da ich ein Jahr später, durch M. A. Weikard ermuntert, es unternahm, nach J. Brown's therapeutischen Lehren zu verfahren, schien sich mir immer mehr und mehr Einstimmung zwischen diesen und der Erfahrung zu zeigen, besonders da ich bei sehr vielen, ganz gleichen, Fällen bei weitem besseren Erfolg der Kuren, als je vorher, sah.

Daß ich darin, zwar nicht hell genug, aber doch nicht fälsch sah, dieses sagt mir jede Erweiterung meiner eigenen ärztlichen Erfahrung, die sich mir seitdem, binnen sechzehn Jahren, darbot. Mögen daher auch noch so viele widersprechen: mit aller Beruhigung werde ich zeitlebens J. Brown's großes Verdienst um wahre Medizin anerkennen.

Erfahrung also sagte mir, daß viele therapeutische Lehren, welche ich aus den damaligen Schulen zog, irrig seyn. Da ich nun mich für völlig überzeugt hielt, daß gerade solche Lehrsätze nothwendig aus der Humoralpathologie oder aus jeder Pathologie, welche, wie diese, eine causa morbi continens materialis festsetze, hervorgehen, so war es natürlich, daß ich auch eine solche, oder ihr verwandte, Pathologie für irrig ansah.

In der festen Meinung, daß aus solchen Lehren dem Menschengeschlechte gar viel Unheil von jeher geworden sey, und ferner werden müsse, mußte ich auch die pathologischen Lehrsätze Brown's um so höher schätzen; und um so leichter ließ ich mich bewegen, solche, wie die therapeutischen, gegen alle ihre Gegner zu vertheidigen.

Als J. Brown's vorzüglichsten Gegner in Teutschland aber sah ich Sie an. Und so waren gerade Sie es, gegen dessen Ideen über Pathogenie mein erstes größeres Werk (die Untersuchungen über Pathogenie) bei jedem Berührungspunkte gerichtet war.

Hatte ich einmal die Existenz einer causa morbi continens materialis solcher Art geläugnet, so konnte ich freilich von den Vorstellungen über Rohheit, Kochung, Ausscheidung einer solchen Materie, u. s. f. nicht besser denken, als wie ich es an verschiedenen Stellen meiner Werke bis auf das Jahr 1805 angab. Dazu bewog mich nicht der Widerspruch zwischen den

Aussagen wirklicher Erfahrung und diesen pathologischen (und jatreusiologischen) Lehren, sondern die Meinung, daß diese mit jenen therapeutischen in nothwendigem Zusammenhange stehen.

Ob ein solcher nothwendiger und wesentlicher Zusammenhang wirklich statt finde? — Gerade diese Frage hätte ich, wie ich nun einsehe, vor allem zum Gegenstande der ernsthaftesten Untersuchungen mir wählen sollen. Indem ich aber diese Untersuchungen unnöthig fand, sie darum unnöthig fand, weil ich das Gegentheil davon für unconsequent hielt, beging ich gewissermaßen denselben Fehler, welchen, meinem Dafürhalten nach die meisten aus den Schulen des Hippokrates und Galenus begingen: einen Fehler, welchem eben jene irrigen therapeutischen Lehrsätze ihre erste Entstehung und fernere Festhaltung bis auf unsere Zeiten verdanken. Indem ich also das Irrige gewisser therapeutischer Lehrsätze einsah, sah ich keineswegs auch den Irrthum ein, durch welchen sie nach einer falschen Consequenz aus Lehrsätzen, die an sich wahr seyn können, abgeleitet wurden.

Und so kam es, daß ich lange Jahre auch gegen solche Vorstellungen kämpfte, welche ich nun nicht mehr irrig, welche ich vielmehr wahr finde. Wie ich zu dieser Einsicht gelanget sey? Darüber noch einige Worte.

Daß die Belehrung, welche ich allerdings J. Brown's Elementis verdanke, mir weder eine allgemeine, noch nach irgend einer Richtung vollständige, Befriedigung gewährte, mögen Sie schon aus den vielen Bemühungen ersehen, durch welche ich ein Jahrzehent hindurch allerlei näher zu begründen, zu berichtigen, und diesen oder jenen Mängeln abzuhelfen strebte;

noch mehr aber aus der Verschiedenheit der Wege, auf welchen ich dieses, und dadurch volle Befriedigung, zu erreichen glaubte. Nicht immer schien mir die Erfahrung zu genügen; und daher war ich einige Zeit geneigt, richtige Aufschlüsse von dem zu erwarten, was mit ächter Erfahrung in keiner wesentlichen Einheit oder Uebereinstimmung zu stehen pflegt.

Da ich jedoch nie so weit mich verirrte, daß ich dasjenige, was mit ächter Erfahrung in wirklichem Widerspruche stehe, für wahr anerkannte, oder daß ich leere Hypothesen für Göttersprüche ansah (und dieses war es, was mich bei einer gewissen Schule so übel anschrieb), da ich vielmehr nie unterließ, im Felde der Beobachtungen vorwärts zu schreiten, und meinen Sinn dafür mehr und mehr rein zu erhalten, so konnte ich nicht sehr lange auf jene Weise geblendet werden. Solche Blendung war schon vorüber, als ich (im achten Bande meines Magazines) die erste Lieferung physiologischer Fragmente drucken ließ. Diese, und noch mehr die zweite Lieferung derselben, und die anthropologischen Fragmente (im neunten und zehnten Bande des Magazines) dürften, wie ich erwarte, dereinst größerer Aufmerksamkeit, als bisher, gewürdiget werden. Doch hoffe ich, daß auch jetzt schon meine Leser sich werden überzeugt haben, daß ich nicht dieser, noch jener Schule, sondern mir selbst angehöre.

Je mehr ich von nun an, mit dieser Freiheit des Denkens, ächte Erfahrung zu pflegen mich bestrebte, desto reichere und lauterere Quellen ächter Theorie sah ich mir geöffnet. Bald sah ich aber auch, daß zwischen ächter Theorie und Erfahrung gar kein wesentlicher Unterschied statt finde, daß vielmehr beide in ihrer Aechtheit und möglichen Vollendung wesentlich Eins und Dasselbe seyn.

Von eben diesem Zeitpunkte an erschien mir Befriedigung über diejenigen Gegenstände, über welche nicht nur J. Brown's Lehre, sondern auch meine eigenen vielen Versuche mich immer in etwas unbefriediget gelassen haben. Unter diese Gegenstände gehöret vorzüglich das Wesen und die innere Geschichte der Krankheit und der Heilung.

Darüber nun, so wie über alle wichtigen Gegenstände des ärztlichen Forschens und Denkens, erreichte ich eine Ansicht, welche, je heller sie mir allmählich wurde, und je weiter ich sie verfolgte, desto mehr auf der einen Seite viele der vorzüglichsten nosologischen und therapeutischen Lehrsätze Brown's in einem, vorher nie also gekannten, Sinne zeigte, auf der anderen Seite aber auch die Lehren der Alten über Krankheitsmaterie, Rohheit, Kochung, Ausscheidung, Reinigung u. s. f. in einem tiefen und ehrwürdigen Sinne, und in wahrer Einstimmung mit jenen Lehrsätzen mich schauen läßt.

Seitdem sehe ich ganz klar ein, daß diejenigen therapeutischen Lehrsätze, von deren Grundlosigkeit und Schädlichkeit ich durch die Erfahrung schon seit dem Jahre 1794 völlig überzeugt bin, nur durch eine falsche Consequenz und durch einseitige Betrachtung ächt hippokratischer Lehrsätze ihre Existenz erhielten, und solche nur auf gleiche Weise bis auf unsere Tage behielten.

Und so fand ich, daß ich, selbst in Täuschung scheinbarer Consequenz befangen, mich zur Fehde gegen Sie rüstete, und nur darum, weil ich solche Täuschung nicht als solche erkannte, diese Fehde viele Jahre hindurch fortsetzte.

Dieses mag für jetzt hinreichen, Ihnen, wie unseren Lesern, zu sagen, warum ich seit 1805 die Fehde nicht fortsetze, und warum ich Ihnen in mehreren Hauptgegenständen derselben den Preis des Kampfes freiwillig zuerkenne. Genauere und umständliche Belege zu jedem Punkte dieser Erklärung sollen die kleineren und größeren Werke, besonders mein System der gesammten Medizin, enthalten, welche ich, so bald Gesundheit und freie Muse es mir erlauben, dem Publikum vorzulegen gedenke.

Deutlicher und bestimmter, als sie aus vielen Stellen verschiedener Abhandlungen in den letzten Bänden meines Magazines und meines Lehrbuches der besonderen Nosologie und Jaterie von selbst erhellet, wollte ich diese Erklärung darum nicht, was ich freilich gekonnt hätte, um Jahre früher abgeben, damit ich solche mit desto vollerer Ueberzeugung ablegen könne. Mögen Sie die offene Mittheilung derselben als einen Beweis meiner aufrichtigen Hochachtung gegen Ihre Verdienste betrachten.

Nachschrift von Hufeland.

So überraschend es mir war, obige Erklärung ohne alle Veranlassung von Hrn. Röschlaub zugeschickt zu erhalten; eben so überraschend, kann ich erwarten, wird es meinen Lesern seyn, diesen Namen, mit diesen Worten, zu erblicken. — Aber nicht blos überraschend, sondern höchst erfreulich darf ich hoffen, daß diese Erscheinung jedem meiner Leser seyn wird, so wie sie es mir war. — Nicht um meiner Persönlichkeit willen — denn ich habe nie etwas mehr seyn wollen, als was ich der Wahrheit bin, und das konnte mir weder Hr. Röschlaub, noch irgend ein Gegner rauben; vielmehr dient eine solche Opposition, und hat auch mir dazu gedient, sich seiner nicht zu überheben, und von der Eitelkeit des persönlichen Daseyns zu dem Standpunkt des reinen geistigen Seyns erhoben zu werden; — sondern um der Wahrheit willen, die durch dieses Geständniß, von ihrer Kraft allein bewirkt, einen ihrer schönsten Triumpfe feiert, und um des Reichs der Wissenschaft und des Geistes willen, das so lange durch diese bittere Fehde entzweit und gekränkt, nun endlich wieder ausgesöhnt wird. — So müssen die heftigsten Widersacher sich doch am Ende die Hand geben, wenn sie es nur redlich mit der Wahrheit meinen!

Ich werde von dieser Gelegenheit Gebrauch machen, um etwas, was ich längst auf dem Herzen trug, und was mir nun nach dieser Erklärung zur doppelten Pflicht wird, auszuführen, und dem Publikum eine Rechenschaft meines bisherigen litterärischen Lebens und Wirkens, besonders in obiger Angelegenheit, abzulegen.

XXXI.

Rechenschaft an das Publikum über mein Verhältniß zum Brownianismus, und meine Theorie der Medizin.

Ist's Werk von Gott, so wird's bestahn,
Ist's Menschenwahn, wird's untergahn.
Luther.

(Journal der praktischen Heilkunde. XXXII Band. 2. Stück.)

Es sind nun zehn Jahre verflossen, daß ich, nach fünfjähriger Bekämpfung des Brownianismus, alle nun auf mich einstürmenden Schmähschriften mit der Erklärung beantwortete: „Ich für meine Person bleibe „meinen Grundsätzen treu, auf alle in der Hitze des „Streites auf mich geschehende Invectiven gar nichts zu „antworten, behalte mir es aber vor, nach Endigung „dieses Stadium inflammatorium, eine kleine „Revision der im Anfange so heftig und so roh verthei„digten Brown'schen Sätze und dessen, was sie nach„her durch Einschränkungen ihrer selbstdenkenden und „für Naturbeobachtung empfänglichen Vertheidiger ge„worden sind, aufzustellen, wo sich denn manches auf-

„klären, und manche Dissonanz wegfallen wird.“ *) Ich habe redlich Wort gehalten, auf alles geschwiegen, was gegen mich vorgebracht wurde, aber nie aufgehört, dem Brownianismus nach allen Kräften entgegen zu arbeiten.

Jener angedeutete Zeitpunkt ist nun gekommen. Die Waffen ruhen, und die Gemüther sind abgekühlt; die Wahrheit hat gesiegt, und selbst der heftigste Vertheidiger des Brownianismus, der uns, nachdem er früher seinen Scharfsinn hinlänglich dokumentirt hat, nun auch durch sein offenes Geständniß die größte Achtung für seinen Karakter einflößt, erklärt sich in den Hauptpunkten für überzeugt.

Die Akten eines Kampfes sind nun geschlossen, der eine der wichtigsten Epochen in der Heilkunst gemacht hat; man kann wieder hoffen, gehört und verstanden zu werden, und ich nehme nun zum ersten und zugleich zum letzte Male wieder das Wort in dieser Sache, um mein Geschäft zu beschließen, und dem Publikum Rechenschaft abzulegen von dem, was ich that, und wie ich's that. Ich bin dies der Wahrheit schuldig, die durch falsche Ansichten häufig entstellt wurde, dem Publikum, das mir sein Zutrauen schenkte, so vielen Zuhörern, die mir glaubten, und mir selbst, um manche Mißverständnisse aufzuhellen, **)

*) S. meine Bibliothek für praktische Heilkunde IV. Bd. 1801. p. 51.

**) Wie nöthig dies sey, und wie unglaublich ich, besonders in Absicht meines Stillschweigens auf persönliche Angriffe, mißverstanden worden, davon habe ich mit Bedauern und Verwunderung mannichfaltige Beweise gefunden, ja selbst der würdige Sprengel in seiner trefflichen Geschichte der Medizin giebt einen Beleg dazu. — Noch kürzlich mußte ich in einem französischen auf daß bei einer Sache, die so wesentlich in mein Leben und meine Persönlichkeit eingegriffen hat, durchaus kein Dunkel und keine Ungewißheit übrig bleibe, sondern alles klar und offen der Welt vor Augen liege. — Was rein angefangen wurde, muß auch rein geendigt werden.

Dazu wird es nöthig seyn, daß ich zuerst den Zustand der teutschen Medizin, insbesondere aber meinen individuellen Standpunkt, bei Erscheinung des Brown'schen Systems schildere, hierauf die wesentlichen Punkte meiner Opposition, und, was davon nun als wahr erkannt wird, darstelle, und zuletzt die Gründe angebe, die mich vermochten so und nicht anders zu handeln.

Die teutsche Medizin befand sich auf dem Standpunkt rationeller Empirie. Man erkannte nur factische Wahrheit in der Heilkunde an, aber man war emsig bestrebt, sie geistig zu erfassen und zu verarbeiten. Die großen Haller'schen Entdeckungen der Irritabilität und Sensibilität wirkten fort, und gaben den Bessern die Richtung. Achtung der Alten und der von ihnen aufgestellten unwandelbaren Gesetze der kranken Natur, fromme Verehrung der Naturkraft, als der innern alles wirkenden Gottheit, Anwendung jener großen Entdeckungen der Irritabilität und Sensibilität, so wie der neuesten außerordentlichen Fortschritte der Physik und Chemie, besonders der eben entdeckten pneumatischen, des animalischen Magnetismus und Electricismus, zur Erklärung der organischen Phänomene und

Journale lesen, ich sey einer der thätigsten Verbreiter des Brown'schen Systems gewesen.

zur Vervollkommnung der Theorie und Praxis; — im Ganzen mehr Neigung zum Solidismus, zur Nervenpathologie, als zum Humoralismus; der durch Stoll zu weit getriebene Gastricismus schon in der Abnahme und auf seine wahren Grenzen hingewiesen; — kein System herrschend, aber jene republikanische Verfassung, die jedem Geist freie Entwicklung und Wirksamkeit nach seiner Weise verstattet, und dadurch so wohlthätig für das Weiterbringen der Wissenschaft im Ganzen ist; — dies war die Lage der Kunst in den Köpfen der bessern Aerzte. Ich berufe mich auf die Schriften eines Schröder, Brendel, Zimmermann, Tissot, Schäffer, Frank, Richter, und auf die hohen Schulen von Göttingen, Jena, Halle, Leipzig, wo die Medizin in diesem Geist gelehrt wurde. *)

Mein wissenschaftlicher Standpunkt war diesem angemessen, nur durch individuelle Umstände modificirt, und, so ungern es geschieht, muß ich hier von mir selbst sprechen. — Ich hatte die kranke Natur 14 Jahre lang beobachtet, mit reinem, unbefangenen, gewissenhaften Sinn. Eine zahlreiche Praxis, in die mich günstige Umstände gleich bei meinem Eintritt versetzten, hatte ich nicht blos als ein Objekt der Heilung, sondern zugleich als ein fortgesetztes Experimentiren in der Sphäre des Lebens, betrachtet, und so zu Auf-

---

*) Hr. Weikard hatte freilich andere Ideen davon, aber wie wenig er die wahre Lage der Medizin und ihres Unterrichts in Teutschland kannte, und vermöge seiner Kenntniß von teutschen Universitäten kennen konnte, beweist hinlänglich seine Lebensbeschreibung. — Aus allen dem erhellt auch zur Gnüge, was von der daraus motivirten Nothwendigkeit einer Revolution zu halten sey.

schlüssen über die Natur des Organismus und seines Verhältnisses zu den Außendingen benutzt. Nicht blos mit dem Verstande, sondern mit meinem Gemüthe, in mein ganzes Wesen, hatte ich meine Wissenschaft aufgenommen, sie war mein Leben geworden. — Durch Richter, Blumenbach und Lichtenberg gebildet, durch einen ächt hippokratischen Vater in die Praxis eingeführt, fand ich nachher in Baglivi's, Huxham's, Sydenham's, Lentin's, Schäffer's, Tissot's, Zimmermann's Schriften den Geist, der mich am meisten ansprach, und meine weitere Ausbildung bewirkte. Ein gründliches Studium der Physik und Chemie setzte meinen Geist mit der ganzen Natur in Verbindung, und verhütete Einseitigkeit und Verirrungen der Spekulation und Phantasie. So bildete sich ohne mein Wollen und Wissen, ohne die Absicht je als Lehrer oder Schriftsteller aufzutreten, aus dem reinen Anschauen der Natur und dem faktischen Leben in ihr, ein System, oder was es vielleicht richtiger ausspricht, ein geistiges Erfassen ihres Seyns und Wirkens, dessen Grundzüge folgende waren:

Die Natur erschien mir als ein Ganzes, Allbelebtes, dessen inneres Leben sich nur in verschiedenen Formen und Stufen der Vollkommenheit äußerlich darstellt. In der organischen Welt, Pflanzen- und Thierwelt, zeigt sich dieses Leben in seiner größten Vollkommenheit und Entwicklung, und stellt sich in zwei Hauptformen dar, welche daher die Grundkaraktere der ganzen organischen Natur sind. Einmal die Fähigkeit, Außendinge als Reize zu percipiren und darauf spezifisch zu reagiren, (Reizfähigkeit, nachher

Erregbarkeit genannt,) welche sich auf der hochsten Stufe der Organisation, der Thierwelt, zweifach gestaltet, als Irritabilität und als Sensibilität, beide aber nur als Modifikationen des obigen Grundprinzips. Zweitens das Vermögen, Außendinge in sich aufzunehmen, in seine Natur umzuwandeln, die gewöhnlichen Verhältnisse der todten Chemie aufzuheben oder zu modifiziren, ganz eigne, sonst nirgends anzutreffende, Kombinationen und Gestaltungen hervorzubringen, (die organisch-chemische und plastische Kraft von mir genannt, jetzt Metamorphose.)

Unter diese zwei Kategorien lassen sich alle Erscheinungen des Lebens bringen. Sie sind aber keinesweges verschiedene, von sich unabhängige Kräfte, sondern Produkte oder Aeußerungen einer unbegreiflichen Grundkraft, die ich Lebenskraft (das innere Leben) nannte — Demnach ist der Unterschied in flüssige und feste Körper in diesem Sinne falsch — beide sind der Vitalität unterworfen — und eben so falsch ist der (damals herrschende) Unterschied unter Solidar- und Humoralpathologie, da beides nur eines ist und in eines verschmolzen werden muß. — Jene Grundkraft gehört zur übersinnlichen, uns ewig unbegreiflichen Welt, aber die Gesetze ihres Wirkens können wir erkennen und bestimmen. — Alle Erscheinungen, sowohl des gesunden als kranken Lebens, die Wirkungsart, sowohl der krankmachenden als heilenden Potenzen, werden durch diese Grundkraft und ihre Gesetze bestimmt, und sind eigentlich nur ein Erhobenwerden der Dinge zu einer höhern Stufe des Seyns. Es existirt also allerdings Chemie und chemische Wirkungsart im Lebenden, aber höher potentiirt, und also nicht mit den gewöhnlichen todten Vorstellungsarten in sie überzutragen. — Alles, sowohl das gesunde als kranke Leben, sowohl das Erhaltungs- als Heilungsgeschäft, kann und muß nur aus diesem einen Prinzip deducirt werden.

Lange schon und schmerzlich hatte ich die damals herrschende Inconsequenz und Disharmonie in den verschiedenen Theilen der Medizin, Physiologie und Pathologie, den Gegensatz der Theorie und Praxis, der den Anfänger so verwirrt machte, gefühlt. Durch diese Ansicht lösete er sich, alles kam in Harmonie, und Physiologie, Pathologie, Arzneimittellehre, Therapie und Praxis wurden aus gleichen Prinzipien deduzirt. Die Hauptsache war der Prozeß des Krankwerdens und des Gesundwerdens — dies erzeugte in mir die Idee der Pathogenie. — Aber diese Ansicht gebot zugleich tiefe Ehrfurcht gegen jenes Unsichtbare und Unbegreifliche, für das es eigentlich keine Worte giebt, und was der Arzt doch zu benennen und zu behandeln wagen muß. Die ganze medizinische Nomenklatur erschien mir also nur als eine symbolische oder mythische Darstellung der Lebensprozesse, und die Heilkunst selbst ein Denken und Handeln in einer höhern Potenz, zu dem nur der wirklich gelangen kann, der die innere Weihe hat, und mit reinem frommen Sinn hinzutritt.

Durchaus verwerflich schien mir also jede rohe Bearbeitung eines lebenden Organismus gleich einem todten chemisch-physischen Naturprodukt, jedes frivole Experimentiren, und am meisten das despotische Herrschenwollen und Aufdringen spekulativer Systeme, in der Sphäre des Lebens.

Erfüllt und durchdrungen von diesen Ideen, fühlte ich das Bedürfniß sie mitzutheilen; es trieb mich zum Lehramt und zur Schriftstellerei, und so entstanden meine Vorlesungen, und aus ihnen meine Schriften über Pathogenie und Macrobiotik, welche obige Ideen für jeden, der sie mit Studium und Unbefangenheit liest, klar und bestimmt aussprechen. *)

Nun erschien das Brown'sche System, und wurde mit einer bisher unerhörten Arroganz und als etwas durchaus neues und unumstößliches in Teutschland verkündigt. Diese neue Lehre empörte eben so sehr meine innerste Ueberzeugung, als die Art ihrer Verbreitung mein Gefühl. Ich erkannte sie als unwahr und einseitig in ihren Grundsätzen, als höchst verderblich in ihrer Anwendung auf die Menschheit, und als hemmend für die Fortschritte des wissenschaftlichen Geistes durch die Fesseln, die sie ihm anlegte. Ich fühlte die schreiende Ungerechtigkeit in der Geringschätzung, mit der man die bisherige teutsche Medizin und so viele treffliche Männer, die sie bearbeitet hatten, behandelte, ich fühlte als Teutscher die Schmach, die wir uns bei andern Nationen und bei der Nach-

*) Allerdings hatten meine Ideen Aehnlichkeit mit den Brownischen, in so fern sie alles auf ein Prinzip reducirten, und doch waren sie im wesentlichen so ganz von jenen verschieden. — Daher entstanden damals die sonderbarsten Mißverständnisse. Einige fanden mich mit Brown ganz übereinstimmend, während andere als Antibrownianer gegen mich schmäheten. Ja einige hatten den guten Einfall, meine Ideen blos als eine Nachbildung Brown's zu nehmen, da ich sie doch schon von dem Jahre 1785 an in den ersten Vorlesungen über Macrobiotik im Teutschen Merkur, und in der Abhandlung über die Bewegungen des Hedysarum gyrans (S. meine gemeinnützigen Aufsätze), also lange vor Brown's Erscheinung, öffentlich ausgesprochen hatte.

welt bereiteten. — Wie konnte der Brown's Lehre von der Erregbarkeit für neu erkennen, der das Wahre darin selbst schon früher erkannt und öffentlich ausgesprochen hatte? Wie die Zurückführung der ganzen Medizin auf ein Prinzip, die er selbst schon früher aufgestellt hatte? Wie den Unterschied unter sthenischen und asthenischen Entzündungen, Blutflüssen rc., den wir schon längst unter dem Namen activer und passiver kannten? Wie die Brownische Behandlung asthenischer Fieber und Entzündungen durch Reizmittel, die schon mein würdiger Lehrer Richter längst vorgetragen hatte? *) Wie den Vorwurf der allgemeinen gastrischen Verblendung, da sich schon ein Frank (im J. 1784 in seiner herrlichen Abhandlung de Formis morborum biliosis) und andere so nachdrücklich dagegen erklärt hatten u. s. w.

Mit dieser Ueberzeugung, auf dem Platze, wo ich stand, zu schweigen, wäre Verrath an der Wahrheit, an meinen Zuhörern, und an dem Theil des Publikums gewesen, der mir bis jetzt sein Vertrauen geschenkt hatte. Wer Gutes thun kann und es nicht thut, dem ist's Sünde; und hier war wahrlich nicht von leerer Spekulation, sondern von der Rettung Tausender, von der Erhaltung der wahren Heilkunst, die Rede. — Hier war für den Mann von Gefühl und Gewissen keine Wahl. Er mußte sich dem Strome entgegen setzen, unbekümmert, was daraus

*) Schon im Jahr 1781 sagte er uns in seinen Vorlesungen: Bei Nerven- und Faulfiebern ist Wein und jedes Reizmittel kühlend, beruhigend, und hebt Delirium und Entzündungen, weil alles dies nur Produkte der Schwäche sind.

entstehen könnte, ob es mit den irdischen Rücksichten vereinbar sey, ja ob seine ganze Persönlichkeit darüber zu Grunde gehen möchte. Er mußte es thun mit dem festen Vertrauen auf ein höheres Bewußtseyn, und daß, wenn die Mitwelt ihn verkenne, ihn die Nachwelt rechtfertigen werde. — Mit diesem Sinne übernahm ich den Kampf, und er allein gab mir die Kraft auszudauern, als von allen Seiten die empfindlichsten Schmähungen auf mich eindrangen, ja als selbst die Primaten unsrer Kunst entweder übergingen, oder aus leicht begreiflichen Ursachen schwiegen, und ich, im Gegensatz mit der herrschenden Meinung, zehen Jahr fast allein stand. Die persönlichen Schmähungen waren mir gleichgültig, denn ich stritt nicht für mich, sondern für die Sache. Nur das that mir weh, daß selbst achtbare Männer, mit denen ich so gern vereint das Gute gewirkt hätte, durch Verschiedenheit der Meinung von mir abgewendet, ja selbst die reinen Motife meines Handelns verkannt wurden. Was mich aber am tiefsten schmerzte, war, zu sehen, wie die verderbliche Lehre durch ihre täuschende Einfachheit und Konsequenz sich immer mehr ausbreitete, wie Rohheit, Einseitigkeit und ein leeres Formelwesen an die Stelle der lebendigen Kunst trat, wie die junge Saat schon im Aufkeimen erstickt wurde, und wie Tausende von Kranken, und unter diesen die hoffnungsvollsten jungen Leute, ein Opfer der Opiatwuth wurden.

Nur erst dann, als der Streit in einen persönlichen Faustkampf ausartete, der die Wissenschaft entehrte statt ihr zu nützen, als die Generation so in die Fesseln des Geistesdespotismus geschmiedet war, daß sie alle Empfänglichkeit für Natur und reine Anschauung verloren hatte, und das Streiten nur zur Fortsetzung des Unanständigen dienen konnte, beschloß ich, meine direkte Opposition aufzugeben, statt dessen aber desto kräftiger durch Lehre und That für das Bessere zu arbeiten, und die Wahrheit dadurch zu vertheidigen, daß ich ihr recht treu und öffentlich diente, und ihr junge Gemüther zuführte.

Die Hauptpunkte, die ich vom Anfang an dem Brownianismus entgegengesetzt, und bis ans Ende vertheidigt habe, sind folgende:

I. Der letzte Grund aller Lebenserscheinungen ist das innere unsichtbare Leben — die Lebenskraft. Die Erregbarkeit selbst ist erst Produkt oder Erscheinung derselben, und folglich nicht die Urkraft.

II. Diese Lebenskraft, oder das innere Leben, offenbart sich auf doppelte Weise, einmal als Erregbarkeit oder Reizbarkeit im weitesten Sinne — d. h. die Fähigkeit nicht allein vital affizirt zu werden, sondern auch zu reagiren, worauf sich das Reizverhältniß des Organismus gründet; — zweitens als Schöpfungskraft, d. h. das Vermögen, die Materie chemisch umzuwandeln, organisch zu gestalten, zu individualisiren, den Organismus zu reproduciren, zu heilen; worauf sich das chemisch-organische Verhältniß gründet.

III. Beides ist immer vereinigt. Jeder Act des Lebens, jede einfache Reizung, schließt immer beides in sich, Erregung und chemischen Prozeß.

IV. Eine befriedigende und alles umfassende Theorie muß also immer beides, nicht blos Erregung, sondern auch die chemischen materiellen Verhältnisse des Organismus, im Auge haben, und umschließen.

V. Der Organismus ist nicht blos etwas leidendes, durch Außendinge bistimmbares und bestimmtes, sondern etwas selbstthätiges, sich selbst bestimmendes, selbst bei dem Affizirtwerden von außen thätiges und auf die Außendinge reagirendes, und ihre Wirkung spezifisch, daher sehr mannichfaltig gestaltendes.

VI. Es existirt mithin nicht blos ein quantitatives, sondern auch ein qualitatives Verhältniß in der organischen Natur, und letzteres ist das wichtigste, in so fern es das individuelle Seyn des Körpers und die spezifischen Beziehungen desselben bestimmt. Es existiren also nicht blos Veränderungen des Lebens und seiner Erscheinungen in plus und minus, sondern auch in modo. Folglich ist die Brownische Dichotomie in Sthenie und Asthenie falsch.

VII. Die nächste Ursache aller Krankheiten ist qualitativ, d. h. etwas in dem Organismus selbst erzeugtes, spezifisch verändertes. Nur dadurch werden die entfernten Ursachen, selbst Sthenie und Asthenie, erst zur Krankheit.

VIII. Der Brownische Begriff von direkter und indirekter Schwäche ist also falsch, da es dabei auf die entstehende Qualitätsveränderung ankommt, wodurch bei der direkten Schwäche die Reiz-Empfänglichkeit vermindert, bei der indirekten erhöht seyn kann. — Aus eben dem Grunde ist die Stufenleiter der Reizmittel in bloß quantitativem Sinne falsch.

IX. Eben so ist der Act der Heilung und die Wirkung der Heilmittel immer quantitativ und qualitativ zugleich.

X. Es existirt demnach Krankheitsmaterie, und

sie ist oft so bedeutend in der Pathogenie, daß sie Heilungsobjekt werden muß.

XI. Jeder Heilungsprozeß ist seiner innern Natur nach ein chemisch-animalischer Prozeß, ein Umschaffungs-Act, den die Natur selbst macht, und zu dem sich die Heilmittel nur als äußere Bedingungen verhalten.

XII. Immer ist's also die Natur und nicht die Kunst, die die Krankheiten heilt, und die Medizin non est magister, sed minister naturae.

XIII. Die alte Idee der Coction und Crise bezeichnet diesen innern Heilungsprozeß, seinen Fortgang und Vollendung, und ist daher keineswegs blos humoralistisch und verwerflich.

XIV. Eben so gewiß ist es, daß Krankheiten aus gastrischen Ursachen existiren, und daß die gastrische Methode keineswegs verwerflich, sondern oft die einzig rettende ist.

XV. Ein Grundgesetz des Organismus ist das Gesetz des Consensus und des Antagonismus. Es beruht hierauf sowohl die Pathogenie, als die Heilmethode vieler Krankheiten.

XVI. Die Lebenskraft ist nicht im ganzen Organismus gleich vertheilt, sondern schon im gesunden Zustande verschiednen Theilen und Systemen in verschiednem Grade und verschiedner Modification zugetheilt; noch mehr kann diese Differenz im kranken Zustande Statt finden, und es können dadurch Krankheiten gemischter Art, mit entgegengesetztem Lebenscharakter des Ganzen und Einzelnen, oder verschiedner Systeme, entstehen.

XVII. Die Vitalität ist nicht blos Eigenschaft der festen, sondern auch der flüssigen Theile, besonders des Blutes, und die Säfte sind daher nicht blos als äußere Bedingungen, sondern als integrirende Theile des Lebens zu betrachten. Der Begriff des Organischen bezieht sich nicht auf fest oder flüssig, sondern auf das Erhobenseyn der Materie zu einer höhern Stufe des Seyns. Es giebt demnach auch Krankheiten der Säfte.

Diese Sätze waren der direkte Gegensatz der Fundamentalsätze des Brownianismus und der Erregungstheorie, und nun frage ich jeden unpartheiischen und selbstdenkenden Wahrheitsforscher: Habe ich je einen derselben aufgegeben? Habe ich je eine ihnen widersprechende Brownische Ansicht angenommen? Und sind sie nicht gegenwärtig durchgängig, selbst von den erklärtesten Anhängern Brown's, als wahr anerkannt?

In außerwesentlichen Dingen, auch in Namen, nachzugeben, hielt ich für Pflicht, theils um jeden Verdacht des Eigendünkels zu entfernen, theils um der Wahrheit selbst mehr Eingang zu verschaffen. Hat dies jemand für Annäherung zum Brownianismus gehalten, so ist dies nicht meine Schuld. Wer sich so gänzlich und in der Wurzel von ihm geschieden ausgesprochen hatte, bei dem konnte wohl von keiner wahren Annäherung die Rede seyn.

Dies sey genug über mein Verhältniß zum Brownianismus. — Ich habe mich gefreut über das Aufkommen einer freieren und umfassendern Ansicht der Dinge, die man, ich glaube, mit Unrecht, und nicht zu ihrem Vortheil, Naturphilosophie genannt hat; — nicht als ob ich ein unbedingter Anhänger derselben worden wäre, sondern weil ich sie für höchst wohlthätig und nothwendig fand, den in die Fesseln eines scholastischen Systems eingeengten Geist des Zeitalters wieder frei zu machen, der zum dürren Skelet gewordenen Heilkunst lebendigen Othem einzuhauchen, und die Aerzte wieder auf Naturstudium und Erfahrung hinzudrängen. Nur in dieser Beziehung werde ich sie schätzen und mich zu ihr bekennen, keineswegs aber, wenn sie eine zügellose Phantasie und selbsterschaffene Welten an die Stelle des reinen Natursinnes und wahrer Erfahrung setzt.

Es ist nun noch übrig, über die Gründe meines Betragens einige Worte zu sagen, welches mir Gelegenheit geben wird, mein Glaubensbekenntniß über gelehrte Streitigkeiten und Selbstvertheidigungen überhaupt abzulegen, und wie es bei mir Grundsatz worden ist, mich persönlich nie zu vertheidigen. Der Gegenstand verdient gewiß in unsern streit- und selbstsüchtigen Zeiten der ernstesten Beherzigung, wenn wir nicht noch tiefer sinken wollen. Möchten doch nachfolgende Worte zur Erweckung edlerer und liberalerer Grundsätze darüber beitragen!

Es ist meine feste Ueberzeugung: Nichts ächt wahres und den Keim des Lebens in sich tragendes geht unter. Wie ein Saamenkorn keimt es oft unbemerkt in stiller Erde fort, und trägt, sey es auch nach langen Jahren, gewiß die schönsten Früchte. Und eben so hat uns die Geschichte gelehrt und lehrt uns noch täglich, daß die hochgepriesensten Werke und

Systeme, wenn sie auf Irrthum beruhen, in sich selbst zerfallen und vergehen!

Das erste, was mir daher immer vor Augen schwebte, wenn ich etwas ins Publikum sendete, war das herrliche Wort unsers **Luthers**:

Ist's Werk von Gott, so wird's bestahn,
Ist's Menschentand, wird's untergahn.

Ich war und bin noch fest davon überzeugt: Ist das, was du schreibst, Wahrheit, so wird es keine Kritik, ja keine Macht in der Welt unterdrücken, — es wird sich selbst halten, und bedarf deiner Vertheidigung nicht. — Ist es aber Irrthum, so mag es fallen, es ist recht gut, daß es als Irrthum erkannt wird, und alle Vertheidigung wird es nicht halten.

Ferner erschien mir das Schreiben, oder wie es eigentlich heißen sollte, das Reden zur Welt, und zwar nicht blos zur Mitwelt, sondern zur Nachwelt, von jeher als ein heiliges höheres Geschäft, wobei die größte Erhebung seiner selbst über das Gemeine und Irdische, die möglichste Entäußerung seiner Persönlichkeit und ein reines Aufgehen im geistigen Leben, unerläßliche Bedingung sey. In dieser Lebenssphäre aber giebt es bekanntlich keine Rezensenten, keine herrschende Mode, keinen Wechselkurs der gelehrten Papiere, genug keine von den vorübergehenden Erscheinungen, die den Tagschriftsteller bestimmen. Alles ist reines Element des Geistes und der Wahrheit, in dem man sich frei und entfesselt von der Zeit bewegt, man spricht zu einer unsichtbaren Kirche, die immer ist und ewig seyn wird, wenn auch die lautwerdende keine Ahndung davon hat. Was geht uns diese an? Und wozu bedarf es denn der Vertheidigung gegen sie?

Dazu

Dazu ist es aber unentbehrlich, daß man nur aus völlig reinen Motifen die Feder ergreift: nicht um seinetwillen, und aus gemeinen Rücksichten, sondern rein für die Sache, und getrieben allein von der Idee. Wer so schreibt, dem ist es völlig gleichgültig, was man gegen ihn sagt. Es ist ja nicht seine Sache, die er vertheidigt, es war ja nicht um Recht zu behalten, daß er schrieb, sondern um den Trieb seines geistigen Strebens zu befriedigen, und dem Geiste zurückzugeben, was er von ihm empfangen hatte.

Der wahre Schriftsteller muß seine Persönlichkeit so ausziehen, daß es ihm gleichgültig ist, unter welchem Namen, dem seinigen oder einem andern, seine Idee in die Welt kommt. Es ist genug, daß sie in die Welt kommt, und unentstellt ins Leben eingeführt wird. — Die wahre irdische Unsterblichkeit ist ja nicht die Unsterblichkeit des Namens, sondern der Sache, das geistige Fortleben und Fortwirken unsers Daseyns. — Es ist genug, daß du da warst, und daß die Spuren deines Daseyns wohlthätig in der Menschheit fortwirken. Wir kennen den nicht mehr, der den ersten Baum pfropfte, und doch seegnen wir sein Andenken bei dem Genuß jeder Frucht. Der erfreuende Genuß selbst ist die schönste Feier seines Andenkens.

Werfen wir nun einen Blick auf das, was aus gelehrten Streitigkeiten, selbst unter den Bessern, hervorgeht, wie sie immer persönlich werden, zu der heftigsten Animosität, ja endlich zur pöbelhaftesten Gemeinheit führen, und keineswegs zur Ehre und Gewinn der Wahrheit, sondern zur Unehre der Wissenschaft und derer, die sie führen, gereichen, müssen wir da nicht überzeugt werden, daß dies sicher nicht der Weg sey, die Wahrheit zu fördern, sondern vielmehr die gefährlichste Klippe, durch gereizte Eitelkeit und Leidenschaft selbst in Ichheit und Gemeinheit zu versinken? — Selbst der Beste, wenn er sich in Streitigkeiten einläßt, ist nie sicher dafür. Unvermerkt wird er seine Sache, und hört auf Sache der Wahrheit zu seyn, und somit ist die reine höhere Welt und ihre Bedingung, Ruhe der Seele, verloren. — Wem beides lieb ist, der gehe nie ein!

So geschah es, daß ich es für das letzte, und ich kann sagen, für das unnützeste Geschäft von allen hielt, mich zu vertheidigen, und daß ich, je mehr ich unwürdiges gegen mich vorbringen sah, desto mehr in diesem Grundsatz bestärkt wurde, da sich ja eben dadurch das wahre Wesen der Polemik, und was bei einer solchen Stimmung der Gemüther für die Wahrheit zu hoffen sey, am besten offenbarte.

Wandelte mich ja einmal die Lust an, mich zu vertheidigen, so rief es in meinem Innern: Kannst du nicht in der Zeit etwas besseres thun? — Strebe weiter — handle im bessern Sinne, — dies ist die beste Antwort. — Dann verdoppelte ich meinen Eifer, in Lehre und That, suchte mich selbst und meine Lehre immer mehr zu vervollkommnen und klarer zu entwickeln, und half dadurch der Sache kräftiger fort, als durch direkte Vertheidigung.

Und so sollte es, dünkt mich, immer gehalten werden. Die Wahrheit bedarf keiner Vertheigung, nur des redlichen Fortwirkens und Handelns in ihrem Sinne, und bei Mißverständ, einer deutlichern Entwicklung und Darstellung. Der Schriftsteller auch nicht, denn, ist er mit Recht getadelt, so schweige er und bessere sich, ist es mit Unrecht oder Bosheit geschehen, so fällt der Tadel sicher über lang oder kurz auf den Angreifer zurück, und er kann, wenn er wirklich ein reiner und edler Mensch ist, es ruhig abwarten. — So fiele demnach alle Selbstvertheidigung, das heißt alle Polemik im persönlichen Sinne, weg, es bliebe blos Sachvertheigung, das heißt aber nichts anders, als fortgesetztes reines Streben nach Wahrheit, sey es auch auf den entgegengesetztesten Wegen, und so würde die Litteratur friedlicher und würdiger erscheinen, und das wahre Reich des Wissens sicher besser gefördert werden.

XXXII.

Ueber das Leuchten und die flüchtigen Bestandtheile des Seewassers, als Auszeichnung der Seebäder.

(Journal der praktischen Heilkunde. XXXI. Band. 5. Stück.)

Ich habe in meiner Betrachtung des Seebades (Journal Bd. XXVIII. St. 5. S. 49.) auch der nicht nach dem Gewicht zu bestimmenden Eigenschaften des Seewassers, z. B. des Leuchtens, der wahrscheinlichen (durch Wellenschlag und organisches Leben darin erzeugten) elektrischen und magnetischen Strömungen, der riechbaren flüchtigen Bestandtheile, als wichtiger Momente für die medizinische Wirkung desselben Erwähnung gethan, und darauf den Schluß gegründet, daß die Seebäder nicht für identisch mit gewöhnlichen Salzbädern zu halten sind.

Es hat dagegen jemand eingewendet: das Seewasser sey in seiner absoluten Reinheit völlig geruchlos; es gebe keine nasse Elektrizität oder elektrische Strömung; das Leuchten der See sey nicht die Wirkung der Elektrizität, sondern der Phosphorescenz, und es sey daher nichts wahres an den flüchtigen Bestandtheilen des Seewassers, selbst die Wirkung des Wellenschlages gehöre unter die eingebildeten Kräfte, und ein künstliches Salzbad in der Wanne sey dem Seebad völlig gleich.

Hierauf aber dient zur Antwort:

1. Ich sprach nicht vom Seewasser in seiner absoluten Reinheit, wie es nirgends existirt, sondern von dem Seewasser, so wie wir es in der See finden, und zum Baden brauchen, welches allerdings mit vielen animalischen und fremdartigen Stoffen erfüllt ist.

2. Was die vermeintliche Nichtexistenz einer nassen Elektricität betrifft, so scheint der Kritiker dabei nicht an die galvanische Elektricität gedacht zu haben, bei der eben die Nässe wesentliche Bedingung ist, nicht an den Torpedo und Gymnotus electricus, die im Wasser Elekricität sammeln, sich damit laden, und nicht blos Ausströmungen, sondern die heftigsten Erschütterungen hervorbringen. — Dies zeigt doch wohl zur Genüge, daß der Begriff von Nässe und Elektricität kein Widerspruch ist.

3. Sollte das Leuchten des Seewassers auch wirklich nur Wirkung der Phosphorescenz seyn, (worüber ich jedoch, wenn Männer, wie Humboldt, noch ungewiß sind, nicht geradezu entscheiden möchte,) so hebt dies meines Erachtens dieses Argument für die feinere flüchtigere Wirksamkeit des Seewassers gar nicht auf, da eben diese Phosphorescenz, sie mag nun entstehen woher sie wolle, Beweis einer höchst feinen höheren Naturthätigkeit, eines innern Lebens dieses Elements, ist, was durchaus nicht ohne Einwirkung auf den hinein getauchten Organismus seyn kann.

4. Die Wirkung des Wellenschlags, diese mächtige innere Bewegung der Masse, kann doch wohl niemand bezweifeln, der den Unterschied der Wirkung des bewegten Wassers (der Douche) von ruhendem, und bewegter Luft (des Windes) von ruhender kennt.

Ich finde also in allen diesen Einwendungen durchaus keinen Grund, von meiner Meinung abzugehn, und bleibe der festen Ueberzeugung, daß das Seewasser wesentliche Eigenthümlichkeiten, und folglich das Seebad wesentliche Vorzüge vor gewöhnlichen Salzbädern habe.

Und damit sey es genug, was die Sache betrifft. — Persönlichkeiten übergehe ich, wie immer, da sie nur den Urheber und die Würde der Wissenschaft herabsetzen, und daher am besten mit Stillschweigen übergangen werden. Nur das Interesse, was ich an der Sache nahm, und einige achtbare Aufforderungen konnten mich diesmal nicht bewegen, von meinem fest gefaßten und durch mein ganzes litterarisches Leben heilig beobachteten Grundsatz abzugehen, mich nie zu vertheidigen.

Ueber diesen Grundsatz, der, wie ich leider sehe, von vielen noch nicht begriffen wird, und der doch gerade jetzt, wenn wir uns je zur Höhe eines liberalen und rein wissenschaftlichen Lebens erheben wollen, so sehr beherzigt zu werden verdient, werde ich bei einer nächstens sich darbietenden Gelegenheit mehr sagen.

XXXIII.

Ueber Arsenik als Fiebermittel.

(Journal der praktischen Heilkunde. XXX. Band. 1. Stück.)

Die Aeußerung des verehrungswürdigen Schäffer über dieses Mittel, und die leider in der letzten Epidemie von neuem an mehrern Orten erneuerten Versuche damit, veranlassen mich, nochmals zu wiederholen, was ich schon vor 20 Jahren in meinen Annalen der Franz. Arzneikunde den Aerzten ans Herz gelegt habe. Es giebt zuverlässig kein Mittel, welches das Fieber so sehr und so schnell supprimirt, als Arsenik; aber diese schnelle Suppression ist keine Heilung im wahren Sinne des Worts; sie geschieht auf Kosten des ganzen Organismus, und scheint mehr Folge der allgemeinen desorganisirenden, Leben zerstörenden, Gewalt zu seyn, in welcher nichts diesem furchtbaren Stoff gleich kommt, und wodurch sowohl diese pathologische Lebensäußerung, als jede andere physiologische, insonderheit die des innern organisirenden Lebensprozesses, gehemmt werden kann. — Sie ist demnach eigentlich ein pathologischer Tod, nicht eine pathologische Regeneration, was aber eine wahre

Kur oder Krise durchaus seyn soll. Daher ist dieser sogenannte Heilungs- (eigentlich Töddungs-) Prozeß der Krankheit, immer mit manchen Ertödtungen andrer sehr nothwendigen Lebensprozesse verbunden, welche sich nach dem Gebrauch, oft spät, in der Gestalt einer Hectik, Lungensucht, Wassersucht, Abdominalverstopfung darstellen. Schon vor mehr als 100 Jahren wurde dies Mittel in Teutschland angewendet, aber wegen der unglücklichen Folgen wieder verlassen, ja obrigkeitlich verboten. — Vor 20 Jahren fing Fowler in England wieder den Gebrauch zu empfehlen an, aber es dauerte wenige Jahre, so kam man, durch die Folgen wieder abgeschreckt, davon zurück, und jetzt macht dort niemand mehr davon Gebrauch. — Auch von unsrer letzten Epidemie sind mir manche Aerzte in Teutschland bekannt, die den Gebrauch versucht, aber, durch traurige Folgen belehrt, wieder aufgegeben haben. — Es ist ja nicht genug, daß der Kranke sein Fieber verliert, und mit dem Leben davon kommt. Wer kann bei einem solchen Mittel, dessen zerstörende Kraft nie zu berechnen ist, dafür bürgen, daß nicht noch durch den Gebrauch geheime Desorganisationen in den Lungen, in den Eingeweiden des Unterleibes entstehen, welche nach halben und ganzen Jahren als Lungensucht oder Wassersucht hervortreten?

XXXIV.

Die Atmosphäre in ihren Beziehungen auf den Organismus, besonders die barometrischen Verhältnisse derselben.

(Journal der praktischen Heilkunde. XXXI. Band. 5. Stück.)

Der wichtigste Gegenstand der physischen Natur für den Arzt ist unstreitig die Atmosphäre — dieser Quell des Feuers und des Lebens, dieses Element der ganzen organischen Welt, dieses Luftmeer, auf dessen Boden wir schwimmen, von dessen Daseyn das Daseyn unsers Lebens, so wie von dessen Beschaffenheit die Beschaffenheit desselben, Gesundheit und Krankheit, zunächst abhängen.

Ich brauche nur an die augenblickliche Suspension des Lebensprozesses, die auf Entziehung der Luft folgt, auf den allgewaltigen Einfluß der epidemischen Luftconstitution, wodurch den verschiedensten Klassen organischer Körper ein eigner anomaler Karakter, ja eine eigne bestimmte Form des Lebens, aufgedrungen werden kann, und an die auffallende Verschiedenheit der Mortalität und Constitution der Land- und Stadtleute, oder, welches eben das heißt, der Bewohner der freien und der eingeschlossenen Luft, ja selbst hier noch an den Unterschied der Mortalität in großen Städten selbst, je nachdem sie weitläuftig oder eng gebaut sind *), zu erinnern, um zu beweisen, daß von da aus die Grundbestimmung des organischen Lebens und seiner verschiedenen Zustände ausgeht, und daß es die erste Pflicht jedes Arztes seyn müsse, sich eine genaue Kenntniß von der Atmosphäre und ihren Beziehungen auf den Organismus zu verschaffen.

Die Frage ist nun: Kennen wir dieses wichtige Agens?

Meines Erachtens noch keineswegs. — Die neue Chemie hat uns zwar sie zerlegen, und gewisse einfache Grundstoffe daraus darstellen gelehrt. Aber immer bleibt die Frage: Sind diese Bestandtheile durch die Zerlegung wirklich ausgeschieden, oder dadurch erst entstanden (Educt oder Product)? Und selbst dies zugegeben, heißt das einen Körper kennen lernen, daß man ihn zerstört, d. h. ihn aus seinem natürlichen Seyn und Leben heraussetzt? Da doch gerade diese Form seines Daseyns es ist, die sein Erscheinen, sein Wirken auf andere, seine Eigenschaften und Kräfte, besonders in der Sphäre der lebenden Natur, bestimmen. — Können wir sagen, daß wir das Opium kennen, wenn wir wissen, daß es aus Stickstoff, Kohlenstoff, Wasserstoff ꝛc. besteht? — Und endlich, ist

*) Dieß widerlegt am besten die Meinung, daß diese große Mortalität nur von der Lebensart in den großen Städten herrühre, die sich in allen gleich ist. Und dennoch, welcher Unterschied der Mortalität in enge- und weit gebauten Städten, z. B. Hamburg und Berlin? d- folglich durchaus nur auf Rechnung der reinen obie unreinen Luft kommt. Es ist erwiesen, daß die Mortalität der Städte im direkten Verhältniß steht zu dem Verhältniß ihres Flächenraumes zu der Zahl der Bewohner.

denn die Chemie schon geschlossen? Können, ja müssen wir nicht erwarten, daß das jetzige chemische System wieder durch ein neues über den Haufen geworfen wird, wovon sich in den neuesten Entdeckungen Davy's und anderer, schon nicht undeutliche Spuren zeigen, und wodurch die jetzt angenommenen Urstoffe aufhören, vielleicht neue an die Stelle treten, und demnach alle unsere Erklärungen und chemische Analysen eine andere Gestalt bekommen?

Wir müssen also chemische Erkenntniß und medizinische wohl unterscheiden.

Chemische Erkenntniß heißt, das Verhalten des Todten zum Todten; medizinische Erkenntniß aber das Verhalten des Lebendigen oder des Todtscheinenden, als Lebendiges, zum Lebendigen.

Chemische Erkenntniß, als Erkenntniß des Todten, kann also keineswegs dem Arzte genügen, dessen ganzes Seyn, Denken und Handeln in der Sphäre des Lebens seyn soll. Ihm ist Erkenntniß nur die Erkenntniß des lebendigen Seyns, Influirens und Influirtwerdens eines Dinges. Die Chemie kann ihm hierbei nur als Hülfswissenschaft, zu Herbeischaffung der todten Materialien, dienen.

Es bleibt uns folglich, die wir es nicht mit dem Todten sondern mit dem Lebendigen zu thun haben, auch hier nichts anders übrig, als auf dem Wege des Lebens zu der Erkenntniß des Gegenstandes zu kommen, und das heißt, durch das Reagens des lebenden Organismus. Alles ist ja nur in so fern für uns da, als es in die Sphäre unsers Lebens eintritt; denn was heißt sehen und hören und alle sinnliche Erkenntniß anders, als die Aufnahme der Gegenstände in die Form des Lebens? — Die Reaction oder Afficirbarkeit des Lebendigen, nicht des Todten, ist daher für den Arzt das einzige wahre Prüfungs- und Erkenntnißmittel der Eigenschaften und feinern Wirkungen der Dinge. Und welches weite, noch lange nicht genug benutzte, Feld der Forschung eröffnet sich uns da! — Nicht blos die gesunde (normale) Reaction des Organismus, sondern die tausendfach veränderte Afficirbarkeit desselben im anomalen, kranken Zustande, wovon jede uns wieder neue Verhältnisse der Dinge aufschließt. — Nicht blos die gewöhnliche Sinnlichkeit, sondern die feinere durch Krankheit erhöhte oder spezifisch modifizirte Sensibilität, die als das wichtigste Prüfungsmittel zu Erforschung feinerer Stoffe und Mischungen betrachtet werden muß.

Wollen wir aber auf diesem Wege gründlich zu Werke gehen, so müssen wir zuerst die Atmosphäre nicht isolirt, sondern in ihrer Verbindung mit dem ganzen Naturleben, genetisch, betrachten, sodann erst in ihre Verhältnisse zum besondern organischen Leben eingehen.

In erster Hinsicht stelle ich folgende Sätze auf:

1. Der Erdkörper ist ein Organismus, d. h. ein in sich geschlossenes Ganzes, was eigne Kräfte der Erhaltung und eigne dazu gehörige Organisationen und Operationen in sich vereinigt, die in einer zweckmäßigen Verbindung und in einem in sich zurücklaufenden Causalzirkel stehen. Wir können dies ein organisches Leben nennen.

2. Die Grundkräfte dieses Lebens sind: die Anziehungskraft, die qualitative (chemische) Affinität, der Magnetismus, Elektricismus, Galvanismus, die Wär-

me, der Einfluß der Sonne, des Mondes, der Gestirne, und der Erde selbst.

3. Die Grundoperationen dieses Lebens sind: die tägliche Rotation um die Achse, der jährliche Umlauf um die Sonne, die Entwickelung und Vertheilung der Wärme, die Circulation der Flüssigkeiten von innen nach außen und wieder zurück, (ein wahrer Kreislauf) Ebbe und Fluth, die Ausdünstung, die Niederschlagung, die gasförmigen Umtauschungen und Combinationen der Stoffe in der Atmosphäre, die Crystallisation, die elektrischen und vulcanischen Explosionen, als gewaltsame Mittel zur Wiederherstellung des Gleichgewichts.

4. Die Atmosphäre ist nichts anders, als das beständige Produkt dieses Erdenlebens und seiner Verdünstung, die Ansammlung der frei gewordenen, gasförmig dargestellten Stoffe, gleichsam die Continuation der Erde in Gasgestalt — die Region, wo die in dieser Gestalt unbrauchbaren Stoffe neue Verbindungen eingehen und zu neuem Leben umgeschaffen werden, wo die geheimsten schöpferischsten Operationen*), Metamorphosen und Wechselwirkungen, der Umtausch der Naturreiche, der große Zirkel zwischen Pflanzen- und Thierwelt, vorgehen, und wo allein die Flamme des Lichts und des organischen Lebens glüht.

Die Hauptmomente, wodurch der Zustand der Atmosphäre — der sich uns sinnlich, obwohl sehr un-

*) Ich erinnere nur an die Meteorsteine — die man nun wohl allgemein als Produkte der Atmosphäre anerkennt und von Anfang an hätte anerkennen sollen — wo aus bloßen Gasstoffen durch einen elektrischen Blitz das festeste metallisch-steinigte Concrement erschaffen wird — ein Symbol der Weltschöpfung im Kleinen.

vollkommen, als Witterung darstellt — bestimmt wird, würden demnach folgende seyn:

1. Der Einfluß der Sonne, des Lichts und der Wärme, der dadurch bestimmten Jahreszeiten, und Tageszeiten.

2. Der Einfluß des Mondes — unstreitig der nächste, und nächst jenen gewiß der mächtigste Regent der Atmosphäre. Unleugbar sind die Einwirkungen der Mondwechsel auf Witterung, und folglich ihren innern Zustand. Jeder aufmerksame Beobachter weiß, daß mit dem Eintritt des zunehmenden Mondes dem Zustand der Atmosphäre Beständigkeit gegeben wird, daß werdende Wolken oder Ungewitter zerstreut, d. h. wieder in Gas aufgelöset werden, sobald der Vollmond über dem Horizont erscheint, ja das schon gebildete dadurch zerrissen, und in Wind verwandelt werden, welches nichts anders heißt, als die Funkenelektrizität wird in elektrische Ausströmung verwandelt *).

3. Der Umschwung des Erdkörpers und der daraus folgende Einfluß auf die Strömungen der Luft, so gut wie auf die Strömungen des Wassers. — Zum Beweis die Passatwinde.

4. Die Einwirkungen der Wärme, des Magnetismus, der Elektrizität.

---

*) Selbst der Einfluß der Gestirne, ihre Conjunction und Opposition, scheint, wie uns Hr. Haberle in seiner Meteorologie lehrt, höchst bedeutend. Mit Vergnügen erwähne ich dieses schätzbaren Werks, was ich nach Endigung meiner Arbeit erhielt, und was für jeden Arzt großes Interesse haben muß, da es diesen wichtigen und mit der Kenntniß der Atmosphäre so genau verbundenen Gegenstand zuerst auf feste und wissenschaftliche Prinzipien zurückführen sucht.

5. Der Zirkulationsprozeß des Wassers.

6. Die Verdunstung von der Erdoberfläche, sowohl von der organischen als unorganischen Welt, sowohl der flüssigen als festen Bestandtheile — daher die Ortsverschiedenheit der Atmosphäre, je nachdem die Oberfläche ganz unbelebt (Sand, Fels) oder mit lebenden Geschöpfen, und hier wieder entweder mit Vegetabilien, oder Animalien bedeckt ist, (Unterschied der Land- und Stadtluft) — je nachdem der Boden, die Erdart, verschieden ist, Sumpf, Sand, Kalch, Stein ꝛc.

7. Die Elevation und Form der Erdoberfläche — Unterschied der Luft der Berge und der Thäler — dadurch entstehende Zugwinde, Nebel, chemische Entmischungen und Verderbnisse *).

8. Zufällige, ungewöhnliche, oft gar nicht erkennbare Einflüsse. — Zu den ersten gehören Erdbeben und vulkanische Explosionen, die nicht blos in der Nähe, sondern auf weite Entfernung der Atmosphäre eine höchst bedeutende und lange dauernde Veränderung mittheilen können, wie uns der im Jahre 1783 nach dem Erdbeben von Calabrien den ganzen Sommer anhaltende Höhrauch, und die nachher mehrere Jahre hindurch veränderliche Witterung, am deutlichsten zeigten **). — Zu den letzten gehören Affektio-

*) Ich brauche nur an die Cretins, an die Fexen im Salzburgischen, zu erinnern, diese Halbmenschen, deren Ausartung, oder vielmehr gehinderte Entwickelung blos in der Form und Qualität des Bodens und der daher rührenden Luftverderbniß gegründet ist.

**) Ja es ist die Frage, ob nicht andere artificielle Explosionen, z. B. Kriegsjahre, wo ungeheure Mengen Schießpulver in die Luft geschossen wird, ebenfalls Einfluß haben können.

nen der Sonne oder Mondsoberfläche, z. E. Zu- oder Abnahme der Sonnenflecken, wodurch höchst bedeutende Verschiedenheiten in dem Einfluß des Lichts und der Wärme auf die Erde entstehen können, ferner solche Ereignisse, wie z. B. der scharfsinnige Lichtenberg eines aufstellte. Es kann nehmlich der Fall eintreten, daß die Erde im Weltraum gerade die Stelle durchläuft, auf welcher noch wenige Stunden vorher der Mond sich befand, und wo noch Ueberreste der Mondsatmosphäre vorhanden seyn können, die eine plötzliche Einwirkung in die unsrige hervorbringen. Er beobachtete einst einen solchen Moment, den er astronomisch berechnet hatte, genau, und bemerkte in demselben Augenblick eine unerwartete beträchtliche Veränderung der Witterung.

Doch ich habe hier nur allgemeine Winke geben wollen. Mein Hauptzweck ist, die Atmosphäre in Beziehung auf den lebenden Organismus darzustellen, und durch dies Reagens selbst genauer zu erforschen.

Zuerst wollen wir ihren allgemeinen Einfluß betrachten. Er läßt sich auf folgende Punkte bringen:

1. Die atmosphärische Luft ist das feinste, geistigste, und unentbehrlichste Nahrungsmittel des organischen Lebens. Die gewöhnlichen Nahrungsmittel geben nur den todten brennbaren Stoff, dieses weckt erst die Flamme des Lebens. Andere Nahrungsmittel können Tage lang fehlen, ohne daß das Leben aufhört; dieses keine Minute, und eine gänzliche Entziehung desselben bringt unmittelbar, erst die Cessation der Grundfunctionen des Lebens, Blutumlauf und Respiration, und dann des Lebens selbst

hervor.

hervor. Je vollkommener die Respiration einer Thierklasse ist, desto vollkommener und ausgebildeter ist auch ihr Leben. — Von jeher erkannte man dieß, und nahm an, daß die atmosphärische Luft ein pabulum vitae enthalte. Die neuere Chemie, die ihre Kunst bis zur Luftzerlegung trieb, und sie als eine aus mehrern Stoffen zusammengesetzte Flüssigkeit erkannte, hat diesen lebensnährenden Bestandtheil besonders dargestellt, und ihn Sauerstoffgas genannt. — Die Erfahrung bestätigt dies auch vollkommen; je mehr die Atmosphäre Sauerstoffgas enthält, desto energischer ist das Leben, je weniger, desto schwächer und unvollkommener, und eine gänzliche Entziehung des Sauerstoffs macht die Luft zum tödtlichen Gifte. — Das Hauptorgan für die Aufnahme dieses Nahrungsmittels ist die Lunge, und die Function, wodurch sie bewirkt wird, die Respiration. Bei jedem Athemzuge wird die in die Lunge gebrachte Luft zerlegt; sie theilt dem Blute Lebensstoff und Wärme mit, nimmt dagegen den aus dem Körper abgeschiedenen Wasserstoff und Kohlenstoff auf, und führt ihn aus. Doch nicht allein in der Lunge, sondern auch auf der ganzen Oberfläche der Haut geschieht durch den Zutritt der Luft eine ähnliche Operation, nur nicht in der Vollkommenheit.

2. Die Luft ist die Hauptquelle der thierischen Wärme. Je vollkommener die Respiration einer Thierklasse ist, desto höher steht auch der Grad ihrer Wärme.

3. Sie begrenzt das Volumen des organischen Körpers, und erhält das Gleichgewicht zwischen den flüssigen und den festen Theilen des Körpers und ihre gleichmäßige Vertheilung, indem sie auf die ganze

Oberfläche des Körpers einen gleichmäßigen und sehr beträchtlichen Druck äußert. Verdünnung der Luft unter der Luftpumpe, auf hohen Bergen, bei Luftreisen in höhere Regionen, bewirkt durch Verminderung dieses gewohnten Gegendruckes Ausdehnung des Blutes, Congestionen desselben nach den schlafferen, weniger resistirenden, Theilen, ja zuletzt ein Austreten und Durchbrechen des Blutes aus den Gefäßen. Durch völlige Entziehung der Luft unter der Luftpumpe kann diese Ausdehnung der enthaltenen Flüssigkeiten bis zum Zerplatzen des Körpers getrieben werden.

4. Sie ist das Vehiculum der gasförmigen Absonderungen und der gasförmigen, so wie aller in Luft auflösbarer, oder nur durch die Luft möglicher, Mittheilungen, also ein Hauptmedium, wodurch wir mit der Außenwelt in Verbindung stehen. Zu dem ersteren gehören die für den Organismus so wichtigen Absonderungen der Haut und der Lungen; zu dem letzteren die Mittheilung der Feuchtigkeit, der Dünste, der chemischen in Luft auflösbaren Stoffe, vieler Contagien, des Schalls. Alle diese Operationen sind ohne Luft entweder gar nicht, oder nur unvollkommen möglich, und man sieht hieraus, wie höchst wichtig der verschiedene Zustand derselben und ihrer Bestandtheile auf Erhaltung und Gebrauch der Gesundheit seyn muß.

5. Sie bestimmt großentheils die qualitative Beschaffenheit der organischen Materie, die chemische Mischung, sowohl der festen als flüssigen Theile. Dies geschieht theils unmittelbar durch direkte Entziehung oder Mittheilung constituirender Grundstoffe des Organismus, durch Mittheilung fremdartiger Stoffe ꝛc., theils mittelbar durch die Hemmung oder Beförderung

der Secretionen, Veränderungen der Lebensthätigkeit, Wärme, und Circulation.

Die Theile, auf welche die Luft zunächst wirkt, und in denen sich also auch ihre nachtheiligen Einflüsse am stärksten offenbaren, sind: die Augen, die Lunge, die Mund- und Nasenhöhle, der äußere Ohrenkanal mit dem Tympanum, die Haut.

Nun kommt es darauf an, die besondern Eigenschaften und organischen Beziehungen der Atmosphäre zu bestimmen. Hier kommen in Betracht: ihre Feuchtigkeit und Trockenheit, die verschiedene Temperatur, Druck, Bewegung und Ruhe, Reinheit und Unreinheit, chemische Mischung, endemische und epidemische Constitution. Ein guter praktischer Arzt muß beständig diese Eigenschaften der Atmosphäre und ihre Veränderungen im Auge behalten, und sie durch Hülfe guter Barometer, Thermometer, Hygrometer, Elektrometer, Eudiometer und Anemometer beobachten. Selbst die Beobachtung der Declination der Magnetnadel wird nicht zu vernachlässigen seyn, da offenbar gewisse Revolutionen der Atmosphäre damit in Beziehung stehen. Er wird dadurch in den Stand gesetzt, weit richtigere Blicke in das Wesen des allgemeinen und individuellen Lebens- und Krankheitszustandes zu thun, manche Erscheinungen zu erklären, die ohne Kenntniß der Atmosphäre unerklärbar sind, und den menschlichen Organismus nicht zu isolirt, sondern in seiner Verbindung mit dem ganzen Organismus der Natur, zu betrachten. Nothwendig müssen daraus die fruchtbarsten Resultate für die genaue Erkenntniß des thierischen Organismus und dessen richtigere und umfassendere Behandlung entstehen.

Vor allen Dingen will ich hier auf ein Hauptprüfungsmittel der Atmosphäre, und ein darauf gegründetes ganz eigenes Verhältniß derselben zum Organismus aufmerksam machen, welches als solches nach meiner Meinung noch lange nicht genug beachtet worden ist, das Barometer und das barometrische Verhältniß. Es scheint eine neue Beziehung derselben aufzuschließen, die, wenn mich nicht alles trügt, mit dem inneren Leben dieses Elementes sowohl, als mit dem inneren Leben des Organismus am nächsten verwandt ist.

Der Druck, den die Atmosphäre auf den menschlichen Körper ausübt, ist sehr beträchtlich. Man hat ihn auf 30,000 Pfund berechnet *). Dieser Druck ist eine höchst wesentliche Bedingung zur Erhaltung des bestimmten Gegendrucks des Organismus, und des bestimmten Grades von Ausdehnung und Volumen des Ganzen, und besonders der flüssigen Theile gegen die festen, wodurch das Gleichgewicht in ihrer Vertheilung und Bewegung erhalten wird (S. oben). Jede Veränderung darin muß also von den wichtigsten Folgen seyn.

Wir messen den Druck der Luft durch das Barometer, d. h. durch eine Säule Quecksilber, die einer gleichen Luftsäule in einer luftleeren Röhre das Gleich-

*) Der Beweis ist sehr leicht: Eine Säule der Atmosphäre von 1 Cubikzoll im Durchmesser hält im Barometer oder luftleeren Raume 15 Pfund Quecksilber, das Gleichgewicht, äußert also einen Druck von 15 Pfund. Nehmen wir nun an, daß die Oberfläche eines erwachsenen Menschen 2000 Quadratzoll beträgt, so folgt, daß die Luftsäule, die auf die ganze Oberfläche drückt, 30,000 Pfund schwer ist.

gewicht hält. Der Mittelstand des Barometers (d. h. der gewöhnliche und dem Organismus angemessenste Druck der Luft) ist in unsern Gegenden von 27 Zoll 10 Linien bis zu 28 Zoll 4 Linien. Was darunter ist, heißt tiefer Barometerstand, und zeigt zu geringen Luftdruck, was darüber ist, heißt hoher Barometerstand, und zeigt zu starken Druck der Luft an; der tiefste Punkt, den das Barometer in unsern Regionen erreichen kann, ist 26 Zoll, der höchste 29. Man kann nach obiger Berechnung annehmen, daß jede Veränderung einer Linie im Barometer einen Unterschied des Luftdrucks von etwa 100 Pfund bezeichnet.

Aber hier bitte ich wohl zu unterscheiden, Druck und Schwere. Letztere bezieht sich blos auf die Masse, bei ersterer kommt auch die Kraft in Anschlag.

Gewöhnlich denkt man sich als Ursache der barometrischen Veränderungen blos Veränderungen der Schwere und Leichtigkeit der Luft. Man hält demgemäß die Luft bei einem tiefen Barometerstand für leicht, dünn, bei einem hohen für dick und schwer, und die ganze barometrische Beobachtung der Luft erhält dadurch für den Arzt eine sehr eingeschränkte und unvollkommene Bedeutung. — Vieljährige Beobachtung und Nachdenken aber haben mich hierüber ganz anderer Meinung gemacht. Die Ursache des Barometerstandes und seiner Veränderungen ist zunächst allerdings der D r u c k der Atmosphäre. Dieser Druck aber kann durch zweierlei Ursachen bestimmt und verändert werden. Einmal durch V e r ä n d e r u n g e n d e r S c h w e r e (d e r D i c h t i g k e i t) der Atmosphäre, — daher fällt es in hohen Gegenden, und steigt in niedern, — zweitens aber durch Veränderungen ihrer

Expansivkraft oder Elastizität. Vermehrte Expansivkraft derselben kann bei ganz unveränderter Schwere das Quecksilber im Barometer steigen, verminderte es fallen machen. Diese letztere Ursache ist gewiß weit häufiger der Grund der Barometer-Veränderungen als die erstere, und dadurch erhalten die Anzeigen des Barometers einen weit höhern Grad von Wichtigkeit und Bedeutung für den Arzt, ja selbst für den Physiker. Denn was ist nun die Ursache der Veränderungen der Luftelasticitität? Nach meiner Meinung die Luftelektricität, der Magnetismus, und die damit so genau verbundenen innersten chemischen Mischungen der Atmosphäre, und hieraus erhellet, daß die Anzeigen des Barometers die nächste Beziehung auf diejenigen Eigenschaften der Atmosphäre haben, welche den bestimmtesten Einfluß auf den Lebensprozeß und die Stimmung der Erregbarkeit haben. Was kann wichtiger für den Arzt seyn? Ja, ich glaube nicht zu viel zu sagen, wenn ich behaupte, daß bei unserer noch so mangelhaften Kenntniß des innern Lebens der Atmosphäre, das Barometer das wichtigste Instrument zur Erkenntniß und Beurtheilung desselben ist, in so fern sich solches durch ihre verschiedene Elastizität und Spannung gewiß am meisten ausdrückt.

Meine Gründe für diese Meinung sind folgende:

1) Je klarer und dunstfreier die Luft, desto mehr steigt das Quecksilber; je trüber, dunst- und wasserreicher die Atmosphäre, desto mehr fällt das Quecksilber. Dies beweist also, daß der Druck der Luft bei klarem Wetter stärker ist, als bei trübem. Dies kann aber keineswegs von der Schwere herrühren,

denn eine dichte dunstvolle Luft muß nothwendig schwerer seyn, als eine klare und reine. Die Ursache des Steigens und Fallens des Quecksilbers muß also hier lediglich in der vermehrten oder verminderten Expansivkraft der Luft gesucht werden, die freilich bei einem klaren, völlig gasificirten Zustand der Atmosphäre weit größer seyn muß, als da, wo sich die darin enthaltenen Dünste dem tropfbaren Zustand nähern.

2) Es ist ein entschiedenes Faktum, daß bei vorstehendem Sturm, Gewitter und Erdbeben das Quecksilber fällt. Es fällt um so tiefer, je heftiger diese nachfolgenden Luftrevolutionen sind, am tiefsten bei bevorstehendem Sturm und Erdbeben. Im letzten Fall kann es 6 bis 8 Linien unter seinen gewohnten Standpunkt fallen. Ferner, je näher das Gewitter kommt, desto tiefer fällt es, und oft steigt es nach einer heftigen Blitzexplosion sogleich wieder ein wenig. Diese Erscheinungen können unmöglich von der Schwere der Luft abgeleitet werden, denn diese müßte ja nothwendig zunehmen, wenn eine schwere Gewitterwolke über unserm Haupte steht, das Quecksilber müßte also da am höchsten steigen, und gerade da fällt es am tiefsten. — Und was hat vollends das Erdbeben, welches gewöhnlich bei einer stillen unveränderten Atmosphäre erfolgt, mit der Schwere der Luft zu thun? — Nehmen wir aber auf die veränderte Luftelektricität und die damit verbundenen Veränderungen der Luftelastizität Rücksicht, dann ist die Erklärung leicht.

3) Die Erfahrung lehrt ferner, daß zu den Zeiten des Aequinoctiums, sowohl im Frühjahr, als Herbst, immer der Stand des Barometers unbeständig, und seine Bedeutung ungewiß ist. Es ist selbst

ins gemeine Leben übergegangen, daß man zu dieser Zeit den Wettergläsern nicht trauen kann. — Nun läßt sich dieß gar nicht durch die Luftschwere erklären, denn schwere Luft muß allemal drücken und das Quecksilber in die Höhe treiben, und umgekehrt.

4) Eben so lehrt die Erfahrung, daß auch außer jenen Jahreszeiten es Perioden geben kann, wo die gewöhnlichen Beziehungen des Barometerstandes auf das Wetter nicht zutreffen, und das sind immer Perioden, die sich durch ungewöhnliche Revolutionen in der Erde oder Atmosphäre (welches immer als eins zu betrachten ist) auszeichnen.

5) Gichtpatienten, und solche, welche alte Geschwüre oder vernarbte Wunden oder Leichdornen haben, empfinden Schmerzen, wenn der Stand des Barometers sich schnell und beträchtlich verändert. Die Schmerzen erfolgen gewöhnlich noch vor den sinnlichen Veränderungen der Atmosphäre (der Witterungsveränderungen), genug zu derselben Zeit, wo sich das Quecksilber verändert, welches auch gewöhnlich 24 Stunden vor der sinnlichen Wetterveränderung geschieht. Beiderlei Erscheinungen sind also homogen, und beziehen sich auf innere imponderable Mischungsveränderungen der Atmosphäre, wovon erst jene Witterungsveränderungen die sinnlich dargestellten Produkte sind.

6) Ganz vorzüglich wichtig aber für diese Beziehung des Barometerstandes ist der außerordentliche Einfluß, den die barometrischen Veränderungen auf die Nerven, ja auf die ganze belebte Faser, äußern. Im Ganzen bei hohem Stande, sind beide gespannter, reizbarer, bei tiefem, schlaffer, atonischer. — Und daß dies nicht blos von der Schwere, sondern von

der veränderten Luftelasticität herrühre, die sich den Körpern mittheilt, zeigt sich daraus, daß sich auch in todten Körpern die Elasticität dadurch erhöht und vermindert, wovon Saiten und musikalische Instrumente der beste Beweis sind, die immer schärfer und metallischer bei hohem Barometerstande tönen, auch leichter springen.

7) Bei sehr beträchtlichem Fallen des Barometers zeigen sich gewöhnlich auch Declinationen der Magnetnadel.

8) Bei einem hohen Barometerstand zeigt die Atmosphäre immer Reinheit, Trockenheit, mehr Sauerstoffgehalt und Elektricität; bei einem niedrigen ist sie trübe, dunstreich und feucht, weniger oxygenirt und elektrisch.

Dies sey genug zum Beweise meines Satzes und zur Erregung größerer Aufmerksamkeit der Aerzte und Naturforscher auf diesen Gegenstand.

Nach diesen Ansichten und Erfahrungssätzen lassen sich die Wirkungen des verschiedenen Barometerstandes auf den menschlichen Organismus folgendergestalt bestimmen:

I. Eigenschaften und Wirkungen der Atmosphäre beim hohen Barometerstand.

Die allgemeinen sinnlichen Wirkungen sind: der Schall tönet stärker und metallischer — die Witterung ist klar und beständig — die Luftströmung von Osten nach Westen — die Elektricität ist stärker — die Flamme brennt lebhafter, und so auch das organische Leben, diese höher potenzirte Flamme.

Ihre Eigenschaften sind demnach folgende:

1. Erhöhte Elasticität.
2. Vermehrter Druck.

3. Reinheit, vermehrter Sauerstoffgehalt.
4. Klarheit, vollkommene Gasauflösung.
5. Erhöhte Elektricität.
6. Trockenheit.
7. Stetigkeit des Zustandes, Beständigkeit der Witterung, keine Stürme, keine Revolutionen.

Die Wirkungen auf den lebenden Organismus:

1. Die Atmosphäre drückt stärker auf die ganze Oberfläche des Körpers. Dies ist im mäßigen Grade von dem wohlthätigsten Einfluß, giebt den festen und auch den flüssigen Theilen mehr Consistenz und Bindung, drängt zugleich das Blut mehr nach den großen Gefäßen und Herzen zu (eine künstliche Plethora ad Spatium), wodurch die Reaction des Herzens vermehrt wird. Dadurch also wird nicht nur der Ton, sondern auch die Thätigkeit des ganzen Organismus, und nicht allein das Gefühl, sondern auch der Karakter des Wohlseyns erhöht; am sichtbarsten bei geschwächten Körpern und erschlafften Fasern, wo der vermehrte Luftdruck die Wirkung einer Stärkungs-Binde oder Einwicklung thut.

Erreicht eben dieser Luftdruck einen zu hohen Grad, dann kann er nachtheilig werden, es kann nämlich aus der zu sehr erhöhten Energie des Organismus, besonders des Blutsystems, ein wirklich sthenischer Zustand und Neigung zu Entzündungskrankheiten hervorgehen; die zu sehr nach Innen gedrängte Blutmasse kann heftige Congestionen in den weniger resistirenden Theilen erzeugen, wodurch Hämorrhagien, besonders Hämorrhoidalbeschwerden, Mutter- und Lungenblutungen, Kopfbeschwerden, Schwindel, Apoplexien entstehen. — Nothwendig werden vollblütige und zu

Blutcongestionen geneigte diese Wirkungen am ersten und stärksten erfahren.

2. Die erhöhte Luftelasticität theilt auch der organischen Faser größere Spannung und Elasticität mit — die Grundbedingung der erhöhten Kraft.

3. Der erhöhte Sauerstoffgehalt der Luft bewirkt einen lebhaftern Lebensprozeß, erhöhte Irritabilität, Sanguification, vermehrte Plastik des Bluts, Ueberschuß an Cruor und gerinnbarer Lymphe. — Grundbedingungen der entzündlichen Diathesis.

4. Die vermehrte Elektricität erhöht ebenfalls die Reizbarkeit und die Reizung.

5. Die Trockenheit befördert alle gasförmigen Secretionen, folglich freiere Ausdünstung, das Hauptmittel gegen Catarrhe, Rheumatismen, Nervenleiden.

Es entsteht demnach bei anhaltendem hohen Barometerstand, immer eine Erhöhung der Vitalität und Reizbarkeit des Organismus, besonders im Blutsystem, welches gleichsam vorherrschend wird, daher im Einzelnen sowohl, als im Ganzen, der sanguinisch-entzündliche Karakter der Krankheiten herrschend wird. Und es bleibt ewig wahr, was schon Huxham (dieser große Kenner der Atmosphäre in ihrer organischen Beziehung) sagt: „Bei anhaltendem hohen Barometerstand kann man immer viel dreister Aderlassen, als beim tiefen.“ — Natürlich muß dieser Karakter auf nervenschwache Personen wohlthätig wirken, sie fühlen sich gestärkt, neu belebt, heiter, ihre Affektionen kommen seltner und schwächer. Doch kann bei zu langer Dauer, und bei solchen, wo mit der erhöhten Sensibilität eine erhöhte Irritabilität des Blutsystems verbunden ist, die Reizung zu stark und neue Ursache von Krämpfen werden.

Nothwendig müssen die Organe, die dem Einfluß der Luft am mehrsten ausgesetzt sind, auch diese Einwirkung am stärksten empfinden, daher Augen, Mundhöhle, Hals, Lungen. Deswegen sind hier Hals- und Lungenentzündungen so häufig; deswegen leiden die Lungensüchtigen auszeichnend; deswegen ist es bei Lungenentzündungen selbst für die kritische Entscheidung wichtig, und ein in dem Zeitpunkt der Crise eintretender hoher Barometerstand kann durch vermehrte Trockenheit und Entzündlichkeit in der Lungenoberfläche die Lösung der Krankheit durch Sputa hemmen.

II. Eigenschaften und Wirkungen der Atmosphäre bei tiefem Barometerstand.

Wir bemerken als allgemeine sinnliche Eigenschaften und gleichzeitige Erscheinungen:

1. Verminderten Druck.
2. Verminderte Elastizität.
3. Verminderte Elektrizität.
4. Verminderte Reinheit, — geringeres Sauerstoffverhältniß.
5. Verminderte Klarheit — Austritt der Stoffe aus dem Gaszustand — Präcipitation — tropfbarer Zustand, Nebel, Regen.
6. Feuchtigkeit.
7. Mangel der Stetigkeit — Veränderlichkeit der Witterung — Sturm — atmosphärische Revolution.
8. Die Luftströmung mehr westlich.

Die Wirkungen auf den lebenden Organismus sind folgende:

1. Der Ton, die Cohäsionen, die Elastizität der Faser wird vermindert.

2. Eben so die Energie des Lebens, besonders des irritablen Systems.

3. Das Gleichgewicht der flüssigen zu den festen Theilen wird aufgehoben, und das Volumen der erstern durch Ausdehnung vermehrt, daher Congestionen des Bluts nach den schwächern Theilen, die dadurch desto gefährlicher werden, daß die widerstehende Kraft der Gefäße vermindert ist: Hämorrhagien, Apoplexien.

4) Es entsteht daher, wenn dieser atmosphärische Zustand anhält, immer herrschende Neigung zum asthenischen Krankheitskarakter und ein Hervortreten des Nervensystems, überwiegende Sensibilität. Daher selten Entzündungskrankheiten, seltene Anwendbarkeit des Aderlasses und größere Vorsicht dabei. Hingegen Krämpfe, hypochondrische und hysterische Zufälle, Ohnmachten, Nervenfieber, häufig, bei langer Dauer und hohem Grade dieses atmosphärischen Zustandes epidemisch. — Menschen von sehr gespannter irritabler Constitution, von reizbaren Lungen, befinden sich besser, hingegen Menschen von sensibler oder schlaffer Constitution, Hypochondrische, Hysterische, schlechter.

III. **Veränderlichkeit des Barometerstandes und ihre Wirkungen.**

Jeder schnelle und bedeutende Wechsel des Barometerstandes ist ein höchst wichtiger Moment für den Zustand des Organismus; Gesundheit und Leben können davon abhängen. Er mag nun von hohem zum tiefen oder umgekehrt geschehen, immer kann er die gewaltsamsten Revolutionen im Innern, sowohl im Nerven- als Gefäßsystem hervorbringen, wovon Schlagflüsse, Steckflüsse, Blutstürze, Lähmungen die Folge sind. Daher bemerken wir diese Erscheinungen am häufigsten in den Jahreszeiten, wo diese Veränderlichkeit des Barometerstandes herrschend ist, nach den Aequinoctialzeiten (November, Dezember, März und April). Daher sind die Climaten die ungesundesten, wo diese Veränderlichkeit gewöhnlich ist. Die organische Natur kann nie einen bestimmten Ton annehmen.

Und auch hier zeigt sich uns die Einheit der organischen und unorganischen Natur. — Ein schnelles, tiefes Fallen des Barometers bedeutet Erdbeben oder Luftbeben (Sturm, Ungewitter), und eben so perniciös ist es in der kleinen Welt, dem Organismus, wo es gleichfalls Revolutionen mit sich führt.

Zum Schluß erlaube man mir noch einige Bemerkungen über den atmosphärischen Zustand der letzten zwei Decennien beizufügen.

Sie sind theils faktisch, theils hypothetisch.

Die faktischen sind:

1. In den letzten zwei Decennien bis zum Jahre 1807, mehr trübe und wenige heitere Tage. Genaue Beobachter haben in manchem Jahre nur sechs völlig heitere Tage gezählt.

2. Mehr Veränderlichkeit und Irregularität in der Witterung, auch nach den Jahreszeiten; kühle Sommer, laue Winter.

3. Häufigere Erdbeben und vulcanische Ausbrüche.

4. Fast gar keine Nordlichter, und, nie von dem strahlenden, den ganzen Himmel erhellenden, Glanze, wie wir sie sonst hatten.

5. Statt dessen mehr Meteore, Feuerkugeln, und Bildung von Meteorsteinen.

Die muthmaßlichen:

1. Sollte nicht das Erdbeben in Calabrien im Jahre 1783, was in dem Jahre der ganzen Atmosphäre von Europa den ganzen Sommer hindurch eine so sichtbare Veränderung mittheilte,*) den Grund zu dieser Umstimmung und der Karakteristik derselben durch mehrere Decennien derselben gelegt haben; oder sind beides nur Coeffecte einer höher liegenden Influenz?

2. Sollte diese atmosphärische Umstimmung nicht in einem Causalnexus stehen, mit der auch diese ganze Zeit hindurch stehend gewesenen asthenisch-nervosen Constitution der organischen Welt?

*) Den ganzen Frühling und Sommer hindurch war die Luft mit Höherauch erfüllt, die Sonne nie hell, sondern blutroth, die Hitze und Dürre furchtbar, so daß das Laub an den Bäumen verwelkte, und das nicht blos in Teutschland, wo ich es selbst beobachtete, sondern in dem größten Theil von Europa.

XXXV.

Geschichte der Gesundheit, nebst einer physischen Karakteristik des jetzigen Zeitalters.

(Berlin 1812.)

So wie es eine Geschichte des menschlichen Geistes giebt, so läßt sich auch eine Geschichte des menschlichen Leibes denken. — Geschichte der Philosophie, der Religion, der Sitten, was sind sie anders, als Geschichte des geistigen Lebens der Menschheit als ein Ganzes betrachtet, seiner stufenweisen Veränderungen, seiner Fort- und Rückschritte, seiner Entwickelungen in der Zeit bis auf den jetzigen Standpunkt? — Eben so könnte und sollte einmal das physische Leben der Menschheit als ein Ganzes betrachtet, durch alle Veränderungen der Zeit durchgeführt, seine Schicksale, die Ursachen, die sie bestimmten, die Resultate, die sie hervorbrachten, genug die Art und Weise dargestellt werden, wie es auf den jetzigen Standpunkt kam — was man ganz passend eine Geschichte der Gesundheit nennen könnte. Niemand wird leugnen, daß ein himmelmelweiter Unterschied auch im Physischen ist, zwischen einem Menschen des neunzehnten Jahrhunderts und des Homerischen Zeitalters, zwischen einer Dame eines jetzigen Hofes und vom Hofe eines Davids oder Priamus, zwischen der Menge und dem Karakter der jetzigen Krankheiten und der der ersten Jahrtausende, und zwischen der Mortalität der jetzigen und der damaligen Zeit. — So wenig im Physischen als im Moralischen ist es wahr, daß nichts neues unter der Sonne geschehe, und daß das nehmliche immer wiederkehre. Zwar die äußern Ereignisse kehren wieder, aber wie ganz anders gestaltet im Innern*)! und da liegt doch das eigentliche Leben der Welt, das sich im Menschen nur darstellt. Und so läßt sich mit völliger Gewißheit behaupten und darthun, daß die Menschheit auch in ihrem Physischen jetzt einen Standpunkt erreicht hat, auf dem sie noch niemals war. Es kann uns nicht gleichgültig seyn, zu wissen, worin derselbe besteht, und wodurch wir dahin gelangten.

Es sey mir erlaubt, hier einige Ideen darüber mitzutheilen, die ich aber bei der Wichtigkeit und Weitläuftigkeit des Gegenstandes nur als Skizze und Fragment zu betrachten bitte. — Der Gang der Untersuchung wird folgender seyn:

Zuerst, wodurch kann überhaupt der Gesundheitszustand des Menschengeschlechts im Ganzen umgeändert werden?

Zweitens, welches waren die Hauptveränderungen des physischen Gesundheitszustandes des Menschengeschlechts?

---

*) Semper eadem Scena agitur, sed aliter.

Endlich, welches ist sein gegenwärtiger Karakter in Vergleich zur Vorzeit?

1. Quellen der Umänderung des Menschengeschlechts.

Alle Ursachen der Veränderung des Menschengeschlechts lassen sich auf zwei Hauptquellen zurückführen, von welchen überhaupt alles ausgeht, was auf Erden geschieht. Der Mensch (oder, richtiger gesagt, der Geist) und die Natur.

Betrachten wir die Menschheit als ein Ganzes, zusammengesetzt aus dem Leben des einzelnen, so hat dieses Ganze eben so gut sein Leben, wie das Einzelne. Oder richtiger gesagt, es giebt nur ein Leben — das Leben der Menschheit, — dargestellt in der Zeit und im Raum in den Millionen individueller und vorübergehender Erscheinungen, die wir Menschen nennen, und die wir daher immer als Repräsentanten oder Typen jener ewig fortlebenden göttlichen Idee der Menschheit zu betrachten haben. — So wie nun jedes Einzelne, so hat auch das Leben der Menschheit im Ganzen, sein Streben und seine Bestimmung, seine aus ihm selbst hervorgehenden Entwicklungen, Perioden, Blüthen und Umgestaltungen. Und so ist die erste und Hauptursache der Veränderungen, welche das Menschengeschlecht sowohl in seiner Natur als Form erleidet — der Mensch selbst, das Leben der Menschheit in der Zeit, und die mit diesem Leben unzertrennlich verbundene Entwicklung seiner selbst, Kultur genannt.

Unzertrennlich ist das Band des Geistigen und Leiblichen im Menschen. Es läßt sich darthun, daß selbst das Physische in ihm auf das Geistige, auf die Vernunft, berechnet ist. Das ganze Leben des einzelnen sowohl, als der Menschheit im Ganzen, hat gar keinen Zweck, wenn er nicht auf das Geistige, auf ein Unsichtbares, bezogen wird. Die ganze sichtbare Natur ist sich selbst Zweck bis zum Menschen herauf; mit ihm schließt sie sich, und in ihm endet auch dieser Zweck. Der Mensch würde gar nicht da seyn, ohne eine höhere Welt. Und so auch die Menschheit. Der Grund ihres Daseyns im Ganzen ist eine höhere geistige Welt, und der Trieb und das Streben ihres Lebens nichts anders, als das immer höhere Aufblühen in ihr. Sie ist ein Baum, der in der Erde wurzelt und zum Himmel strebt, in unendlichen Verzweigungen und Blüthen. Nie wird man dieses Leben und seine Geschichte begreifen, ohne diesen höheren Zweck, der ihm erst seine Bedeutung und Sinn giebt. Nie wird man seine physische Seite richtig beurtheilen und würdigen können, ohne die geistige mit in sie aufzunehmen, die im Menschen einzig und allein alles hervorbringt. So ist es mit den sogenannten Revolutionen, die wir gewöhnlich nur von ihrer politischen geschichtlichen (sichtbaren) Seite nehmen. Aber nicht das, was wir sehen, und was eben deshalb oft ganz etwas anders ist, als was sie wollten, ist ihr Zweck, sondern die Kraftanstrengung selbst, und die dadurch mehr entwickelte und höher gesteigerte Kraft des Wirkenden, Unsichtbaren. Daher auch das, was uns äußerlich als Rückschritt oder unnütze Anstrengung erscheint, es keineswegs ist, sondern immer ein Fortschreiten in der Entwicklung der Menschheit.

„Neue Kräfte wirkt die Kraft."

Und so bleibt es ewig wahr: Das Leben der Menschheit ist ein Fortschreiten, was sein bestimmtes höheres Ziel hat, für das nichts untergeht, nichts vergebens ist, und was, trotz aller scheinbaren Rückschritte und Kreisbewegungen, dennoch und eben dadurch, wie das Rad durch jeden Umschwung, weiter gefördert wird.

So ist also auch im Physischen die **Entwicklung des Geistes**, oder **Kultur**, der Grundquell, woraus die Veränderungen des Menschengeschlechts hervorgehen; und sonach werden wir auch in ihm nicht blos temporelle Umgestaltungen, sondern auch, nach obiger Grund=Idee, eine dem Geistigen angemessene fortschreitende Umänderung annehmen müssen.

Die Wirkung der Kultur auf das Physische ist zunächst, Verfeinerung der Organisation, dadurch erhöhte Rezeptivität für äußere Einflüsse, und Verminderung der rohen thierischen Kraft. Das Thier geht unter in demselben Verhältniß, als der Geist aufgeht.

Nun kommt es auf die Richtung an, welche die Kultur erhält. Ist sie wahre, d. h. die Vernunft erhöhende und zur Herrscherin machende, Kultur, so ersetzt die Kraft des Geistigen die Schwächung der Thierheit, trägt und erhält das zeitliche Leben durch Mäßigkeit, Seelenfrieden, Ordnung, Beherrschung der Leidenschaften, ja verschafft ihm, durch die Erhebung zu einer höhern Welt, eine ganz neue Lebens= und Restaurationsquelle, von der das Thier nichts weiß, und die den Vorzug hat, nie zu vertrocknen, und nie verzehrend, immer belebend, zu wirken, ja, den Menschen über die Natur erhebend, ihn einer Menge ihrer schädlichen Einflüsse zu entziehen.

Ist aber die Kultur vernunftlos, blos Sinnlichkeit und Genuß suchend, Leidenschaft und Thierheit (Erdensinn) nährend, so ist sie das verderblichste auch im Physischen, erhöht die Empfänglichkeit und Zerstörbarkeit, ohne eine andere Kraft an ihre Stelle zu setzen, erniedrigt auch im Physischen den Menschen tief unter das Thier, und beschleunigt seine Vernichtung.

Betrachten wir nun die Kultur in ihren einzelnen Wirkungen, so fällt darunter alles, was vom Menschen auf Erden ausgeht, und so sind folgendes die Hauptmomente, welche von da aus auf die physische Gestaltung des Menschengeschlechts einwirken und eingewirkt haben, die aber hier nur in einzelnen Zügen angedeutet werden können.

Nahrung und ihre Verfeinerung. — Außerordentlich ist der Einfluß der rohen oder verarbeiteten Nahrung auf die physische Natur der Menschen. — Je zarter die Nahrung, desto zarter die Organisation. Das erste Gebot, womit die Gesetzgeber die Kultivirung roher Völker begonnen, war, kein rohes Fleisch zu essen.

Kleidung, Kultur der Haut, Bäder, Wohnung, Abhaltung der Kälte und Rauhheit des Clima.

Künste und Wissenschaften — dadurch mehr Verfeinerung, Bequemlichkeit, Sicherheit, Geistigkeit, Genüsse.

Musik und Heilkunst insbesondere; die verschiedenen Methoden und Systeme der Medizin haben unleugbaren Einfluß auf die Modifikation des physischen Karakters der Menschheit gehabt.

Luxus — mannichfaltige Krankheitsursache.

Lebensweise.

Entdeckungen und Erfindungen, sowohl zum Vortheil als Nachtheil des Lebens.

Neue Schöpfungen der Kunst, z. E. Branntwein und sein Einfluß — dadurch vielleicht selbst Erzeugung mancher Krankheitsstoffe.

Zusammenleben der Menschen in großen oder kleinen Haufen — von außerordentlichem Einfluß.

Staatsverfassungen.

Kriege — Heerzüge — Auswanderungen, Vermischung der Völker, der verschiedenen Menschenracen.

Handel und Seereisen — dadurch Uebertragung der Produkte, auch der Krankheiten eines Clima's auf das andere, dem es die Natur nicht bestimmt hatte.

Kultur des Bodens, der Erdoberfläche, künstliche Veränderung des Clima. — Wie wichtig, zeigt uns Teutschland, vor 2000 Jahren waldigt, sumpfigt und rauh, jetzt mild.

Selbst Religion, als die höchste Erhebung des Menschen zum Göttlichen und sein Innerstes umschaffend, am mächtigsten vernichtend die Thierheit in ihm, und ihm einpflanzend den Keim eines höhern Lebens voll Frieden und Liebe. — Entscheidend war ihr Einfluß auf die erste Hervorrufung des Wilden aus dem Stande der Thierheit. Entscheidend ist er noch in den verschiedenen Richtungen, die sie genommen hat, auf den verschiedenen Karakter der Völker.

Die zweite Hauptquelle der Einflüsse, die die Menschheit afficiren und gestalten, ist das, was nicht von Menschen ausgeht, die Natur, in so fern sie ihren eignen Gesetzen gehorcht.

Dahin gehört die Erde mit ihren Kräften, und die Planeten, die einen bestimmten Einfluß darauf haben. — Ob in diesen Veränderungen Statt gefunden haben, die auf die Veränderung der Menschennatur Einfluß hatten, ist möglich, aber nicht erwiesen. Sie können seyn:

Veränderungen in der Richtung und Nähe gegen die Sonne — vielleicht mehr Schiefe der Ekliptik.

Veränderungen der Form der Erde — vielleicht mehr abgeplattet.

Veränderungen ihrer Oberfläche, Zu- oder Abnahme der Berge, des Wassers, der Vegetation u. s. w.

Veränderungen der innern chemischen Natur der Erde und Atmosphäre, Ab- und Zunahme der Elektricität, des Magnetismus, u. s. w. — Ein Leben der Erde, das auch seine verschiedenen Lebensalter, Perioden der Zunahme und Abnahme, eine Jugendzeit, jetzt vielleicht eine Altersschwäche, hat.

Veränderungen der Sonne, Zu- oder Abnahme ihrer Flecken, ihres innern Lebens.

Eins aber muß hier noch besonders erwähnt werden, nehmlich, die Schöpfung neuer Naturprodukte, die allerdings Statt zu finden scheint. Ich rechne dahin die durch eine Konkurrenz ungewöhnlicher Naturverhältnisse mögliche Erzeugung neuer feinerer Stoffe, welche krankheitserzeugend wirken, und welche sogar permanent werden können, wie z. B. der Peststoff, der Pockenstoff, der venerische Stoff.

So auch, was wir epidemische Constitution nennen, und worunter wir eine Verderbniß in den feinern, gar nicht sinnlich oder chemisch erkennbaren, Verhältnissen und Bestandtheilen der Atmosphäre verstehen, welche aus uns unbekannten Ursachen entsteht, nachtheilig einwirkt, und ihr einen neuen und bestimmten Krankheitskarakter mitzutheilen vermag, der zuweilen stehend und viele Jahre anhaltend werden kann.

2. Geschichte der Gesundheit.

Ich gehe nun über zu einer kurzen Uebersicht der physischen Geschichte der Menschheit, aber nur in einzelnen Zügen und Andeutungen.

Ich theile das Ganze in drei Hauptperioden.

Erste Periode. Urwelt.

Einfache, patriarchalische, nomadische Lebensart — Leben in freier Luft — Stand der Natur — Einfache Sitten — Krankheiten, nur durch mechanische Ursachen oder gewaltsame äußere Einwirkungen. — Keine oder geringe Mortalität der Kinder. — Später und natürlicher Tod.

Zweite Periode. Alte Welt.

Kulturanfang — Zusammenwohnen der Menschen in Städten — Sitzende Lebensart — Monarchien — Höfe — Luxus — Ausschweifungen — Heerhaufen — Nun Erscheinung der Pest, als eine der ältesten Krankheiten, nur erst möglich durch Zusammendrängung der Menschen in Städten und Armeen; des Aussatzes; selbst schon der Hypochondrie (wovon wir das älteste Beispiel am König Saul finden), Krankheiten der Ge=

nitalien, Wahnsinn. — Zu Hippocrates Zeiten schon viele und mancherlei Krankheiten, doch von einfacherem Karakter, bestimmterer Form und kräftiger Naturhülfe, mehr fieberhaft als langwierig — einfache, mehr temporisirende als kräftig eingreifende Kunst. — Rom erhielt erst nach 400jähriger Dauer Aerzte. — Zu Celsus und Galens Zeiten auffallende Vermehrung und Vermannichfaltigung der Krankheiten, durch Uebermaaß des Luxus und der Ausschweifungen, zunehmende Schwäche des Menschen, früherer Tod.

Dritte Periode. Neue Welt.

Sie beginnt mit der Erscheinung des Christenthums, und jener wunderbaren, ewig unbegreiflichen, Menschengährung, die wir Völkerwanderung nennen, wo durch eine noch immer unerklärbare Impulsion eine Menge roher, bisher unbewegter und unbekannter, Völker plötzlich aus dem Norden hervorbrachen und die kultivirte Welt überschwemmten; und wodurch auch physisch die alte in sich selbst versunkene und absterbende Masse wieder erfrischt, mit neuem Lebensstoff imprägnirt und regenerirt wurde. — Diese Katastrophe ist es, die vereint mit dem Christenthum, die neue Welt gegründet, und sie durchaus von der alten geschieden hat. Sie macht auch eine Hauptepoche der Geschichte der Menschheit im Physischen. — Ihr Hauptkarakter ist: Vernichtung des abgesonderten Nationallebens, Vereinigung des ganzen Menschengeschlechts in eine große Familie, deren Zweck nicht irrdisch, sondern geistig, Gründung eines Reichs Gottes, ist. Dieser einzige wahre Begriff von Menschheit ist erst durch das Christenthum in die Welt gekommen, und die physische Entdeckung der ganzen Erdkugel und die Erfindung der Buchdruckerkunst (des allgemeinen geistigen Verbindungsmittels) mußte auf eine wunderbare Art nun erst erfolgen, um das Menschengeschlecht mit sich selbst bekannt zu machen, und dies große Werk zu vollenden. — Ein wichtiger Nebenkarakter ist der, daß, was in der alten Zeit die asiatische Menschheit war, in der neuen die Europäische wird, nehmlich das Hauptvolk der Welt, wovon Kultur, Sitten, Lebensart, und so auch physische Umwandelung in die übrige Welt übergehen, und sie ihren Karakter erhält. — Ihre Geschichte ist also nun die Geschichte der Menschheit.

Für das Physische der Menschheit in diesem Zeitraum sind folgendes die Hauptepochen und wichtigsten Ereignisse:

1. Die neue Rohheit, J. 300. — Das heroische Zeitalter der neuen Welt — unter Kriegen und Revolutionen — scheinbarer Rückgang der Menschheit — doch keineswegs die Rohheit der alten Welt, weil sich die rohen Naturmenschen mit den Kultivirten vermischen, und bald ihre rohe Kraft durch die Strahlen des Christenthums erwärmt und veredelt wird, — daher eine ganz eigene Mischung der rohen Kraft mit Zucht und Sitte.

2. Erscheinung der Araber, J. 700. Ihre Vermischung mit der europäischen Welt durch Eroberungen und Kreuzzüge — höchst wichtig für die physische Geschichte der europäischen Menschheit durch Mittheilung der Gewürze, des orientalischen Luxus, der Chemie (dadurch des Branntweins und des innern Gebrauchs der Metalle), neuer Krankheitsstoffe, des Aussatzes, der Pest, der Pocken und Masern, — künstlichere Medizin.

3. Entdeckung von Amerika, J. 1500. Verbindung der Menschen auf der ganzen Erdkugel — Einführung neuer physischer Potenzen, die sich, über die ganze Erde verbreitend, allgemein auf das Menschengeschlecht wirken: Kaffee, Taback, Kartoffeln, China, wodurch manche unheilbare Krankheiten heilbar werden. — Eintritt der venerischen Krankheit, die in die Menschheit eingreift, wie noch keine vorher.

4. Schwitzperiode (siebzehntes Jahrhundert). Allgemeinheit der erhitzenden schweißtreibenden Methode — dadurch Allgemeinheit des Friesels, der Petechien, die Schweißsucht, eine neue, nachher wieder verschwundene, Krankheit. — Erste Erscheinung des Keichhusten, des Scharlachfiebers.

5. Nervenperiode (achtzehntes Jahrhundert). Durch Luxus, Sittenlosigkeit, Geistes- und Gefühlkultur, immer höher steigende Verfeinerung der Menschenorganisation; Präpotenz des Nervensystems. — Aufhören der Behexungen und dämonischen Krankheiten, dafür (vielleicht nur mit Veränderung des Namens) Allgemeinheit der Nervenkrankheiten, Hypochondrie, Hysterie, Krämpfe — zuletzt Magnetismus und Wiederaufwachen geheimer Kräfte. — Einführung und häufiger Gebrauch der Giftpflanzen in der Medizin. — Vertilgung der Pest.

6. Anfang des neunzehnten Jahrhunderts, bezeichnet durch ein Epoque machendes Ereigniß: Ausrottung der Pockenkrankheit.

3. Karakteristik des jetzigen Zeitalters.

Wenn von einer Karakteristik des Zeitalters die Rede ist, so versteht sich wohl von selbst, daß darunter nicht alle jetzt lebenden Menschen zu verstehen sind, sondern bei einem Gegenstand, der, wie die Menschheit, nie im Seyn, sondern im Werden begriffen ist, zuerst derjenige Theil derselben, der jetzt als der Repräsentant und zugleich Tonangebende zu betrachten ist, und in diesem diejenige Klasse, in welcher sie sich wieder am vollkommensten darstellt. Es lebten und leben auch jetzt immer zugleich mehrere Generationen oder Weltalter, aber immer gab es ein Volk, was gleichsam der Träger seines Zeitalters war, und auch wieder auf das übrige mehr oder weniger zurückwirkte*). — Es ist immer eine Gegend, die in dem großen Garten Gottes ihre Blüthezeit hat, während andre erst keimen, andre aufsprossen, noch andre ganz Brache liegen. — An jene müssen wir uns halten, denn sie spricht am vollkommensten das Leben der Zeit aus. Und sie ist jetzt die europäische Menschheit.

Hier bemerken wir nun folgende Karakterzüge:

Im Ganzen eine weit größere Zartheit und Verfeinerung der Organisation, besonders des Nervensystems, und größerer Einfluß desselben im Organismus. Genug überwiegende Herrschaft des Nervensystems in der organischen Natur, denn so sollte man eigentlich die jetzige Nervenschwäche nennen. Sinnlichkeit, gröbere und feinere, Gefühlsleben im Geistigen, Nervenkarakter im Physischen und in den Krank-

*) So sind selbst die entfernten, weniger kultivirten Völker auch im Physischen, nicht mehr die Alten — Wie viel hat bei den Orientalen Opium, Taback, Kaffee, Sittenverderbniß, mancherlei neu eingeführte Krankheitsstoffe, wie viel bei den amerikanischen Wilden der Branntwein, Taback, europäischer Einfluß, verändert? — Eben das gilt von unsern niedern Ständen.

heiten. — Noch nie, so lange die Erde steht, waren Nervenkrankheiten so häufig wie jetzt, noch nie so mannichfaltig und wunderbar modificirt; es kommt fast keine reine Krankheit mehr vor, alle erhalten einen Nervenantheil von Krämpfen und dergleichen. Nicht etwa blos in Städten und höhern Ständen, sondern auch auf dem Lande ist dieser Nervenkarakter bemerkbar, und, was im Alterthum unerhört war, es giebt jetzt Bauern, die hypochondrisch sind, und Bauerweiber, die Vapeurs haben. Ja die Kinder werden schon geboren mit einer feineren Organisation und erhöhten Sensibilität, und dadurch der Anlage zu größerer Mobilität und Convulsibilität des Nervensystems. Denn es ist bekannt, daß Krankheiten oder Fehler, die in der Organisation selbst begründet sind, durch Zeugung übergehen. So wie die Gestalt des Aeußern, das Temperament und der Karakter, vom Vater auf das Kind übergehen, so geht auch die schwache Lunge des Vaters, die Schwäche seiner Nieren, seiner Hämorrhoidalgefäße u. s. w. auf das Kind über, und so auch die Reizbarkeit und Schwäche des Nervensystems. Auf diese Weise kann das, was zuerst acquirirt war, in der Folge angebornes Eigenthum der Nachkommenschaft, und, wenn dies die ganze oder Mehrzahl der Menschheit trifft, Eigenthum und Karakter der ganzen Generation werden. — Und so ist es gewiß, daß die Kinder jetzt schon anders geboren werden, als sonst. Sie bringen den Karakter der Zeit, feiner fühlende und leichter bewegliche Nerven, gleich mit auf die Welt, dadurch größere Empfänglichkeit für die Außenwelt, sowohl im Physischen als im Geistigen, sowohl im heilsamen als im schädlichen. Daher die ungeheure Mortalität der Kinder in den ersten Jahren an Krämpfen, Zahnentwicklung und andern Krankheiten; daher die häufigere Gehirnwassersucht; daher der Ueberschuß der Nervenkrankheiten, Nervenfieber bei Erwachsenen.

Mehr Geistigkeit, aber weniger Kraft. Daher mehr Leben in der Geisteswelt, im Lesen, Denken, mehr noch in der Gefühlswelt. Aber leider hat jetzt das geistige Leben einen passiven Karakter; es erhöht nicht die Kraft des Geistes, sondern nur seine Empfänglichkeit, seine Beweglichkeit, seine Genüsse, mehr die Herrschaft der Phantasie, als die der Vernunft. Daher anstatt stärkend auf das Physische zu wirken, vermehrt es nur noch die Zartheit und Reizbarkeit, den Mangel von Haltung in demselben; anstatt durch die Kraft des Geistes eine Menge schädlicher Einflüsse abzuhalten, erzeugt es vielmehr eine neue Welt krankmachender geistiger und Gefühlspotenzen, denen der Körper unterliegt. Eine der schlimmsten Folgen, die aus dieser Erhöhung der Rezeptivität mit Verminderung der Kraft entsteht, ist, das jetzt so gewöhnliche Hingeben an die Gefühle auch im Physischen, wodurch sie eben erst etwas Reelles werden. Das, was wir häufig, besonders beim weiblichen Geschlecht, Nervenschwäche nennen, ist ursprünglich oft nichts anders, als die Gewohnheit, von Jugend auf jedem entstehenden Krankheitsgefühl nachzugeben, ihm freies Spiel zu lassen, und keine Geisteskraft dagegen aufzubieten, wodurch es oft im ersten Entstehen überwunden werden könnte.

Ueberreizung. Ich verstehe darunter die Gewohnheit, von Kindheit auf Reize zu gebrauchen, welche die Nerven aufregen, und dadurch den dreifachen Nachtheil erzeugen: einmal das Ganze in einer unnatürlichen Spannung zu erhalten; zweitens, am Ende Abstumpfung und Ueberreizung hervorzubringen, und endlich das Bedürfniß, immer neuer Reize zu erzeugen. Hierin liegt ein Hauptunterschied der alten Welt von der neuen. Man denke an Kaffee, Thee, Taback, die mannichfaltigen Gewürze, von denen die alte Welt nichts wußte; am allermeisten aber an den Branntwein, der ein Lebensbedürfniß aller Menschen von allen Klassen geworden ist. Wie wenig Menschen leben jetzt eigentlich von und durch sich selbst, sondern erst durch etwas, was sie aufregt und spornt, ihr Leben ist immer ein künstlicher Zustand. Dies gilt nicht blos von den höhern Ständen, sondern auch von dem gemeinen Mann. Der Branntwein ist ein solches Bedürfniß des Lebens geworden, daß man sogar im Ernst behauptet hat, die Armeen können ohne ihn gar nicht existiren, keine Strapazen aushalten, keinen Muth haben. — Ich möchte wohl wissen, woher die Spartaner bei Termopylä, die Soldaten Alexanders bei ihren langen und höchst beschwerlichen Märschen durch die Wüsten Indiens und Libyens Muth und Ausdauer nahmen? Fürwahr, wenn dies wirklich sich so verhielte, so würde eine solche Armee gegen eine neuere, die beim Mangel des Branntweins gelähmt wäre, das treffendste Bild des Unterschiedes der alten Welt von der neuen geben. — Und bedenken wir, wie gewaltig der häufige Genuß des Branntweins in die ganze Organisation, und sowohl ihre physische als geistige Seite einwirkt, wie er sogar das Höchste und Geistigste derselben zu zerrütten vermag, so glaube ich nicht zu viel zu sagen, wenn ich behaupte, daß unter den physischen Potenzen er eine von denen ist, welche am stärksten in die Masse der neuen Welt eingegriffen, und ihr am meisten die physische Unschuld geraubt haben *).

Mehr Unnatur, mehr Künstlichkeit des Lebens überhaupt. — Ich mache nur aufmerksam auf das bei weitem mehr allgemein gewordene sitzende Leben, auf die Unterlassung der Bäder und Hautkultur, die unnatürliche Bekleidung, die, auch nur der neueren Zeit zugehörige, Erfindung der Mode, die uns zwingt, beständig von einer Gewohnheit der Kleidung und des Lebens zur andern überzugehen, die Verwandlung des Tages in Nacht, und umgekehrt, so daß wir nun bald das Mittagsessen zu Mitternacht

---

*) Es bedarf nichts weiter, um dies ganz auszusprechen, als die Worte zu wiederholen, welche ein altes Oberhaupt der Nordamerikanischen Wilden dem Englischen Abgesandten sagte:

„Wir bitten dich um Pflüge und andere Werkzeuge und um einen Schmidt, der selbige ausbessern könne. Aber Vater, alles, was wir vornehmen, wird ohne Nutzen seyn, wenn nicht der jetzt versammelte Rath der 16 Feuer (der 16 vereinigten Staaten) verordnet, daß kein Mensch Branntewein oder geistige Getränke an seine rothen Brüder verkaufe. Vater, die Einfuhr dieses Gifts ist in unsern Feldern verboten worden, aber nicht in unsern Städten, wo manche unserer Jäger für dieses Gift nicht nur Pelzwerk, sondern selbst ihre Schießgewehre und Lagerdecken verkaufen, und nackt zu ihrer Familie zurückkehren. Es fehlt, Vater, deinen Kindern nicht an Fleiß; allein die Einfuhr dieses verderblichen Gifts macht, daß sie arm und elend sind. Deine Kinder haben noch nicht die Herrschaft über sich, die ihr habt. Als unsere weißen Brüder zuerst in unser Land kamen, waren unsere Vorfahren zahlreich und glücklich; allein seit unserem Verkehr mit dem weißen Volk, und seit der Einfuhr jenes Gifts sind wir weniger zahlreich und glücklich geworden.“

einnehmen werden, oder, wie sich jemand ausdrückte, die feine Welt jetzt erst um Mitternacht zu Verstand kommt. Es ist in der That so weit gekommen, daß der Zeitpunkt, der zur tiefsten Ruhe bestimmt war, jetzt der Kulminationspunkt des regsten Lebens ist. Um nur ein Beispiel zu geben, wie viel in solchen, oft unbemerkten, Gewohnheiten des Lebens liegt, sey mir erlaubt, die Gewohnheit des Sitzens anzuführen, worin ich ein sehr bedeutendes Moment für die physische Beschaffenheit der jetzigen Welt zu finden glaube. Bekanntlich lebte die alte Welt mehr liegend, die neue lebt mehr sitzend. Nun wissen wir aber, daß das anhaltende Sitzen immer den Unterleib zusammendrückt, die Circulation des Blutes in demselben, die Verdauung und Absonderungen desselben stört, und dadurch Anlage zu Hämorrhoiden und Hypochondrie erzeugt, und ich bin fest überzeugt, daß die in neuern Zeiten so auffallende Häufigkeit dieser beiden Uebel viel darin zu suchen ist, daß die alte Welt mehr lag, die neue mehr sitzt.

Frühere Entwicklung der geistigen Thätigkeit und des Zeugungstriebes. — Beides ist auszeichnender Karakter der jetzigen Zeit. — Das Kind wird, wie eben gezeigt, schon klüger geboren. Statt daß es sonst im ersten Jahre noch als Pflanze lebte, ist es jetzt schon am Ende des ersten Vierteljahrs erwacht, nimmt Theil an der Außenwelt, alles reift schneller, die noch viel zu zarten Organe werden schon geistig gereizt und beschäftigt, und so wird da schon der Grund zur Kränklichkeit nicht blos des Körpers, sondern auch des Geistes gelegt. Aber noch auffallender zeigt sich dies in dem frühzeitigen Erwachen des

Geschlechtstriebes, der in so genauer Analogie mit der geistigen Produktionskraft steht. Es ist jetzt gar nichts ungewöhnliches, was man im Alterthum für unmöglich gehalten haben würde, daß er schon im fünften, sechsten Jahre erwacht, und Ausschweifungen hervorbringt. Nicht in der Häufigkeit der Ausschweifungen, sondern in ihrer Frühzeitigkeit, liegt der Unterschied des jetzigen und vormaligen Zeitalters, und leider zum großen Nachtheil des ersten, da das zu viel in spätern Jahren bei weitem nicht so schädlich ist, als das zu früh.

Größere Kränklichkeit und Mortalität der Kinder in den ersten Jahren. — Es ist entschieden, daß jetzt der dritte Theil aller Gebornen in den ersten zwei Jahren stirbt. Dies war sonst nicht der Fall, und ist offenbar Folge der verfeinerten, verdorbenen, mehr zu Krämpfen geneigten Organisation, der verkehrten Behandlung, ganz besonders aber der immer mehr zunehmenden ehelosen Entstehung der Kinder — des traurigen Produkts der Sittenlosigkeit und unkluger Staatsplusmacherei, die den Menschen behandelt wie ein Rechnungsexempel, und vergißt, daß bei den Menschen das Geborenwerden erst durch die Arme der Mutterliebe ein wahres Daseyn wird, daß aber die bloße Vermehrung der Geburten ohne Ehe eine Vermehrung nicht des Lebens, sondern des Todes auf Erden ist.

Mehr Kränklichkeit und weniger karakterisirte ausgebildete Krankheit; mehr langwierige, schleichende, als hitzige, entscheidende Krankheiten; mehr Krankheiten der Schwäche, als der Stärke; daher weniger bestimmte Zeiten, Perioden und Krisen, wie sonst.

Ja, man kann sagen, auch hier mehr Verfeinerung und Entkörperung der Krankheit selbst. So suchen wir jetzt die materiellen Formen der Gicht, das Podagra ꝛc. vergebens, sie hat sich in einen flüchtigen die Nerven angreifenden Stoff verwandelt, sie ist Nervengicht geworden. Selbst der Stein, die materiellste aller Krankheiten, wird auffallend seltner.

Größere Schwierigkeit und krankhafter Karakter der Naturentwicklungen. — Schon das Geschäft der Entbindung, wie viel Anomalien und Gefahren führt es jetzt mit sich! Eben so das natürliche Durchbrechen der Zähne! Dann die Entwicklung der Mannbarkeit! — Von allem diesem wußte die alte Welt nichts, und der Grund liegt hauptsächlich in dem erhöhten Antheil der Nerven und Sensibilität, wodurch alle natürlichen Verrichtungen krampfhaft und anomalisch werden.

Die merkwürdigen Erscheinungen des Magnetismus gehören nach meiner Meinung auch hieher, als auszeichnender Karakter unserer Zeiten. Man hat zwar Spuren davon schon in der alten Welt auffinden wollen, aber noch nie zeigten sie sich so allgemein, so leicht, so entwickelt, wie jetzt. Man mag sie nun für Wirkungen einer erhöhten Phantasie, oder eines eignen physischen Agens halten, immer zeigt die Möglichkeit des erstern oder die leichtere Empfänglichkeit für das letztere, daß die physische Organisation der Menschheit auf einen Punkt des Nervenlebens und der Vergeistigung gekommen ist, auf den sie noch nie war.

Weniger Reinheit der Organisation, Verdorbenheit der Säfte. — Der Hauptgrund: die weniger einfache Nahrung, manche Krankheitsgifte, die in die Masse der Säfte selbst eingehen und sie verderben (besonders das allgemein gewordene venerische Gift), und selbst manche eben so allgemein gewordene Heilmittel, z. E. das Quecksilber, dessen Gebrauch man immer als eine künstliche Vergiftung betrachten muß, die die ganze organische Materie durchdringt und zersetzt, und von der es noch gar nicht entschieden ist, ob ihre Folgen je ganz wieder aufgehoben werden können. — Von diesen allen wußte die alte Welt nichts, und, wenn wir dazu rechnen, was oben bewiesen worden, daß solche Verderbnisse durch Zeugung, wenn auch in veränderten Gestalten, fortwirken, so ist natürlich, daß schon die werdende Generation Verderbnisse der Materie mit zur Welt bringen kann, die sich auch leider jetzt nur gar zu häufig gleich in den ersten Jahren darstellen, und vorzüglich die Skrofelkrankheit so gewöhnlich machen.

Auffallendes Abnehmen der Sehkraft, wovon wir in der alten Welt durchaus keine Spur finden. Die Ursache liegt in dem Stubenleben, dem vielem Lesen, und der Erfindung der Brillen.

Neue Krankheiten, die entweder ganz neu, oder wenigstens sonst bei weitem nicht so häufig waren.

Zu den ganz neuen rechne ich:

Die venerische Krankheit.

Die Pocken und Masern.

Das Scharlachfieber.

Den Keichhusten.

Die Hautbräune.

Das gelbe Fieber.

Zu den viel häufiger vorkommenden:

Die Nervenfieber.

Die langwierigen Nervenkrankheiten, Krämpfe, Hypochondrie.

Die Skrofelkrankheit.

Die Lungensucht.

Die Gehirnwassersucht der Kinder.

Die Rheumatismen.

Den Wahnsinn — und zwar weniger den heftigen (Raserei), als den chronischen (Narrheit, Aberwitz, Schwermuth) — besonders merkwürdig, daß jetzt mehr Männer als Weiber wahnsinnig werden, da es sonst der umgekehrte Fall war — wahrscheinlich Folge ihrer größern Freiheit.

Endlich gehört noch wesentlich zur physischen Karakteristik der jetzigen Menschheit, der bei weitem häufigere Selbstmord, oder vielmehr das frühere Absterben des innern Lebens vor dem äußern, der eigentlichen Lebenslust und Lebenskraft vor dem Lebensakt, denn so sollte man dieses Phänomen nennen. Der ganze Selbstmord der neuern Zeit ist etwas, wovon die Alten gar nichts wußten, und daher eine der merkwürdigsten Auszeichnungen unserer Periode. Bei den Alten war der Selbstmord ein aktiver Zustand, der höchste Akt des Heroismus, und der edelsten Freiheit. Jetzt ist er in den meisten Fällen ein passiver Zustand, Wirkung der höchsten Schwäche und Feigheit, einer gänzlichen Erstorbenheit alles Großen und Edlen im Menschen, und eben deswegen so häufig und eine wahre Krankheit geworden, der die Aerzte einen eignen Namen (Selbstvernichtungswuth, Melancholia suicida) zu geben genöthigt worden sind. Unsere häufigsten Selbstmörder sind Menschen, die durch Debauchen aufs äußerste erschöpft, zuletzt für alle Lebensreize abgestumpft, aller Kraft zu Ertragung der Lebensmühe beraubt, das Leben endlich als eine Last fühlen, die sie nicht mehr tragen können, die, eigentlich schon bei lebendigem Leibe in ihrem innern und bessern Seyn gestorben, den äußern physischen Tod, nur als nothwendige Zugabe, hinzufügen. Der ganze Sinn ihrer Handlung ist: Schlafen ist besser als Wachen.

Betrachten wir die Hauptzüge dieses Gemäldes, so ergiebt sich, daß die Menschheit allerdings einen Standpunkt ihres physischen Lebens erreicht hat, der noch nicht da war, und der höchst wunderbar und eigenthümlich gestaltet ist. Das Wesentliche scheint darin zu bestehen, daß die thierische Kraft immer mehr verloren geht und die Geistigkeit die Oberhand erhält. Hier aber eben tritt der gefährliche Moment ein. — Nimmt jene Verfeinerung eine falsche Richtung, wird blos die Entkörperung immer weiter getrieben, ohne eine neue Kraft an die Stelle zu setzen; geht die thierische Kraft verloren ohne die thierische Natur, so erzeugt eine solche Verfeinerung am Ende Schattenbilder, Mittelwesen, die nicht Körper und auch nicht Geist sind, erhöht die Zerstörbarkeit und die zerstörenden Potenzen zugleich, und beschleunigt so den Untergang. Auf diesem Wege sind wir offenbar. — Woher soll nun Rettung — physische Regeneration der Menschheit — kommen? — Etwa durch physische Heilmittel, kalte Bäder, magnetische Zauberkräfte? — Aber wie wollt ihr dem Körper Lebenskraft einflößen, dessen belebendes Prinzip erstorben ist? Wie die Hütte stützen, wenn das Fundament verfault ist? — Oder durch abhärtende physische Erziehung? — Aber was kann sie helfen, ohne eine bessere moralische? denn Wilde wollen und können wir nicht wieder haben. — Oder überhaupt durch ein Zurücksinken in rohe Barbarei? — Aber dies sollen, und können wir auch nicht mehr. Denn für das Verwildern in sich selbst schützt die jetzt fest und unvergänglich gemachte Gedankenwelt (Buchdruckerei genannt); den besten Beweis davon hat uns die Französische Revolution gegeben. Und für die Ueberschwemmung wilder Horden schützt die in der neuern Zeit verliehene Kraft des Blitzes (das Schießpulver), die auch die physische Uebermacht nicht mehr dem Arm, sondern den Geist übergeben hat.

Der Schluß also ist: Halbe, falsche Kultur zerstört, vollendete, wahre, stärkt und erhält auch physisch. Keine leibliche Wiedergeburt ist möglich ohne eine geistige. Aus sich selbst muß sich der Mensch, auch physisch, regeneriren, und das einzige Mittel, das einzige Prinzip der Rettung, ist der Geist. Die rohe Naturkraft ist aufgegeben, es muß eine andere an ihre Stelle treten. Die Entwicklung des Menschengeschlechts ist zu weit gediehen, um zurückkehren oder stehen bleiben zu können. Sie ist auch physisch ihrem höchsten Ziel, dem geistigen Leben, zu sehr entgegen gereift. Sie muß es ganz ergreifen, oder sie geht unter mit dem Thier, das als solches nicht mehr zu retten ist. — Nur eine neue Kraft des Geistes, am göttlichen Urquell entzündet, und ein reines Herz, das Einfalt und Sitte zurückführt, können eine neue Lebensquelle in der erstorbenen Masse erschaffen, wodurch dann auch sicher ein neues Leben, Reinheit, Frischheit und Kraft, in der physischen Natur geboren werden wird.

Der Halbgeborene muß ganz geboren werden.

FSC
www.fsc.org
MIX
Papier | Fördert gute Waldnutzung
FSC® C083411

Kolibri 360 GmbH
Ferdinand-Jühlke-Straße 7
99095 Erfurt, Deutschland
produktsicherheit@kolibri360.de